U0294987

余氏三世学验集粹

广州医学院志正题

余瀛鳌◎审订

李鸿涛　张明锐　陈东亮　余　杨◎编著

人民卫生出版社

图书在版编目（CIP）数据

余氏三世学验集粹 / 李鸿涛等编著 . —北京：人
民卫生出版社，2018
ISBN 978-7-117-27830-0

Ⅰ . ①余… Ⅱ . ①李… Ⅲ. ①中医临床 – 经验 – 中国
– 现代 Ⅳ. ①R249.7

中国版本图书馆 CIP 数据核字（2018）第 287120 号

| 人卫智网 | www.ipmph.com | 医学教育、学术、考试、健康，购书智慧智能综合服务平台 |
| 人卫官网 | www.pmph.com | 人卫官方资讯发布平台 |

余氏三世学验集粹

编　　著：李鸿涛　张明锐　陈东亮　余　杨
出版发行：人民卫生出版社（中继线 010-59780011）
地　　址：北京市朝阳区潘家园南里 19 号
邮　　编：100021
E - mail：pmph @ pmph.com
购书热线：010-59787592　010-59787584　010-65264830
印　　刷：北京铭成印刷有限公司
经　　销：新华书店
开　　本：710×1000　1/16　印张：20
字　　数：338 千字
版　　次：2019 年 1 月第 1 版　2019 年 1 月第 1 版第 1 次印刷
标准书号：ISBN 978-7-117-27830-0
定　　价：70.00 元

序

近日读中青年学者李鸿涛、张明锐、陈东亮、余杨等同志编著的《余氏三世学验集粹》书稿，欣喜之余，感慨良多。

余瀛鳌先生是我平生最敬重的老师之一。他在学术上有三个特点，一是生于中医世家，学于西医科班；二是耽于中医文献，定于国医名师；三是期于大海之鳌，隐如深山之贤。

余瀛鳌先生的祖父余奉仙是晚清苏北三大名医之一，为人安贫乐道，简悫贞良，刚严介特，行不攀炎附势，诊不嫌贫弃媸。他对郑板桥的"虚心竹有低头叶，傲骨梅无仰面花"两句诗特别欣赏，把它作为教育后人的座右铭，可见其耿介正直、铁骨竹心的品格。

余瀛鳌先生的父亲余无言是近代沪上名医。他精读《伤寒》《金匮》，探有新义。主张"衷中参西"，志在"改进中医"。他的书柜上贴着一副对联，"好古不求秦汉后，知医当在和缓间"。表示其对中医典籍追求之深，对中医临床标立之高。1956年余无言从上海调中国中医研究院工作，后兼为北京中医学院教授，是近代著名的中医理论家、临床家、教育家。

余瀛鳌先生1955年毕业于上海第二医学院医学本科，是名副其实的西医科班。大学毕业后到北京从事西医临床工作，于当年参加卫生部和中国中医研究院主办的"西学中"班学习。1958年以优异成绩结业后，分配至中国中医研究院的编审室工作，后来担任中国中医研究院中国医史文献研究所所长等职。60余年来，他对中医临床文献研究的学科建设做出了开拓性的贡献。当代的中医学子，多半都读过余瀛鳌编审的中医古籍。他在中医文献研究方面的成就，往往掩盖了他的临床水平。直至2017年，他实至名归地获得首届"全国名中医"的称号。余氏编辑的古籍与自己的医学创作其量等身，与当代那些把应景文章收入个人"经典著作"的"大师"们相比，何啻于瀛海管蠡之别！

余瀛鳌先生是一个博古通今、中西汇通的人物。这是时代的特征，也是先生的幸运。从满腹经纶到返璞归真，从繁花杂树到由博返约，他在临床上总

3

结了"通治法"和"通治方"的应用。这个"通",首先是通识历代方剂,其次是通贯近人名方,第三是通达个人创新。2017年6月,他在无锡市举办的"金匮论坛"上做了"辨病辨证与通治方"的学术报告,这是他毕生临床经验的心得和总结,这个题目准确反映了他的学术思想。

更值得仰慕的是余瀛鳌先生的医品人品。先生是一个"谦谦君子",虚心学问,尊重病人。身居闹市,如隐竹林,尽显质朴本色。他"讷于言而敏于行",与当代的浮躁、张扬、炫耀、阿谀之风格格不入。

本书是余氏三代医学理论与实践的精华汇编,故名《余氏三世学验集粹》。近临瀛海之鳌,上溯医门三代。书中对每位医学家学术思想的提炼,体现了整理者探赜索隐、提要钩玄的参悟能力和学术功力,特别是对现代中医学术史的穿透力。所谓"百步无轻担",登高愈远,涉水愈深。这进一步反映了当代中青年学者"敢拣重担子挑"的精神,开始沉下心来,对临床实践和学术研究,从狼吞虎咽到细嚼慢咽,从浅尝辄止到精耕细作。《余氏三世学验集粹》当然是一本医学临床之书,但也可以看作是一部缩编的现代中医学术史。一滴水可以反映太阳的光芒。医林中一脉相承的余氏三代,不就是现代中医史的缩影吗?

是为序。

诸国本

2018年4月20日

前言

　　著名中医学家余瀛鳌先生出身于世医家庭，先祖在清代中期由安徽歙县迁至江苏，累世业医。余氏世医一脉，历经五世，承绪二百余年，世守其学，名医辈出。特别是晚清迄今三代，奉仙夫子精于诊法而鸣于治疫，无言先生衷中参西而经方济急，瀛鳌教授医文并举而通治杂病，家学在继承中又有不同之创新和贡献，堪称世医继往开来之典范，名扬医林。

　　我们跟随余瀛鳌老师学习多年，深切体会到继承与发扬世医家学的重要性。余老师在立身传道、立业治学等方面，受到世医家庭的影响和熏陶，并在北上求学过程中再参名师（著名中医学家秦伯未先生），逐渐形成了自己的学术风格与特色。余老师亦常常跟我们提及家学、校学与自学的互补关系及其重要性。有鉴于此，在与余老师多次商讨后，拟整理余氏三位中医学家的生平事迹、学术思想和治验案例，通过搜集整理相关材料，订定编写体例，编辑和撰论，历时一年余，终成其稿。

　　本书完稿后，又承余老师不辞高龄辛劳，在放大镜下逐字予以阅改和审订，他在打印稿中批注道："此书选撰的'三世学验'比较精粹，将不同时代的诊疗特色、医家的治学根本予以明晰、扼要地昭示，并能力求恰当的'勤求古训'以丰富和证实'三代'同中有异的学术特色，是一部比较好的参考书。"并赐名曰《余氏三世学验集粹》。

　　值此出版之际，我们对余老师的谆谆教诲，和国医大师路志正教授题赐书签，以及诸国本教授惠赠序文，一并表示衷心的感谢！

　　最后，希望此书的出版能为中医药传承工作起到承前启后、抛砖引玉的作用，以为当代中医学术的发展贡献一份绵薄之力。

李鸿涛　张明锐　陈东亮　余　杨

2018 年 10 月

凡例

1. 本书所辑余氏世医学验，本着先论后案的思路而整理，"论"为凝练医家学术思想和主张以利阅者方家，毕竟敝帚自珍，尚属粗浅，若或能为读者抛砖引玉，实乃荣幸。

2. 书中所载余氏世医医案，历经晚清、民国、新中国三个历史时期，时间跨度近130余年，故记录体例各有不同；又因余氏世医生活时代和从事医疗活动的地点变迁，使得三世医家所治病症各有侧重，即如余奉仙夫了精于四诊而善治疫病，余无言先生善用经方大剂治疗急症，余瀛鳌老师善于汲古融新、深研通治方以调治杂病。故本书所录病名较为丰富，这也反映了时代变迁和中西医融合对病案记录的影响，特别是在病名、诊断及指标、方药剂量等方面，都反映了时代的特色，敬希读者明查。

3. 本书所录病案为方便读者循类阅习，均以病名归类，病名涉及中西者兼有，阅者须知中西医学自有可以汇通之处，故并不强求一致。

4. 本书若凡未明确说明参以其他西医治疗或药物者，概为完全中医施治。

5. 本书所载医案大多为门诊所辑，故涉及现代辅助检查者或有缺漏，尚祈读者谅解。

6. 为保持本书余奉仙、余无言先生脉案撰论和阅读的连贯性，故将辑录案例所用之方，统一作为脚注，以便读者查阅。

7. 本书载述大量余氏经验方，多为古方化裁而得，方证相契，每有卓效。然方有一定，证无常在，希读者能见方知源，明理悉法，将理之安在、法之何出，一一探究，临证立法、处方之时庶可以圆机活法。

8. 本书所辑验案有案主自按者，标以"原按"；有余瀛鳌老师撰论者，标以"余按"；有笔者所按者，标以"再按"。

9. 本书所引各家文献和研究成果以参考文献形式附于书后，个别引述较多者亦附于脚注下，欲窥其全豹，可按条索阅。

世医家学内涵及其对中医传承的启示

　　世医家学是我国特有的传统技艺传承现象，即家族世代以医为业，在家传经历环境中，逐渐形成世代相传的职业志向、职业精神和职业经验。家学内涵丰富，既包括了家学精神的砥砺，家传经验的世代相守，又包括了家学的变迁与发展，是中医学术传承和进步的活态和动态载体之一，与师徒授受、自学成才、院校教育共同构成了中医传承的基本模式。现将其内涵及对中医传承的启示概述如下。

一、精 神 内 涵

　　医学作为仁术，以普济众生为目标和责任，其立业的根本在于有补于世，有济于生民。正如《旧唐书·孙思邈传》所言："夫人之身，出必有处，处非得已，贵为世补。"而对于世代以医为业的世医家族，除了世守之技艺外，尤其具有丰富的家学精神内涵。世医家学的精神内涵植根于我国丰厚的传统文化基础之上，儒家之仁者爱人，道家之爱人利物，释家之慈爱众生等，皆可成为世医家学的精神渊薮。久而久之，世代相守，成为父以传子、子以教孙的医门家训。

1. 修身齐家，医道济世

　　《大学》开篇即言："大学之道，在明明德，在亲民，在止于至善"，指出学问之道首先应该通晓明德，只有树立了通彻明达的道德信仰，才能有亲于民，有体于民，有益于民，而以臻于至善为目标。世医家族和我国古代的其他世代相传的传统学业一样，把修身和齐家作为立业的根本，世传之《孔子家语》《朱子家训》《颜氏家训》即如此类。故此，医界和儒学世家又往往都有"幼承庭训"之经历。修身齐家而成家训，家训为体；医道济世而成家技，家技为用。

　　如著名中医学家余瀛鳌教授出身于世医家庭，三世祖奉仙公在写给其子余无言的家书中言道："'虚心竹有低头叶，傲骨梅无仰面花'，亦即吾之座右铭。吾自信、处己及学问之道，勉能守着第一句；立身于穷困之时，勉能守着第二句,汝频年羁旅江南,当此之时(指国难),颇知守身之旨,我心大慰。所谓'好学近乎智,力行近乎仁,知耻近乎勇',汝知耻矣,即近乎勇也,勉之勉之。"余无言先生将父亲"守身为大,知耻近勇"之教导铭记终身。余瀛鳌先生亦将此两句谦谨奉行。

又如,著名中医学家蒲辅周先生出生于四川省梓潼县世医之家,原名启宇,其祖父蒲国桢、父亲蒲显聪皆为名医。先生少年即存济世活人之心,立志于岐黄。祖父对他教导十分严格,常言:"医乃仁术,如不下一番苦功夫,不足以为医。"学医采用临证与读书相结合的方式。三年后在出师仪式上,祖父又谆谆告诫:"医乃仁术,此后从医,不仅要有精湛的医技,而且要有高尚的医德。"先生行医不久,即更名为"辅周",取"辅助贫弱,周济病人"之意。并将祖训铭记在心,毕生奉行。如此,家训和医道,体用相辅相承,**成为世医家学传承的精神支柱**。

2. 克承家学,绍绪箕裘

古人治学讲求门径,家学教育是世医传承的重要启源。医学世家,家学渊源,学有所本,代代秉承不息,不但使得学术和家技得以薪火相延,甚至在某一地域还形成了以家学为模范而争相效法和传颂的学术流派。新安地域名医辈出,医著宏富,学派纷呈,世医家传,生生不息。据不完全统计,新安世医家传三代至三十多代的世医"家族链"共有 63 条,部分名医世家一直延续至今,如今较著名的有定谭"世传张一帖",歙县"新安王氏医学""黄氏妇科""郑氏喉科",蜀口"曹氏外科",舍头"程氏内科""汪氏内科""吴山铺伤科""正口妇科";休宁"西门桥儿科"、祁门"胡氏伤骨科"等。

清代顾清在《东江家藏集·慎庵钱君配徐孺人合葬墓表》中谈及明中叶苏州世医之盛时说:"吴中自宋多名医,至国朝尤盛。凡今京师以医名者,大半皆吴人也。而盛氏之大方,李氏之产难,陈氏、钱氏之婴孺科最著"。家学或专或博,执业或精或广,医技或内或外,但世代相守的独门绝技或家传秘法成为世医行世的重要招牌。父子相传,他们对世代相守的家学倍加珍视,为避免沉沦失传,承绪不断,故代有其人。再者,由于生活在特定的家庭环境中,孩子的成长从小就受到熏陶和影响,因而逐步增加兴趣,子承父业,弟承兄业,世代相传,不坠门风,这是家庭教育的结果。这样家庭成长的孩子往往很小就会在课余随长辈侍诊,或对先辈的不避长幼妍媸、怨亲善友,虽风雪载道,亦必亲赴救疗的大医精诚所激励,**成为世医家学传承的精神动力**。

3. 荣业所基,籍甚无竟

世医之家往往会因在某一地域行业日久,传承不断,而在社会评价和认可中占有重要地位。一方面,世代所积累的影响和荣誉,会给家学从业者带来广泛的信任和声望,成为代代立业的根基;另一方面,世代相传,"积善之家,必有余庆",世医家族能以医业济世救人,自然形成职业和家族荣耀感,并且能以所存之"荣业"克己复礼、忠贞不渝地承守家训和家学,并以祖上的动人品迹或精妙治验作为传家的精神财富,**成为世医家学传承的精神崇拜**。

如同仁堂乐家祖训"炮制虽繁,必不敢省人工;品味虽贵,必不敢减物力"。因朴实诚笃,成为医界和药行广泛传颂和奉行的职业道德规范。又如,据余无言先生回忆道:"曾忆四十余年前……盱眙、泗阳、宿迁、涟水一代灾荒尤甚。流亡载道……流亡人之中,每每病疫,先后迭病平均约占百分之三十。先君以医故,特以大锅熬药,药以斤计,权其分量及病者人数,每人予以一碗,愈者愈矣,不愈者再服,无不愈者。其用药以石膏、大黄为主,盖仿余师愚法也。予时以锅煎药,向所未见,故深入脑海以识之。"余奉仙夫子慈心妙手与卓然胆识,对其时年幼的余无言先生产生了深远影响,乃至恪守终身。

二、学术内涵

1. 世守心法,专门相继

世传之学能够代代相袭,一方面及时总结经验,形成家门秘法或秘传心得,另一方面,传承中还不断博采诸家,有所发挥与创新。世传之学既有大方脉杂病科,又有外、妇、儿、眼、咽喉及骨伤、针灸等专科。如:江南何氏二十八世医,浙江昆山"郑氏女科",塘西"十六世眼科",明代薛己世医,明代杨继洲世传针灸,明代陈司成八世疡医,清代王维德世传外科,无锡"尤氏喉科",平遥王氏妇科,上海石氏伤科,"京城小儿王",等等。这些世医,各有绝技,有的传承几十代,延绵一千多年,有的至今还在传承,名震大江南北;又如家门绝技,平乐正骨、金针拨障术、王氏小儿上颚望诊法等;以及家传秘方,如云南白药、疮疡红纱条、季德胜蛇药等,至今仍在广泛应用,在民众中享有很高的声望。这些都足以充分反映医门心法和专业相继的学术特色。

2. 世传警训,从医宜忌

世医传承的一个很重要的方面不仅是治疗经验和有效方药的积累,世代所积实践教训与失败的经历,对于世医行业,仍然具有重要的启示。魏文帝曹丕曾在《与群臣论被服书》中言："三世长者知被服，五世长者知饮食"，意指讲究穿戴、饮食需要连续三五代的传袭，才能真正有所领悟，与《礼记·曲礼》所载"医不三世，不服其药"异曲同工。《世医得效方·王充耘序》曰："语云：医不三世，不服其药。医何以贵世业也？谓其更尝多，而险危剧易皆得之耳闻目见，较之臆决尝试者，得失何啻倍蓰。且药进医手，而方传古人，古方之行于世者何算，一证而百方具，将为所适从哉……医所以贵专门，方所以贵经验也。"从本书后文余奉仙、余无言父子所诊疗的重症、危症验例可以看出，长年积累的家学经验以及言传身教，是支撑和鼓舞后辈临证胆大心细、行圆智方的根本。

如清代有喻嘉言《医门法律》之作，既是规范医疗辨证施治的准绳，又是警醒医界流弊的科律。清代康熙、乾隆间安徽歙县世医吴楚，为名医吴正伦之玄孙，吴崑之侄孙。在《吴氏医验录》中设有专篇"兰丛十戒"（戒贪吝、戒粗疏、戒偏执、戒势利、戒妒嫉、戒托名王道、戒选药误病、戒恣用寒凉、戒趋时希利、戒自满）和"破俗十六条"（俗说万病皆生于火，俗说我是火体毫不可用补，俗说病虽虚却补不得，俗说后生家不虚不可补、又谓孩童纯阳更不可补，俗说清补兼施，俗说用药宜轻浮便于解手，俗说附子有毒不可用，俗说夏月忌用桂、附辛热等药，俗说桂、附灼阴不可用，俗说治重病先须用药探之方为小胆细心，俗说人有生来服不得参者，俗说痛无补法，俗说产后服不得参，俗说吐血服不得参，俗说某医用药稳妥、某病服药相安，俗说用补药要关住贼邪在内），不但规范了行医为业的道德准则，而且对于世俗的成见和临床中积累的经验教训予以了警训。

3. 世遗案稿，学有所凭

《世医得效方》中危亦林言："高祖至朴，凡五世矣，依按古方，参之家传，昕夕弗怠，刻苦凡十稔，编次始成。"类似危亦林世医的著作举不胜举，或世代相传，或代有发挥，或历代自订补充，如笔者整理出版之《中医古籍孤本大全》，书中曾经收录的《世医通变要法》《家学渊源》《南沙大树坡徐氏四世医案》《支氏女科枢要》《凌门传授铜人指穴》《白驹谷罗贞喉科》《祁氏家传外科大罗》《大河外科》《仝氏家藏幼科指南》《芜湖夏氏小儿良方》《李氏秘传眼科精要》《竹簳山人医案》，以及《陆氏三世医验》《塘西十六世眼科秘本》等皆属此类。这些珍贵的孤本秘籍，成为家学遗存经验的重要载体，使得世代相传，学有所本，但因系家传，往往以抄本传世，存世孤罕，故其中记述经验弥足珍视。

三、启 示

1. 弘扬世医家学,是树立中医自信与提升特色优势诊疗的关键

在当代,世医家传仍然是院校教育的重要补充。因此,需要从各个方面支持和弘扬世医家学。如《中国中医药法》中关于确有专长继承人培养的政策支持,还有关于中医医药传统知识和技能的保护,给世医家学的发展提供了法律保障。此外,依据世医家学特色,发展中医世家专科甚至是研究机构,足以有利于提升中医发展自信和特色诊疗的发挥,也有利于挖掘地方中医药特色资源。因此,以医学世家传承为代表的多元中医发展模式,对于我国传统中医药学的发展有重要的启示作用。

2. 世医家学的继承应挖掘学术精髓

传统的世医家庭因在一个地域行医多年,在方域之内往往名气颇盛,固然有历经几世积累之原因,但是这也容易使得世医家庭子弟因沾溉祖上盛名而不思进取,"各承家技,始终顺旧"。家学独到的经验和技能固然重要,应当代代相守,谨勿失传。然而,纵观中医学发展史,每每强调"善言古者必有合于今"。若仅仅以祖先之基业作为邀射名利的招牌,不图进取,不能与时俱进,发挥创新,那么必然会作茧自缚而坐吃山空。

世医家学独到经验的形成必然有一定的背景和原因,如祁氏外科,祁坤清顺治时召入宫廷,因医术精湛,尤精于外科,至康熙朝累擢至太医院判。祁坤之子祁昭远,也在康熙、雍正两朝太医院任职,赠太医院判官。祁昭远之子祁宏源为监生,考授县丞,后也任职于太医院。乾隆钦命修《医宗金鉴》时,祁宏源为副纂官,修外科部分。祁宏源有两子,即祁邦相和祁邦柱。祁坤还有孙祁文翱依祁坤口述而录写成《祁氏家传外科大罗》。祁氏一门多人行医,世代供职于太医院,并以外科为专业。从祁坤的《外科大成》于康熙四年(1665)初刊,至乾隆十年(1745)其孙据口述录存《祁氏家传外科大罗》并修订完毕时,已历八十年。祁氏外科经验经世代践行、印证和总结,可称理明法善、得心应手。另一方面,地域流派学术特色的形成亦然,如东垣内伤脾胃说源于战乱迁徙,丹溪湿热相火说源于朱门酒肉,又可非时戾气说源于温疫流行。因此,继承学术特色应知其然亦能知其所以然,抓住精髓,才能解决好继承的根本关键,亦可知变通创新之神妙。

3. 世医家学的创新需开放包容、博采众长

世医家学继承之中必须吸收其他各个学术流派的精华,不能固步自封,而其中很重要的学习形式是破除门户之见,游学参访。如余瀛鳌先生的医学世家,祖父余奉仙先生早年受聘于都督府,并游历于南京,学业与见识大增。中年后返乡,因抢救大量流民疫病而善于治疫病。父亲余无言先生为求以现代科学方法改进中医学术,毅然只身远行,游学于上海,学习西医学知识,故在学术上以中医教育为主并力主中西医汇通。余瀛鳌先生本人在北京中国中医研究院工作后,又拜名医秦伯未先生为师,在秦伯未先生的教导下,又重在中医临床文献的研究。余氏一门三杰,传承不断,而学术建树又各有精专、各有千秋。可见,世医家学的创新需要走出门户,开放包容,博采众长。

4. 中医传承重在文化与精神教育

从世医发展的历史来看,文化与精神的传承是体、是本,医技与经验的传承是用、是标。中医药学作为一门传统的医学科学,蕴含了丰厚的人文特征,注定了它本身离不开文化的滋养和熏陶,离开了文化与精神的支撑,仅仅以医技流传的世医必将虚羸多病,行之不远。世医家学是将修身齐家、寿世济民的家风家训与家学家技并传的,家庭教育与熏陶则是传承中精神与文化培育的摇篮。当今中医教育亦应重视中医文化与精神教育,培养医学生成为德才兼备的人才,而激励每位中医人孜孜不倦进取的动力在于中医精神的培养。这里面包含了医乃仁术、敬业奉献、造福一方、守先启后、尊师重道等元素,反观当今幼儿启蒙教育似乎都是必不可少的。

反之,文化教育和精神培养不足,势必造成中医人才流失,乃至影响所及,世医传承亦面临断代危机。随着社会经济的发展,学校和社会教育占据精神成长主流,家庭教育和熏陶弱化,世医家学的职业信仰淡化,导致无人继承,成为医学世家传承和发展中最大的障碍。

此外,医之为业,可大可小,为生计谋则小,为民生谋则大。即便从医者也有"衣食医"和"苍生医"霄壤之别,高下径庭,不能不说是文化和精神取向之差异所造成的。

综上所述,挖掘医学世家的精神内涵和学术内涵,借鉴世医家学的传承模式,大力弘扬世医家学的精髓,对传承与发展我国传统中医药学,发挥中医药特色优势,发展我国中西医并重的医疗体系具有重要意义。

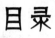

目录

余奉仙

（1860—1939）

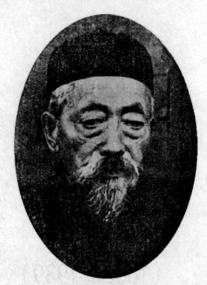

余奉仙先生

（摄于 68 岁时）

题句

知子莫若父　知父莫若子

父影今儿题　空伤陟岵屺

人说三世医　父难在承启

验案三一存　诗章十九毁

父年享八旬　此影早一纪

儿仰庄严相　犹似趋庭鲤

寒梅铁骨根　南枝风雪里

愧儿欲报恩　如是而已矣

乙未端节前二日

次男无言敬题

《无聊斋诗集》书影

（余奉仙先生手迹）

一、医 家 传 记

余奉仙,字涤凡,亦称涤凡道人,晚号"咸丰遗民",江苏阜宁人,家住益林西甘溪沟。其先祖从安徽歙县迁至江苏,累世业医。父赞襄公(字子靓,约生活于清代道光迄光绪中期)精医术,尤擅治伤寒[①],名盛一时。

(一) 幼承庭训,弃儒从医

奉仙公幼年习儒,资质敏慧,读书善悟,《四书》《五经》通达淳熟。弱冠弃儒从医,秉承家学,每存"不甘人下"之心,勤勉忘食,夕惕朝乾,加之庭训督责之严,故治学不敢稍事荒疏。遂于《内经》《难经》《脉经》及仲景著作、金元各家,靡不倍加探究。十八岁即代父诊,治切效奇。

(二) 参访游学,施展抱负

约在光绪中后期,奉仙公因诊治逊清湘省记名提督董宝泉重症伤寒获效,受聘于都督府主持诊疗并佐治戎机,被授予五品顶戴,游幕江南北,历时近三载,而多所建树。其于军律尤严,军中人每每敬畏有加,董氏倚如左右手。[②]光绪晚期,又在南京市开设诊所从事诊疗,颇为当地民众称颂。

(三) 悬壶乡里,博济课徒

奉仙公中年以后,返回乡里博济黎民,为时人景仰。因其时该县及邻近诸县(包括宿迁、盱眙、涟水、泗阳等县)均有疫病流行,一时间求诊者众,户限为穿,声名鼎盛。除授徒数十人外,并专心致志地为其哲嗣余无言亲授医药典籍,并令其侍诊左右。

先生一生长于内科杂病、伤寒、温病诊疗。中年以后,在诊治疫证方面有较深的造诣,临床以精于审证、见闻阅历广、效验卓著著称于时。其时,与兴化赵海仙、淮安张子平齐名,世称晚清"苏北三大名医"之一。

---

① 余无言.愚盦诗草·枕庸集.1962.
② 余无言.记家君之"病中龙华梦".卫生报,1928,22.

（四）立言传道,立身传家

奉仙公一生行医勤勉不倦,安贫乐道,为人简悫贞良、刚严介特,行不攀炎附势,诊不嫌贫弃媸,遇有大疫之至,一心赴救,不顾个人安危,卓显大医风范。他在写给其子余无言的家书中示教说:"'虚心竹有低头叶,傲骨梅无仰面花',亦即吾之座右铭。吾自信、处己及学问之道,勉能守着第一句;立身于穷困之时,勉能守着第二句,汝频年羁旅江南,当此之时(指国难),颇知守身之旨,我心大慰。所谓'好学近乎智,力行近乎仁,知耻近乎勇',汝知耻矣,即近乎勇也,勉之勉之……我生死已置之度外,唯有一事嘱汝,汝其毋忽。将来汝力所能及,至出版吾书时,慎勿乞达官贵人作序,以污吾书。天下宁有达贵之人而知医者乎? 吾之书能传与不能传,命也。不借达官贵人以传之。如道中人序之则可。至要至要。"

奉仙公除精于诊疗外,复擅长书法、诗词吟咏,所撰《无聊斋诗集》,已大半散佚不传,但诗集中载录的名句如"虚心竹有低头叶,傲骨梅无仰面花"作为他本人业医、为人的座右铭,为道中人所传颂、赞誉,余氏后人亦将此二佳句作为警句以教导后辈,在日常处人、处事和业医过程中,时刻注意谦谨,戒骄戒躁,求取进步。世医家风,医林颂扬,可敬可佩。

（五）编摩著述,遗芳后世

奉仙先生晚年著有《望闻问论》《论春温》《论风温》《论湿热》《论温疫》《切脉说》《病家隐弊说》《用药多寡不同说》《尽性篇》等50余篇论文,立论新颖,自出机杼,发前人所未发。由其哲嗣余无言先生等整理汇编为《医方经验汇编》,1931年由上海《医界春秋》杂志连载,受到医界的推崇。1955年,其子余无言整理遗稿,并刊入个人所著《翼经经验录》,名为《余氏父子经验集》,由上海中医书局合订印行。

此书有论有案,法方兼备。古歙凌养吾先生评价道:"奉仙夫子之遗稿,固有可传者三:观其'病家隐弊'及'尽性篇'诸案,察及幽隐,曲尽人情,达其生机,顾全天性……观其各篇之中,处处顾及平民之经济,以石膏代犀羚,以草药代贵品,随处可见,方如《肘后》,效过《千金》……观其诸医束手,命在呼吸之间者,而夫子处以重剂,起其死而回其生,尤于疫病诸条,确有独到之处,所谓生死人而肉白骨也"(见《医方经验汇编·凌序》)。

《医方经验汇编》重点阐论45种病证,对每一病证,学术理论与经治医案俱全(所附瘟疫病证的医案,少则 1~2 例,多则 10 例左右)。全书经治的病证颇多,其中伤寒包括表证、里证、半表半里证、兼证、风寒两感证等;温病则包括春温、风温、冬温、湿温、暑湿、秋燥等病;内科杂病如真中风、类中风、肝风、产后风、癫痫等均有论有案。尤值得称道的是,奉仙公在治疗疫病方面,学验俱富。书中论述了寒疫痧霍、疫疹、疫斑、疫黄、疫痢、大头瘟、烂喉疫、虾蟆疫、鸬鹚疫、羊毛疫、螯刺瘟、葡萄疫、瓜瓤疫、天疱疫、疙瘩瘟、鼠疫、燥疫等多种疫病,附列了较多的治案,在论治方面,既发挥了不少精辟的见解,更有翔实可靠的疗效。而对于未能治愈的危重病例,亦以求实的态度予以记述,为后世医家提供了经验和教训。《医方经验汇编》堪称是近百年来有关疫病诊治的重要医著,其诊治经验对当前防治疫病有借鉴、参考价值。此外,奉仙公另有《经验辨录》(手稿本)。他在晚年寄给其子余无言的家书中说:"……我根本即无意于著述,晚年始就记忆所及稍稍书之,亦仅十分之二三耳已。"

著名中医学家蒲辅周先生与余无言先生交友善,他们是 20 世纪 50 年代中期分别从四川和上海应聘至中医研究院工作的名中医,蒲老曾多次与余先生论及《医方经验汇编》有关余奉仙夫子诊治疫病的经验,并对该书的"医家隐蔽说""尽性篇"等阐论,尤为钦佩。蒲老曾说:"奉仙夫子,深明医道,曲尽人情,诚为聪明特达之士……其'好学近乎智,力行近乎仁'等语,与先哲之言何异,诚为医界之楷模"(见李兴培主编《蒲辅周研究》一书)。

从上述举例,不难看出奉仙公在疫病施治方面的积极贡献,其谦虚谨慎、克己守身、精诚为业的大医风范,丰富、独到的学术临床经验,受到后世名家的赞赏和推崇。

二、学 术 思 想

奉仙公临诊治学圆机活法,深思敏悟,识脉证以通病机,明人情以达性理,尤精于疫病诊治,其主要学术思想体现在以下几个方面。

(一)治道精审,由博返约

奉仙公临证数十年中,先后曾教授生徒数人,其子余无言先生亦从其学。据余瀛鳌先生回忆,其父无言公曾对他说:"你祖父教习岐黄,主张精读经典医著,在追随他老学习的过程中,他启发学生要兼取诸家之长以充实自己的学术经验,不要囿于一家之言。还经常鼓励我们要勤学、多思考。读古人书要'善于提要钩玄,学习前人治病的圆机活法,不要死于古人句下''读书欲精不欲博,用心欲纯不欲杂'"。

奉仙公教学时,强调要打好经典医籍的学术基础,主张应博采诸家之长,切不可囿于一家之言。在学术上重视"去粗取精,由博返约",常鼓励生徒要勤学多思,善于在阅习先贤论著中提要钩玄,领悟名家在诊疗中的规范、大法及其圆机活法。至于诊疗之选方、药用及其剂量,奉仙公指出:"度衡有古今之变更,用药之道,不可拘古泥古。"

(二)通达性理,曲尽人情

奉仙公深明病家隐伪之弊,在《医方经验汇编·病家隐蔽说》中列有"惮药之弊""扣药之弊""姑息之弊""惧吓之弊""装蒙之弊"五类病家私伪之行。能通过深思明辨以道破,可谓通达人性,较之医术更为难能可贵。奉仙公曰:"昔杨泉《物理论》曰:'古之用医,其德能仁恕博爱,其智能宣畅曲解,贯微达幽,不失细小,夫可谓之良医'。此言信不诬也,即如此等幻状,倘不能曲解其意,达其微而贯其幽,则必束手无策。"

奉仙公治疗情窦初开之青年男女情志方面的疾病,尤多注重调达以尽性。认为:"男女当少者之性,亦犹天地逢春之理也;天地反其时,则晦明风雨,不得其正;男女拂其性,则善忧思而病自生矣。"并强调:"人有私欲之萌,而不得遂其所私者,五志妄动,肾阴日有耗竭,肝木无以涵养,肝木无制,既能克土,且亦扣金,克土则谷食衰,扣金而咳嗽作,相沿日久,或咳吐珠沫,或咯血不已,在男子则自汗盗汗,亢热形消,日渐成怯;在女子则血溢自枯,寒来热往,就兹成瘵,从中害事不浅,吾屡见之。然亦有名门大族之女,欲念里萌,而能以贞信自守,不甘苟失其身者,为害最烈,究不知男子有精满则溢之弊,女子有大会中会小会之经,若泥为病状,委之于医,医者不明是理,转为弄假成真,殊属憾事。况男子及冠,女年及笄,知识初开,犹如节逢春令,春之为言蠢也,在物则草木勾萌,在人则情志蠢动,人情天性,皆出自然,夫人亦物也,但以所赋不同,而生生之理则一,野鹜家鸡,届时而卵,蚌珠兔孕,应月而胎,即鳞毛羽介,靡不感时而生,况为万物之灵乎? 如人之年龄既合,婚娶不时,譬诸闭藏幽僻之所,草木萌生,终不得沾雨露,又未稍见风日,阳无阴施,阴无阳化,有不萎败者哉!《曲礼》曰:男子二十冠而字,女子二十而有家。"《家语》曰:"男子二十而冠,有为人父之端;女子十五许嫁,有适人之道。圣人因时以合偶者,岂非尽性之明证欤? 故不能尽人性者,则不可与言医也。"

如书中载有,盐城洪姓之子,咳嗽月余,初则寒热鼻塞,咳吐浊痰,继而但热不寒,头目眩重,痰稀带沫,间有梦遗,或寤不成寐,就奉仙公诊治。察其六脉俱滑,微数微弦,公问曰:"郎君曾授室乎?"洪曰:"旧春文定,今方择吉迎娶,此时距期仅月余耳,因伊病势纠缠,已与女家商罢矣。"公曰:"进药调治,大可不必改期,改恐不利。"洪曰:"其已改矣,只好待其告痊,再行迎娶,未为迟也。"奉仙公窥得洪意,不以其言为是,亦惟任其自便,遂拟归杏、二陈,合桑杏汤,去豆豉,加扁豆衣、盐水炒知母、陈小麦、风胡萝卜,令服二剂。洪去后,公曰:"此子病将坏矣。"时赵生在侧,问曰:"寤不成寐,间有梦遗,师言回,受室改期,反恐与病不利,何也?"公曰:"此病原因受风,其家以间有遗滑,认为亏损,不无补益,以致邪气留连,咳热日久,见伤肺卫。药方果不杂投,尚无妨碍,至于梦遗与寤不成寐,间一有之,非数见也。"经云:"妇子血盛而易胎,男子精盛以思室,此子年已廿三,娶期在迩,情志已萌,加之热淫未退,何得无滑泄满溢之弊,如果改期,翻滋欲念,相火既不可熄,心肾必致欠交,不独遗滑不禁,而咯血自汗盗汗之疚,更所不免,痨症成矣。"不三月,洪邻有孙某者,就医于奉仙公,谈及洪子病状,谓由停娶议定,谷食顿改,终日倦闷不乐,若有所思,月前病势加剧,咯血颇多,屡屡盗汗,迩来色夺形消,医药罔效,其遗滑之弊,虽盘膝坐禅,亦不能摄固,刻已着床,势难挽救。公谓赵生曰:"我言应乎!"赵甫服。

又如书中"七情所伤致月经失调"案的"经水涩少,寒热间作,腹中时痛证";余氏认为:"女子年二十五,孤阴无阳,譬之时序不和,草木勾萌,而终不能甲坼",投以泽兰、四物汤之类。与之家兄曰:效恐不易,后果验其言。又治一少女,时近喜期,而情致经少期乱,欲改嫁期,余氏诊为木火沸腾,拟加味逍遥散合四物汤加黄连、黄芩、茺蔚子、制香附、炒五灵脂,并嘱不得改期。五剂证情大减,原方减川芎加杭菊炭、玄胡、红花又五剂,经复正常。婚后未数月而孕。

奉仙公在辨证施治的同时,能够察及幽隐,曲尽人情,以达其生机。可谓深通"医乃仁术"之旨。

(三)察证精细,见微知著

奉仙公临诊识证,首重孙思邈"上医听声、中医察色、下医切脉"之说。他认为:"善医者,目必善相,耳必善听。"善相乃指望诊,善听当指闻诊。四诊虽不可偏废,但医者若临证之时苟能精于"耳目之诊",不但有利于识得本源、见微知著,而且可以先声夺人、以术行道。其行医五十余年,每每于"未诊之先,必察病者是负来、掖来、车来、船来、抬来，或自走及骑牲而来者，微窥病者之轻重，路途之远近，以分缓急，按次诊之。而于临案之时，心手在乎此，耳目及于彼，此之药方甫立，而彼之病情，似已得其半矣。然后参之以问，合之以脉，当场宣道病情，多可十中八九，其中机变，实有不可以言传者矣"。

《医方经验汇编·望闻问论》所列 37 条望闻历验之见，如"病者就诊行走如常，面色如旧，宛若好人者，肝胃之病初起也；如无婉容者，脘已痛也。""面色枯萎，似有青黯气者，其实无之，必蓄血也。""病人面皮如有红缕繁多者，必酒客；形色消瘦，身挺而不曲者，必胀病也。""病人面色青黯，若无痛苦，目睛唇色，俱带青气者，必吐癖血如陈猪料，或如红秫糊形，此肝经失血也，多不治。""妇人着床，面浮神愦，唇沟均无血色，闭目懒言，身亦不热，启衾诊视，或微有血腥、汗腥之气者，非生产亡血过多，即是崩漏未止。""天时温暖，有就诊之妇道，面色萎黄，头包巾而裤脚皆扎者，必值产后也。""病家坐定，多吐多咽者，必咽间病也。""病人行走而来，无甚苦状，倏然嗳溢水涎者，随吐随安是肝胃病也。""男妇别无苦状，临坐徐徐，而髋尖出于座外者，必痔痛也。"诚为实战积累之宝贵经验，从中亦可见其精审详慎的精神。

（四）持脉有道，八字为纲

古今脉学，有《内经》分三部九候之说，有三十二脉、二十七脉、四十八脉之别。临证之时，每无所适从。诚如王叔和所云："脉理精微，其体难辨，弦紧浮芤，辗转相类，在心易了，指下难明。"

奉仙公初应诊时，尤致意于脉学。急近事功者凡二载，终因脉理渊微而不得神妙，遂责个人智慧不及，每恨欲焚其书而弃其业，然畏于赞襄公督励之严，此念方萌即艾。究心在兹，一日忽得所悟。脉学当从删繁就简，化难为易，由浅入深，方得纲举目张。先生临证五十余年，将张心在先生之"持脉八法"与"望闻问"三字融会贯通，病情若无逃匿，处方每建殊功。尝言"予之所以有微微虚名者，实根于此"。

余氏积临证多年之经验认为："以浮沉迟数大小长短八字为纲，统率之，以应病之表里寒热、虚实盛衰，其余均为目。"这种执简驭繁的方法，切合实际，便于临床掌握应用。如余氏在论述脉学时指出，在学习上"读书欲精不欲博"，临证揣摩"用心欲纯不欲杂"。脉学著作繁多，其说纷纭，莫衷一是，所读之书只有精选精读，才能取得较好的成效。

（五）三因制宜，量审多寡

奉仙公临证善于把握辨证的关键，提出"量病情之轻重，察体质之盛衰，审阴阳之虚实，看日期之远近"，并强调用药多寡必当依人之病情需要而定，切忌墨守旧说，如"大黄、麻黄，为一表一里之峻药，人皆畏惧，是以千百年来，悉以气化渐薄之说，愈用愈少，相沿成习，不敢稍事扩充。容有见证的确者，思欲多用，既虞病家有惧意，又恐道中有谤言，声名受玷，是以一概如斯，如画地以自限也。""盖蓄药者待以治病，而用药者必如用兵，譬之攻剿盗穴，运用一心，有应于围攻者，有宜于直捣者，有缓战者，有急剿者。量病情之轻重，察体质之盛衰，审阴阳之虚实，看日期之远近，表者汗之，里者和之，寒者温之，热者清之，虚者补之，实者泻之，倘谬以一毫，必失之千里。神明变化，存乎其人。"

据此，他认为在施治时，必须掌握"地土禀赋、南北强弱之不同""天地气化有浓薄"之异，以及"度衡古今迭有变更，用药之道不可拘古泥古"，而应权视时气、体质、禀赋、地域之特点制其所宜。

如治疗北方之人刘某，患寒结腹痛，大便不通，投以三一承气汤，其中大黄竟用至一两，一剂已，畅解而安。余氏认为：山东之人，地处北域，有刚劲之性，素喜酒面，药轻无益。"北人任受大黄，竟有如此之多，如由吾淮而南，大黄固勿论矣，即拟用瓜蒌，亦觉其难其慎，想亦水土使然，水土硬，则其人之肠胃皆劲，水土弱，则其人之肠胃皆柔。吾尝思及米麦，有阴阳之分，麦乃九月布种，子丑寅卯辰巳，六月为阳，阳数占尽，而始收，稻乃四月插秧，五六七，午未申，三月皆阴，阴占其半即获，故麦为阳，稻为阴。北人食麦面，故肠胃劲，南人食稻米，则肠胃柔。于此推之，天道造化之道，实有不同者焉。"可谓深明天地水土气化大义。因此，他在治疗疫病时，遇大症则施重方，从不畏首畏尾，胆大心细，行圆智方。

（六）四时疫病，重在祛邪

奉仙公生活时代正值我国近现代战乱多舛之时，流民迁徙，疫病播染，生灵涂炭。他不畏时疫，挺身而出，深入研究《温疫论》《松峰说疫》《温病条辨》《二分析义》等论疫名著，结合临证细致的观察与总结，救治了大量疫病灾民，积累的宝贵的治疫经验，对于现代疫病的治疗仍可作为借鉴。

余无言先生回忆道："曾忆四十余年前，在宣统初元，予当八九岁时，予乡多数人家，已将榆叶、芋叶、萝卜缨充作杂粮，混于麦秸中以煮食之，而盱眙、泗阳、宿迁、涟水一代灾荒尤甚。流亡载道,由该地士绅领导之,行过予乡。分批而至,有四五百人一组者,有千余人一组者,先由前导通知,则各家各户以大锅煎粥,而与食之。流亡人之中,每每病疫,先后迭病平均约占百分之三十。先君以医故特以大锅熬药,药以斤计,权其分量及病者人数,每人予以一碗,愈者愈矣,不愈者再服,无不愈者。其用药以石膏、大黄为主,盖仿余师愚法也。予时以锅煎药,向所未见,故深入脑海以识之。"

在奉仙公经治的多种疫证中,其中如蝥刺瘟、葡萄疫、燥疫等病名,古今临床文献,均鲜见载述,亦不见于《中医大辞典》等现代中医辞书。对于这些疾患颇多己见,兼有诊疗发挥,并根据疾病的致病特点,自拟治疗方药普济广施,均获著效。他对于疫病的认识和治疗也有超越前人之处,指出:"六淫之伤人而致四时之疫病,如春温、夏热、秋燥、冬寒,此乃时气病;感此四时不正之气而发,犯人最烈,或由一人至一家而达一乡者。王叔和谓之异气,葛雍则谓秽气触犯真气,河间谓疫气,吴又可称为戾气与杂气,所说虽不同,其实则相似……实乃疫病也。"对于温热病邪之犯人,余氏宗吴又可"从口鼻而入"之说,"疫气犯人,乃有口鼻吸入,直行中道,流布三焦"。将疫病分为疫疹、疫斑、疫黄、鼠疫、疫痢、烂喉疫、大头疫等二十余类予以辨证施治。

1. 瘟疫辨证首分表里阴阳

他认为,疫病辨证,病位当分在表、在里、半表半里、表里同病,对于吴又可提出的温疫九传之说,批判地予以继承,他说"瘟疫为灾,又可虽有九传之说,其实九传之道,终未出乎表里两字翻叠。与其翻之烦,不若说之简,反俾后学易于领会。予不敏之见,但须以在表、在里及半表半里,划清可矣。"

同时,奉仙公认为疫病病性当别阴阳、虚实、寒热、气血之分。瘟疫天行盖言其流行传染之意,而疫邪又当分其寒热属性,如寒疫痧霍即为寒邪疫病,而"葡萄疫"又有"阳证阴象"、实中兼虚,他总结道"治法首在清血中之毒,使毒不内犯;益血中之气,俾气能领血。气行毒化,或可成功。"故在他所拟消斑活命饮中,除了清解降泻之药外,还佐以益气养血之品。

2. 瘟疫治疗重在辨位逐邪

在治疗上,他强调外邪入侵必使邪有出路,不可闭门留寇,强调祛邪以安正。至于出路,无非就近逐邪。

(1)身半以上升而逐之,身半以下泄而逐之,霍乱中焦苦辛通降

在治疗大头瘟和虾蟆瘟中,因病位在上,病势向上,故主以李东垣之普济消毒饮,奉仙公认为:"虾蟆瘟者,乃以蛙鸣腮鼓,象形以名其病也,治法宜于辛

凉清散(少阳病,柴胡不可缺)。"又如在瓜瓤疫中,他言道:"《内经》云,人身一小天地,身半以上,同天之阳,头位至高,为诸阳聚会之所。若不急治,阳无以施,阴无以化,必致邪复内犯,而又假道于喉,喉受波及,初咽肿,继喉烂,直至浆水不入,益形危险。其治法急宜清阳络之毒,升阴中之阳,并倍用牛蒡、浮萍。一以解其结毒而保咽喉,一以发扬邪秽,俾毒从上越,不使传里。"

对于天泡疮,奉仙公言:"天泡疮,乃天行时毒犯人,至遍身起泡,故名之也。考其起因,大都由暑湿内郁,风热外束而成者。燎浆成泡,痛不可忍。其如银杏樱桃大者,浆色薄白,名曰天泡。又有如豌豆大者,浆色较老,形类天花,即豌豆疮是也。此疮身上多者,风热重于湿热;身下多者,湿热重于风热。治法以散风、清热、解毒、渗湿八字为准。"将疾病的病分为偏上偏下,区别风热与湿热的多少而施治。而对于疫病传入中焦,邪结胃肠,大便不通者,他即主张尽早用下,逐邪于下,以防耗损阴液,发生痉厥。

在寒疫痧霍篇中,奉仙公言:"天降之疠,每出于人所不及料,当其施治之时,较轻者则以霍香正气、不换金正气之属加减;重则理中、附子理中等汤,以及四逆汤、益元汤,量症加减,幸多获效。"霍乱起于中焦,发则上呕而下泻,升降失常,故予辛温香燥、行气和中,或苦辛通降、燥湿解毒之品安奠中州;久之吐泻不止则津液耗损,阳随液脱,阴阳两亡,故亟当回阳救急。

(2)在表清透,在里清泻,半表半里和解达原

奉仙公认为,瘟疫之邪在表者主以辛凉清透,忌用辛温;当邪气化热入里者,可予清泻,清无形之邪热,泻有形之燥结;半表半里者,当予和解枢机或疏达膜原。如他在治疗疫疟时,"常以吴氏之达原饮为主方,其先寒后热者,合小柴胡汤以和解之;先热后寒者,合小承气汤以消导之;寒甚者加姜、芍,热甚者加芩、连,每每取效。"疫疟亦即症见往来寒热之疫病,其往来寒热见症,即疫邪往来进退于表里之间也,然而总以膜原为巢穴。先寒后热者,邪气居表者多,故达原饮合小柴胡;先热后寒者,邪气驻里者多,故达原饮合小承气。再者,若遇有斑疹时疫、表里俱病者,奉仙公选药常表里兼顾,如大黄、朴硝伍石膏、浮萍、生姜,菊花配石膏、黄柏,银花、连翘合石膏、大黄、元明粉等。

(3)清下不厌早猛,择药需顾富贫

奉仙公治疫,一方面对于伤寒、温病、温疫等危重病证,往往斟酌患者体质,适情而投大剂量峻猛之药。遇实、热证多用硝、黄、石膏之属,荡涤胃肠、清热、除结实,釜底抽薪以逐疫解毒、泄热保津;另一方面,又每根据地域、经济状况,以石介之品代犀、羚,如其新订浮石汤以代犀角,以有效而价廉者易贵品解

除了贫困者的危厄,这也是建立在他几十年的深谙临证、熟识药性的基础上,才能有此见识。他对疫病防治的胆识和丰富经验,在近代医家中实不多见。

(七)斟酌古今,权衡方治

清光绪四年(1878),阜宁南窑地区疫病流行,往往举家辗转染病而无一幸免,奉仙公当时年轻行医不久,展阅多种方书后用《医宗必读》中辟邪丸(又名逐疫丹)施治。该方用明雄黄、丹参、鬼箭羽、赤小豆各二两,共研细末,炼蜜为丸,丸重6g,每日2~3次,温开水送服。施治后竟一一告痊。此方用雄黄、鬼箭羽以辟毒、除疫、清热,赤小豆利小便、去湿邪,丹参活血祛瘀、凉血散血。此方药味少而功效专,有显著效应。据余瀛鳌先生回忆,他多年前曾偶遇中医研究院前任党委书记王发武同志(20世纪60年代他还曾兼任北京中医学院党委书记),王书记言道,从北京调至河北省工作后,他所主管的一所大学及其周围地区有疫病传染,患者颇多。他检阅《医方经验汇编》后,看到有辟邪丸治疗瘟疫的记载,遂以此方让师生及周围地区市民广泛服用,疫情很快获得控制。

奉仙公临证,既用古代医家名方及其变化方,又有个人在临床实践中独出心裁创新的制方。《医方经验汇编》中辑录了他治疗瘟疫自创的新方14首。如他辨治葡萄疫(多发于六七岁幼孩,主症为体表皮肤忽发锦纹斑点,大小不齐,大者如青钱、指甲,小者如粟米、豆瓣,色青而紫,或如胭脂,其脉多芤,大小不一,有缓有数;或有发热,虽渴不烦……),经数十年研究,奉仙公认为是患儿年幼,血气未定,正元不充,染病后"恶厉之气,直犯血脉",如不早治,预后堪忧。治以《局方》活命金丹,处方为大黄(酒浸)、连翘、芒硝、甘草、山栀(炒黑)、黄芩、苏荷、板蓝根、青黛、竹叶为引。根据病情需要,他又自拟"新订消斑活命饮",其处方为川大黄(酒炒)、黄芩(酒炒)、连翘、生甘草、山栀(炒黑)、苏荷、板蓝根、青黛、西洋参、当归(酒制)、大生地、郁金、紫背浮萍、紫菊花。治效卓著。

三、验案选粹

(一)中风

真中类中辨

风也者,阴阳之气,天地之使,所以鼓万物也。《庄子》曰:"大块噫气谓之风。"又《正蒙》曰:"阴气凝聚,阳在外者不得入,则周旋不舍而为风。"故《史记》

有八风之名。八风者，八方之风也。东北为融风，立春至；东风为明庶风，春分至；东南为清明风，立夏至；南风为凯风，夏至至；西南为凉风，立秋至；西风为阊阖风，秋分至；西北为不周风，立冬至；北风为广莫风，冬至至。总之八方之风，以应四时，四时和则百物生。惟冬至之风从南来者，曰虚风，《京房易占》曰："虚风夜作，则人多闭户，犯之者少；日作，则人皆兴起，犯之者众。"故天灾流行之年，先岁冬至，必然南风，其邪已伏，而其为病也，千态万状，诚不仅一端然也。

人生一天地耳，天地有风，亦犹人之有气。风乃有时以生，有时以杀，杀则物摧；气乃有时为盛，有时为虚，虚则病至。天地之风，应合于五运六气，人生之气，周行于五脏六腑。脏腑之腧，系于背，故风之中人，多由腧入。盖中者，受也，受之浅者曰伤风，受之深者曰中风。风有伤风、中风之别，而中亦有真中、类中之分焉。类中不计年龄，真中多由衰境，真中有中腑、中脏、中经络、中血脉之异，类中有湿中、寒中、暑中、气中、食中、恶中之不同，问其为病何形，为害何烈，历代名贤，已先我而言之，何容赘述？

惟火中、虚中，皇甫云洲[1]谓刘河间发挥五志过极，火动阳升，李东垣又以元气虚乏，而邪凑之，二者卒中如风，列于类中之门。在予管见，无风不得为之真，有风不得为之类。类中者，类如中风，非真有风也；真中者，若非外感之风，即有内因之风。内风者，乃五志过极，肝风鼓舞，正气虚怯，虚则风生，而为邪所凑，一时卒倒，手足痿疾，或口噤吐沫、痰壅目瞪，或项背强直、口眼㖞斜，或眼合鼻鼾、遗尿撒手，或半身不遂、便秘语涩，或角弓反张、四肢不收，种种风形，何得为类？况五志之火，乃虚火也，虚火炎则内风动，火既得风，有不卒然为中耶？虚邪偏客于身半，其入深者，内居营卫，营一衰，则真气去，邪气独留，发为偏枯，或为风痱风懿，此非虚中之明证欤？然则何者为类乎？类中之症，有不言而无言謇，有牙紧目合而无口眼㖞斜，有僵直如尸而无反张若弓，有手足逆冷而无四肢不收，有面目青黯而无肌肉瞤动，有肢痛体沉而无偏枯肢废。故《左传》有云："风淫末疾。"末，四肢也，凡肢废不仁，或半身不遂，或偏枯，或痱或懿，乃为有考之风淫，非为妄度。吾故以火中、虚中，自在真中之中，不当另立名目，以淆学者之绪。二者指为类中，似于理未尽焉，浅陋之见，未识高明以为何如（此症若有中年得者，必体胖多痰之人，在男子则水不养木，在女子则

---

[1] 皇甫云洲：明代医家皇甫中，字云洲，仁和（今浙江杭州）人。世业医，承家学，更有发挥。著《伤寒指掌》十四卷，发明仲景立方之意，于诸家议论，独推陶华，惜此书已佚。另著《明医指掌》十卷，参以《内经》，博采古方，变通灵活，不泥于古人。又以歌赋括百病，便于记诵。明代徐春甫赞本书"可为医学之指南。"子岫岗，承其学。

多因血虚)。

1. 真中风

光绪二十九年,余作客金陵,有流寓之陆某,原籍黄冈,患中风,央予诊治。窥其年逾六旬。昏昧不省,僵直如尸,手颤气促。痰涌头汗,舌謇鼻鼾,而脉皆急大。旁有一医进曰:"症情虽重,脉尚有力,或无碍乎?"予曰:"李中梓四字诀①云,中风之脉,恰喜浮迟,坚大疾急,其凶可知,况俗云:急则变生,此症坏在目前,生理何在?"予顾谓其子曰:"令尊危在旦夕,衣襟切不可迟,勿存痴念,追悔无及。"遂未立方而返,次日果殁。

再按:脉见盛实,症见虚脱,脉证不符,是为真脏脉现,真阳离决之候,故曰不治。

青沟武生赵伯声夫人,年八十,患中风,邀予诊治。脉来浮缓而散,舌謇神困,手欲动,而稍举不能,口欲言而发声则止,谷食尚进,大便艰迟。予谓其家人曰:"此中脾与中血脉之症也,以年寿而论,亦犹草木逢秋,已应黄落,况风摧乎。《说卦传》曰:'挠万物者,莫疾乎风。'正此谓也。且年高血气久衰,虽有参术茸燕,亦难培养复元,只好委于命数,可勿与药。"其家亦不肯坐以待毙,商拟一方,予遂以地黄饮子②,减五味子、苁蓉、戟天、麦冬。加火麻子、郁李仁、当归、木瓜,嘱其随意与服。后约两月而逝。

再按:年高之人,下元空虚,精血不能涵养阳气,阳气变动化作为风,亦因虚风动之谓也。亟当填补下元,摄纳阳气,气复返则生,不复返则死。

本镇顾德之,年近五十,素嗜酒。午餐未毕,忽落箸,低头拾之,则卧倒于地,昏不知人,手足瘫痪,其妻率子掖之,弗能支,亦弗能言,口涎舌謇,身轻痰多,口眼虽未㖞斜,却与平素迥异。当延予诊,予以苏合香丸,令用开水溶化,稍滴姜汁,撬口灌之,继用四物汤合涤痰饮③,加老天麻、天竺黄、钩藤、石决明,使服二剂,而神志较苏,微能起坐。又以原方加减,连服数剂,亦渐渐能言,虽

---

① 李中梓四字诀:指明代李中梓所著《诊家正眼》,所论二十八部脉均以四言歌诀形式,先列体象、主病、兼病,再详加按语,所述由浅入深,精当中肯,切于实用。

② 地黄饮子:山萸肉、巴戟天、肉苁蓉、川石斛、肉桂、麦冬、远志、炮附子、白茯苓、石菖蒲、五味子,另加姜、枣、薄荷,水煎服。方出刘完素《黄帝内经宣明论方》,用于舌强不能言,足废不能用,口干不欲饮,舌苔浮腻,脉沉迟细弱之喑痱证。功能滋肾阴,补肾阳,开窍化痰。

③ 涤痰饮:制天南星,制半夏,甘草,人参(改用西洋参),炒枳实,橘红,竹茹,石菖蒲,白茯苓,生姜。

步履不能如常,而扶杖亦可自持,日有起色。予谓之曰:"此后戒劳戒酒,调理得宜,再以丸药徐图,去其根株,庶无大碍。倘根蒂不清,一经复中,则追悔无及矣。"讵顾不守予戒,又为窘境所困,即此以为无恙,未年余,果复中而殁。

再按:酒体为阴,其用为阳,故其为病每每煎熬精血,耗损阳气。嗜酒之人血脉受损,痰湿内积,血不涵阳,阳动化风,风挟痰涌,上蒙清窍,故发卒中。治当养血通络,熄风涤痰。

予在金陵寓中,邻营常备军之石某。某人体材素胖,年四十余,晨起纽衣,卒然卧倒,角弓反张。众皆惊惶,求予诊治。六脉浮滑而散,痰涌窍闭,虽云卒中,尚未定其何经,即命以风虾①半升、白矾三钱,共捣极烂,冲入开水一大碗,滤渣取汁,再入姜汁一大匙,和匀,抉口灌之,另以搐鼻散②吹鼻。逾时得嚏得呕,呕痰颇多,约略两碗。至晚稍苏,又以大秦艽汤③,去石膏、白芷、羌活,加天麻、百蕊草(小草)、制天南星,连服二剂,病退其半,惟大便欲解而未解,口亦微渴。复以原方,去熟地黄、白术,合三化汤④,两剂而安。后服涤痰丸⑤一月,痊愈。

再按:体实脉实,风气郁积而挟痰,内外不得宣通,神机失用,遂卒中而窍闭,治当分标本先后而施。不尔,内闭外脱,危证将至。先予风虾白矾、搐鼻散,祛痰利气,宣通内外,以复神机。再予大秦艽汤加减养血熄风,祛风化痰,邪正兼顾,内外并治而收功。

赐福院僧妙经,向嗜赌博,忽觉肢麻身软,卧倒于地,众掖之,肢末已不为所用矣。次日就诊于予,窥其口角微歪,流涎不止,舌本强,语言涩,而神志若清。及诊左脉,自以右手徐捧其左腕就案,头左重,小溲数,屡觉欲遗,此病在肝肾,而兼中于脾也。遂以地黄饮子,去麦冬、五味,加黄甘菊炭、蜜炙冬桑叶、西洋参、老天麻、白术,令服二剂。外以牵正散⑥,每日随汤剂冲服三钱,即觉转机,后又以原方依次加减,约二十剂,则日渐痊可矣。继以八珍汤料,加霜桑叶、

---

① 风虾:生长在淡水的一种小虾,青黑色,秋风乍起,它便应运而生,快速繁殖,寿命两三个月。秋生之物,得金气最全,功能平肝熄风。

② 搐鼻散:《医学心悟》卷六载:细辛、皂角(去皮、弦)各一两,半夏(生用)五钱。为极细末,瓷瓶收贮,勿泄气。临用吹0.3~0.6g,入鼻孔中取嚏。功能豁痰开窍。主治中风证或诸喉证,牙关紧闭,不省人事。

③ 大秦艽汤:秦艽,石膏,甘草,川芎,白芍,当归,羌活,独活,防风,黄芩,白芷,茯苓,生地黄,熟地黄,细辛。冬寒加生姜,春夏加知母。

④ 三化汤:厚朴,炒枳实,川大黄,川羌活。

⑤ 涤痰丸:即涤痰饮改制,见前。

⑥ 牵正散:白附子,僵蚕,全蝎。

黑芝麻,改合①丸药,连服两月,而症情悉退。

再按:肝病则肢麻舌强,肾病则小溲欲遗,脾病则口喝流涎,故曰病在肝肾,而兼中于脾也。治当培补下元,摄纳阳气,佐以健脾熄风。故以地黄饮子为主方,去阴柔之麦味,佐以健脾之参术,熄风之桑菊。继以八珍益气养血,佐以桑麻丸养肝平肝调理善后。

韩荣怀之妇,年近六旬,中风四日,抬就予诊。其右手不住摸拂,语言涩乱,奄忽不知人,询其大便,其子曰:"病后未解。"予遂以大秦艽汤②,去石膏、细辛,加十三制军、玄明粉、钩藤、制天南星,嘱服二剂。服后,大便畅解,初如羊粪十数枚,继觉溏软,自此拂摸较靖,神情亦渐醒苏,语言虽謇,而错乱顿除。复就予诊,予以前方去羌活,加丹参、木瓜,依次服之,先后约十六剂,渐能扶杖自持,而日就痊可。以未接服丸方,步履终不强健,未尝非村居寒庶,药力培养,二者有缺使然。

再按:大秦艽汤主治六经风火壅塞,表里不得宣通,神机逆乱之卒中。观其组方,为表里双解之剂。内以四物汤养血活血安正,治风先治血之意,佐以黄芩、石膏清阳明郁热,茯苓白术化太阴痰湿;外以羌活、独活、防风、细辛、白芷疏风通窍,开畅玄府,调理气机。风火去,气机畅,神机自转。奉仙公之加减大秦艽汤,去石膏之清,易之以大黄芒硝之泻,以泻代清此其用意一也;宣通表里上下不离乎肺与大肠,此其二也。更佐以钩藤、南星降痰火、熄内风。此加减方有大秦艽汤合三化汤意,宣通气机以复神明是其关键。但有气机壅闭之证,皆可用之,不限于中风一证。

裴桥裴子挥亲家,年五十余,体胖多湿痰,自入民国以来,地方多故,每受兵匪之扰,忧劳惊恐,已隐受其病矣。甲子初冬,该地有演变化术之戏者,裴往观之。约两小时,忽闻锣鼓并作,似觉慌乱不支,遂返,将入门,小便若急,衣方褪其半,而已僵卧于地矣。众惊掖之,气促痰涌,神情昏冒,而周身软类无骨,次日邀予诊之。诊其脉,浮而散,手向头面摸拂,若弗能禁。眼合鼻鼾,遗尿神倦,虽见绝象,而心志若明。闻予为诊,哭而向予托曰:"病将不起,一子尚幼,忝③属戚交,诸希照应。"余随勉之曰:"症尚无碍,慎勿过劳。"即于此中窥察,

---

① 合:修合配制。
② 加减大秦艽汤:秦艽半钱、当归三钱、甘草一钱、川芎一钱二分、羌活一钱、防风钱半、黄芩钱半、白芍药二钱、白芷一钱、白术钱半(土炒)、大生地黄三钱、茯苓二钱(朱衣)、十三制军(大黄)二钱、玄明粉三钱,引用冬桑叶。
③ 忝:谦辞,表示辱没他人,自己惭愧。

知有生机可挽,惟怔忡心悸,惮闻金石之声,遂以大剂桑菊,以白易黄,加以镇肝、益肾、化风、豁痰之品,因名曰"新订靖风汤"①,药品列后。一剂较安,再剂更宁,饮食稍进,而大便欲解不解,又以原方加制军(大黄)、火麻仁,无效,再加玄明粉,服之,仍不解。讵病家闻补则喜,言攻则惧,固虞再下,又有一医背予言曰:症乃虚象,不宜数攻,况数日谷食未进,便从何来,无而为有,能无害乎?其家因此犹疑,不能自主。三侄秉铨,系裴之婿,私问于予曰:"岳之病虚乎实乎?"予曰:"虚中有实,大便果再迟延,难免复痉。"铨侄即以他医之言,逐一告余,予曰:"汝能强之乎?"铨曰:"可。"遂以蜜煎一支,命铨亲手为纳,另以蓖麻油五钱,泡糕与裴食。食后片刻即解,奇臭逼人,初约五六寸长,其硬如木,继又微解溏粪,与众视之,某医甫塞其口,其家亦释疑。及夜更安,而两手摸拂之弊,从此尽熄,遂又以原方将润下之药剔去,依次加减,约十剂而愈。予每谓诸生曰:"医者意也,即如裴戚之症,若不于哭而见托,默会其意,窥出生理,抱定纸上陈言,鼻鼾为肺绝,目合为肝绝,遗尿为肾绝,有此数绝,不能体察生机,见面即回,而死期竟不之至,则将来器口旁言②,岂不成为笑柄乎?"俗语云:熟读王叔和,不如临证多。临证能以意会,而权衡不失,是为良医,吾故缕晰以识之。

再按:此方主治肝气不平、气升火动、阳亢化风证,镇肝、益肾、化风、豁痰乃其治也。熟地当归滋水涵木,桑菊荆芥透表凉肝,羚羊珠母铁落镇肝熄风,天麻钩藤平肝降火,远志南星茯苓开窍化痰,苁蓉亚麻润燥通腑,全方宣通上下,调和内外,清火熄风。与大秦艽汤重在调气相比,此方重在治肝。

2. 类中风

同治十三年二月初,日将夕,本镇有顾潜者,年三十外,毫无病苦,行至其堂兄顾祝之门,卒卧于地,众视之,气若绝,旋求先严诊治。余时年十五,好奇心重,随父往观。察其面伏身冷,脉伏如缚,头面青黯,众皆以为风,先严曰:"此中恶,非中风也。"命以姜汤灌之,撬口不开,纵稍灌,亦由口旁流出,先严曰:"不可治矣。"遂未立方。当夜即殁(此中恶之暴死者)。

再按:观其脉证,身冷、脉伏、面青,当属寒厥,中恶所致也。《黄帝内经素问·玉机真脏论》言:"浆粥入胃,泄注止,则虚者活;身汗得后利,则实者活。"该

---

① 新订靖风汤:黄甘菊三钱、冬桑叶三钱(蜜炙)、亚麻子二钱(盐水炒)、当归三钱、大熟地黄三钱、珍珠母六钱(盐水者)、天麻二钱、远志钱半、朱衣茯苓三钱、淡苁蓉钱半、羚羊角四分(磨冲)、荆芥炭三钱(醋炒)、钩藤二钱、制天南星二钱,落铁为引,大解之后,改用竹沥。

② 器口旁言:流言蜚语。

患姜汁不入，邪气内闭而正气外脱，故不救。此证以姜汁化苏合香丸灌服亦可。

盐城走马沟乔姓妇，年未三十，性素悍，善恚怒。一日卒倒，四肢厥冷，牙关紧急，医者多以风治，间日虽能发言，而喃喃错妄，昏冒如前。就余诊治，予诊其脉来紧细，乍数乍迟，面带青气，肤若鸡皮，而身挺不屈，腹胀时鸣，予曰："此中恶之症，亦名客忤，非风也。"遂以苏合香丸，命其化灌，另拟正气天香散①，合宝花散②，加广藿香、广木香、砂仁、莱菔子、槟榔，连服二剂而愈。后又以原方去细辛、莱菔子、槟榔，稍加党参扶正，渐次复元（此中恶也）。

许家楼刘某，与赵东初邻居不睦。光绪三十二年九月初，刘妻倪氏，淘米，以码头地湿，登赵船，赵不许，倪亦拗不应，因此口角，互相诟骂，倪骂之甚，适铁工在侧，赵忿夺其锤，以迎击之，倪亦奋身向赵。其时入众牵扯，尚隔数步，赵锤实未之及，倪忽奄然委地，始觉口捋③，继而不语，神渐愦，身渐冷，口出涎沫，众窥其势，急盘倪氏之膝，擢发抚口，已无济矣，未晚即殁。予时充任镇董，刘即奔诉于予，细询其故，刘具以实告。问有伤？曰无有。讵刘来诉之时，赵亦奔告凤谷村董事赵悟园，赵董约予会验，兼察其实在情形，然后报官。及到，予与赵董反复检验，毫无伤痕。询之该处人证，众口一词，且望和心切，予知为气中而毙，遂与赵董商酌，着赵厚殓其死，抚恤其生，两情俱服，以寝其事。予于其事后思之，赵当举锤之时，倪忽奄然委地，冤缘凑巧，竟有如此之奇者，幸为众目所睹，击者未及，死者无伤，否则一到官厅，缠讼不休。一以不能忍而自送其生命，一以不能忍而倾毁其家产，真有追悔而莫及者。予是以笔而记之，俾后之学者，得以知恶中气中之烈，于临证之时，不致以识见不真，或落笔草草，或语言不到，牵入讼案也（此气中之暴死者）。

再按：《素问·生气通天论》言：阳气者，大怒则形气绝，而血菀于上，使人薄厥。即言此证。或又称为中气。

韩家庄韩宗渥之子媳，年二十一，病就予诊。察其痰涌口噤，目直气粗，身微冷，气口脉沉，其家以为风，予曰：此由年轻气躁所致，乃中气，非中风也。遂

---

① 正气天香散：制香附，乌药，广皮，紫苏叶，干姜。方出《医学纲目》卷四引刘河间方，具有行气止痛功效。主治妇人诸气作痛，或上冲心胸，或攻筑胁肋，腹中结块，发渴刺痛，月水不调，或眩晕呕吐，往来寒热。
② 宝花散：细辛，降香，郁金，荆芥。方出《痧胀玉衡》。主治：绞肠痧。症见：心腹绞切大痛，或如板硬，或如绳转，或如筋吊，或如锥刺，或如刀刮，痛极难忍。轻者亦微微绞痛，胀闷非常。
③ 捋：捋顺、平整。

以八味顺气散①，去人参，合星香散②，加沉香、石菖蒲、天竺黄、广郁金，另以搐鼻散取嚏，一剂而效，二剂更苏，后又以原方加减，接服三剂而安（此气中也）。

罗家桥族人余长城之媳，性悍善怒，病闭窍，两目不开，巫药俱无效果。其母家亦非明达，踞索后程，抬就予诊。窥其僵直如尸，痰多口噤，呼吸呻吟，颇觉郁郁，而神色脉理，尚无死据，予即以通关散③，令其煎汤，溶化苏合丸，抉口灌之。灌后微吐厚痰，询其大便，已三日未解，遂又以竹沥涤痰丸④，生军（生大黄）改为熟军（熟大黄），用三钱，加广皮、川郁金、石菖蒲，少佐太子参，以扶其正，一剂而便解窍开，二剂则神色渐苏，渐思粥饮而愈（此气中也）。

再按：气中证治以辛香行气，兼以化痰。气中兼寒者，辛温通窍为主；气中兼火者，苦寒降泻为主。本案所用竹沥涤痰丸，即为礞石滚痰丸与二陈汤合方加减而成。

光绪九年冬，予为湖垛邹氏所聘。同镇有顾廷辅者，年近六旬，嗜洋烟，家道微寒，衣食不给，以周某猪账未偿，亲往湖垛追取。讵年衰气弱，天候严寒，在途烟食俱缺，竟为寒邪所伤，乃到周门，战栗不已，不能言，欲睡。逾时周往视之，则僵直唇紫，四肢战掉，奔告于予。往诊之，即命以姜汤撬灌，一面以姜汁入脐窝，外用吴萸四两、曲酒二杯，拌匀炒热，盛入布袋，置于脐而熨之，一面以大剂附子理中汤，加入鸦片泡一小粒，溶开灌之（此对于有烟瘾者用之），次早即苏（此寒中也）。

穆景成之妇，年三十许，庚午冬，腹剧痛，呕吐大作。呕后似安，逾时无动静，人皆疑为睡熟，穆往视之，则身直牙紧，口流清涎，央予诊治。予知向有痛经，用药必兼治血，遂命以牙皂末填入脐内，另用香附半斤、姜汁二大杯，同炒壮热，置腹熨之，一面以当归四逆汤⑤，加制香附四钱、油肉桂八分、蕲艾三钱、明乳香钱半，炒去油，连服二剂，而病竟痊可矣（此寒中也）。

---

① 八味顺气散：焦白术，白茯苓，青皮，白芷，橘红，乌药，人参，甘草。方出《严氏济生方》。主治：气中。七情内伤，气机逆乱，痰涎壅盛，神志不清，牙关紧急，肢体不温，气口脉沉，经用苏合香丸而神志已醒者。

② 星香散：制天南星，广木香，加生姜煎。方出《明医指掌》，主治中风痰盛，体肥不渴者。

③ 通关散：牙皂一枚，法半夏十四粒，炙甘草一钱，白矾二钱，生姜二片。主治中风中气，痰厥不省人事，牙关紧急。

④ 竹沥涤痰丸：生军（生大黄）二两，沉香五钱（磨），黄芩二两，青礞石二两（煅），橘红二两，半夏二两（姜汁炒），甘草一两，共为末，竹沥泛丸。

⑤ 当归四逆汤：当归，炮姜，甘草，熟附子。方出《伤寒论》。主治：厥阴寒凝，手足厥寒，脉细欲绝。

族人余家兴,佣苦务农,夏日每卧于地。初患脚痛,继而腿膝拘挛,身体沉重,皮肤浮肿,类于风,就予治之。予曰:"此为湿邪所中,俗所谓脚气湿气是也。"遂以鸡鸣散①加苡仁、秦艽、桂枝、川牛膝,两剂而效。又以原方加减,连服数剂,而日就痊可(此湿中也)。

北乡有刘崇基者,患病经月不起,就予证治。脉濡而缓,身痛麻木,自汗恶风,手足时若发颤,乃气虚中湿之象。遂以玉屏风,合黄芪防己汤②,加薏苡仁、晚蚕砂,令服五帖而瘥(此湿中也)。

蒋家庄蒋姓妇,时值大暑,当午锄禾,及午餐未归,家人往视之,则已横倒于地,呼之不语,肢冷汗多,抉口不开。诊其脉,微而紧,知为正虚邪缚之故,而面容带笑,众皆以为风,予曰:"此中暍,非中风也(汉武帝元封四年夏,大旱,民多暍死)。"随命以搐鼻散吹鼻取嚏,另用大蒜一枚,捣取汁半小盏,鲜菖蒲汁二匙,童便三杯,稍冲开水,炖热撬灌。再用田间热土,围脐如圈,圈中令乳孩尿溺,勿使外溢。又拟人参白虎汤,加石菖蒲、黄郁金、莲了心、朱衣麦冬。所以加莲麦者,以其面带笑容,邪已入心,故取为心药,而朱砂色赤,既能安神,又为入心之要品。煎与服之,一剂而窍开病退矣。后又以益元散③合消暑丸④,连服二帖而瘥(此中暑也)。

南窑朱立中,当酷暑自外归,席地而卧,少顷,呕泻交作,挥霍不安,渴欲纳凉,得饮则哕,肢冷神愦,身汗如洗。邀予诊治。问食冷乎,其家曰:在途曾食西瓜,因知为寒热相触,禁纳凉品。须臾,项背渐强,颇有痉象,人皆疑为添风,予曰:此中暑阴胜格阳,非风也,若不急救,必致难挽。遂以桂枝白虎汤⑤,去知母,加熟附子一钱,合香薷饮⑥加黄连,一剂而诸恙大退,再剂霍然告痊(此中

---

① 鸡鸣散:槟榔、木瓜、橘红、吴茱萸、紫苏梗、桔梗、生姜,上药碾为粗末,以水两大碗,煎至碗半,候次日五鼓寅卯交界,鸡乱鸣时,炖热服之。
② 黄芪防己汤:黄芪、防己、甘草、焦白术,加姜枣同煎。本方即《金匮要略》防己黄芪汤,主治小便不利,气虚水肿,气短心悸,食少便清。
③ 益元散:飞滑石六两、生甘草一两,同研细末,另加朱砂,研匀。方出《伤寒直格》,具有清暑利湿之功效。主治感受暑湿,身热心烦,口渴喜欢,小便短赤。
④ 消暑丸:半夏、茯苓、甘草,姜汁泛丸。方出《太平惠民和剂局方》,功能化痰消饮、健脾利湿。主治:夏日饮水过多,脾失健运,痰湿内阻,呕逆泻利者。
⑤ 桂枝白虎汤:石膏,知母,甘草,粳米,桂枝。
⑥ 香薷饮:毛香薷,厚朴,白扁豆。方出《太平惠民和剂局方》。主治阴暑。功能解表清暑,健脾利湿。适用于夏季感冒,夹暑湿证。症见恶寒发热,腹痛吐泻,头重身痛,无汗,胸闷,舌苔白腻,脉浮。

暑也)。

再按：阅上述两案，当知夏月伤暑而有暑热与暑湿之不同，即前人所言阳暑与阴暑之别。阳暑当清暑化湿，白虎汤为主；阴暑当辛香温化，藿香正气散为主。兼有闭窍者，可兼以芳香开窍法。如清宫汤、菖蒲郁金汤，或安宫牛黄丸、苏合香丸之类。

李家庄李姓，以赶集卖粮。在行稍着气恼，及午，酒面醉饱，当风而卧，忽然倾跌于地，口不言，肢渐冷，见者皆以为风。予往诊之，脉伏鼻鼾，酒气扑人。予知为醉饱过度，即命以姜盐汤探吐，稍苏。又用葛花解醒汤 [①]，去参、术、苓、泻，加焦山楂、石菖蒲、半夏曲，随煎灌之，一剂而愈。后即以原方加减，并嘱其勿食荤腻，果获无恙。

顾长德年三十外。甲子冬，忽觉头晕仆倒，四肢震颤，口紧流涎，众皆以为风。其父顾如彭急来求诊，予以卧病未起，着门生许恕屏代往。许回，述病状，予曰："面色何如？"许曰："容尚活润。"予曰："汝以为何如症耶？"许曰："恐食中，曾嘱以姜盐汤加皂末探吐。"予曰："是也。"风邪非虚不中，其人年富体强，毫无虚状，固非中风，且面无滞色，又非风形，必预伏其寒，加之醉饱过度，脘胸填实，胃气不行而致也。命立方，许以调气平胃散 [②]，加制天南星、六和曲、槟榔。呈予阅之，予曰：汝虽临证不多，而识见尚细，从此再能加勉，当不居此道之下。遂以药单给顾。一服而病转，再服而全瘥矣（以上两节皆食中）。

再按：望诊之要，全在神色，而"活润"二字正是关键所在。

（二）破伤风

盖人有夭寿之异，病有死生之别。人有疾病，求之于医，医者总其名曰医生。但医其生者，亦当知其有死，不知有死，而徒曰医生。然有未决其死而死者，或药碗未释而死者，污玷声名，此宁可以为医乎？

至于破伤风一症，伤中也，乃风由金疮或钉剪磁刺之伤口以中之也，为害最烈。西医不曰风，谓有一种毒菌，窜入伤口，中医方书，亦多未详载。予初于

---

① 葛花解醒汤：葛花，豆蔻，砂仁，广木香，青皮，陈皮，人参，焦白术，六神曲，茯苓，猪苓，泽泻，干姜。方出《脾胃论》。治饮酒太过，呕吐痰逆，心神烦乱，胸膈痞塞，手足战摇，饮食减少，小便不利。

② 调气平胃散：广木香，台乌药，豆蔻，檀香，砂仁，广藿香，炒苍术，广陈皮，川厚朴，生甘草，生姜。方出《证治准绳》。功能芳香辟秽，调气和中。主治冒犯不正之气，胃气不和，腹痛胀满。

此症之生死，每每分划不清，深以为恨，故格外留心。历验其死之速者，必项背强直，箝口不开，或振身上挺，或口不能言，而自指其胸腹，手作扇鼓之状者，想因内风鼓舞，苦莫能言，而有如此之现象也。

予入医界五十年，凡遇知有未尽者，必由于理有未穷。尝于"项背强直"四字，以探其究竟，盖人之脏腑，靡不有腧，腧皆系于背，各腧皆受风淫，气血不为所用，而项有不强、背有不直者乎？风门口闭，予有二比，冶铁风箱之后先木铎，推之则风向前鼓而前铎闭，抽之则风向后来而后铎紧。人口之中，亦有口盖，盖在口腔上腭，后盖曰"软"，前盖曰"硬"，内风外鼓，鼓之甚，则前盖愈紧，此其一也。五脏之心，开窍于舌，又有四系，上系系于肺，下系系脾系肾系肝，而肝之支脉，与督脉会于至巅，循下颊，环唇内，肾脉贯肝，循喉咙，挟舌本，脾与胃为表里，开窍于口，脾脉络胃挟咽，连舌本，胃脉起于鼻，入上齿，挟口环唇，下交承浆，所以此症之舌本强而口齿紧，直不啻蚌合箝喙，任抉不开者，岂非风淫于内，隧道中血不流行，诸脉束缚，而有如是之烈耶？况口为呼吸之间，出纳之所，乃人身至重之关隘，呼吸出纳，俱塞其门，其将何以生乎？此其二也。予是以于素所经验者，特录数则于下，俾后之学者，得以知其猛烈，别其生死，设临是症，不致茫然无决也。

古人云，一物不知，儒者所耻，而一病不知，又岂非医者之所羞耶？予故于素不多见，方书所未备载者，以历验之。中风口噤，多出于急而有痰；破伤风之口噤，多见其缓而无痰。其急者，卒然跌仆，牙紧口闭，虚灵受蒙，人事不省。其缓者，初觉身体不仁，项背拘急，口舌掯若不和；约一两日之间，其项背拘者，愈拘愈直，口舌掯者，愈掯愈紧，直至如老蚌合喙，点水不入，而神志尚清，却无不省之状，予屡验之。昔汪机以全蝎、防风两味治破伤风，毋乃太简，而叶天士又以黄蜡、黄鱼鳔、荆芥、艾叶治之，亦多未奏效。予于是以缓急之异，有痰无痰之别，而续录之，以启后来者之识见。真中之症，愈者固少，而破伤风之获痊者，十中亦仅一二耳。

其治疗之法，在予管见，终不离乎"治风治血，血行风灭"八字为之主脑，西医亦有以血清治破伤风者。予所拟之内服方，名曰伏虎汤，取其风从虎，药能降虎之义；外敷方，名曰搜风散，一并截录，请有道者，酌而行之。

新订伏虎汤：潞党参二钱，大生地黄三钱（炒），生白芍二钱，当归三钱，川芎钱半，荆芥炭三钱，防风钱半（炒），威灵仙二钱，紫丹参三钱，全蝎五条，黄甘菊三钱，羌活一钱，冬桑叶三钱（蜜炒）。

新订搜风散：当归炭三钱、荆芥炭三钱、白芷三钱、大黄二钱、浮萍炭二钱，共为细末,以黄蜡熔化,调敷患处。

杨家庄杨师吉之子,年二十许。赤足在田,脚面近指处,为豆梗刺破,当时出血少许,未甚介意。隔三日,早起,觉项背不和,出言口捊,妻与之茶,肋骨颇硬,及午更剧,抬就予诊。六脉浮急,而人迎搏甚,知为风病,究未解其何由。适病者脚动,见有伤痕,予以指甲按之,初轻后重,毫不知有痛楚。予谓其父曰:"此破伤风也,为害甚速。"遂仿李士材法,以甘草涂麻油,炭火炙干,抉口咬之,逾时再换,另以秦艽升麻汤①,去桂枝,加天麻钱半、当归三钱、大生地黄三钱、羌活一钱,命灌一剂。次日复诊,固无效,而口紧若缄,背直如尸,点水不能入口,惟神识较清,曾自指胸腹,以手上扇,形其内风鼓舞,不能容受之状,予曰:"症已笃矣。"遂未立方,不二日即逝。

钟桥徐开益之子,年二十外。甲子夏末,以手有伤痕,忽觉口捊背硬,舌本不仁,旋就予诊。察其症情,与杨氏子丝毫无异,予以素有经验,以不治回之,徐疑子以酬金为计,遂厚允,予曰:"汝痴矣,予岂不顾名誉之利徒耶?"徐乃跪求不起,勉开伏虎汤与之去,三日即殁。

樊瑞玉,涟水人也,以该地岁荒,南来佣工。其妻手面为锥嘴齿碰伤,当敷以药,已就痊可。一日,忽然瘈疭,昏冒不省,求治,予以红钥匙②令涂其口及两腮骨,防有口噤牙紧之弊。另用伏虎汤与服,一剂风熄,复以原方加减,一面以搜风散调敷患处,示其戒慎口腹,忌响器,远碓磨,旬日告痊。

外孙陈维信,年方周岁。乙卯三月初,随母归宁,其舅戏之,跌于门槛,眉角伤破。当时见血颇多,敷以药,届晚身有微热,入夜较甚,人正以惊吓为虞,次日早饭后,忽发瘈疭痉搐,头勾身挺,二目上竖,举家惶急无措。予以伏虎汤,加海蜂房、钩藤,金戒为引。当煎药之时,连搐二次,一面灌药,一面以鳝鱼不及寻找,遂以细辛二分、牙皂三分、天竺黄一钱,共为极细末,擦其口齿,防增牙紧之弊。过午较安,神情亦爽,惟身热未退,痰亦觉多。至三日早,痉搐复作,予知系痰热为患,又以原方去参,与羌活、威灵仙,加羚羊角三分、炒山栀子一钱半、制天南星一钱,服之,从此渐退。讵至十日以后,项下忽肿,硬而不红,虽肿至蛋大,尚不甚痛苦,又数日,喉间觉有痰声,渐至声如曳锯,肿处转红。就

① 秦艽升麻汤:秦艽,绿升麻,葛根,甘草,芍药,人参,白芷,桂枝,青防风,葱白。方出《卫生宝鉴》。功能疏风散寒,益气扶正。主治:老年中风。风寒客手足阳明经,口眼㖞斜,恶风恶寒,四肢拘急。

② 新订红钥匙:荆芥炭二钱、开口花椒钱半、牙皂末一钱、白芷钱半,共为细末,以鳝鱼血调涂其口。

疡科针放之，出脓约大半杯，厚如板痰，自此甫安。后又以二陈加橘红、竹沥，合参乳粉[①]，陆续服之，乃渐告瘳。

再按：破伤风之为病，虽有风象，实无风邪，若与祛风疏风为主则未免本末倒置。古方《杨氏家藏方》所载玉真散可为此病通治方，或参以奉仙公新订伏虎汤，或佐以葛根、白芍、木瓜、威灵仙、全蝎、蜈蚣等解痉药。

（三）肝风

或有问予曰："岁有四时，天有风雨，风莫多于春，何也？"予曰："《豳风》云，'春日载阳'，阳生则风动，风生于木，荣于春，风至多者，乃亦时气使之也。"所以病风者，多见于风木之脏，肝属木，主风，故肝风之症，世间亦广有之。盖肝风为内因之风，非同外中，考之医籍，与风类从未分门，惟乾隆中叶，锡山华岫云先生集叶氏之医案，特拈而出之，另立一门，以便后学考核。

后有论者曰："肝风即中风一类，却不可另立一门，似以华为多事。"在予鄙见，中风者，多系无病之人，而得之急；肝风者，端由有病之质，而来之渐。中风不越乎六气，肝风多本于七情。七情伤则肝风动，如恼怒伤肝，惊怖伤肾，胃虚痰滞，血去阳升，以致阳冒不潜，而肝风顿起。亦有因病后正虚，烦冗而得者，有因温病失下，火极而生者，有因大汗亡阳者，有因数下亡阴者。

其见证也，或头痛耳鸣，目眩神晕，或心悸荡漾，惊烦呕吐，或环口牵动，舌瘖不言，或左胁动跃，心虚畏响，或筋惕肉𥆧，目胀痰多。

其治疗之法，取重于柔肝之急，益肾之阴，酸以收之，甘以填之，大意以养营、熄风、化痰、扶正为宗旨。中风风也，肝风亦风也，问其名则类，而论其治，则实有分焉。中风之治，药多刚；肝风之治，药宜柔。治肝风者，如麻黄、细辛、羌、独、艽、防、星、香之类，概不可用。吾故以华氏之另立一门，实有补前人之未备，乌得有多事之愆哉！

胡垛王姓之妇，生育过多，及五旬内外，时有晕病。一日夜深，以邻家火灾，致受惊恐，晕病遂作，其家以病属寻常，未甚为异。又两日，舌强目瞤，口不能言，即家人出入步履稍重，则痉搐自作，邀予诊治。即命以龙眼肉十余枚煎汤，冲入童便三杯、石菖蒲汁一匙，权宜灌之。另拟酸枣仁汤[②]，加黄菊花（炒黑）、

---

① 参乳粉：人参晒研细末，人乳滴磁器内，晒干，等份蜜丸。
② 酸枣仁汤：酸枣仁，炙甘草，知母（盐水炒），茯苓，川芎。方出《金匮要略》。

太子参、石决明、朱衣茯神、老天麻,合扶桑丸①,加茺蔚子,一剂较安,再剂而大退。后服扶桑丸一月,枣肉汤下,遂愈。

再按:《素问·举痛论》言:惊则气乱,恐则气下。患者卒受惊恐伤于肾,肾水不能涵养肝木则眩晕、痉掣作矣。即《素问·至真要大论》所言:"诸风掉眩皆属于肝"之类。肾水不能上济于心,心肾不交则惊惕不止。法当养心和营,滋肾养肝。先予龙眼肉养血安神,石菖蒲交通心肾。再予酸枣仁汤和扶桑丸养肝宁心,并佐以平肝镇静之品。阴升阳降,水火既济,病转佳境。

店商贾某之妇,向有漏经。一日晕倒,手摇口动,昏冒不省,众皆以为中风,予诊之曰:此非中风,乃由血虚而生风也。遂以七福饮②,加荆芥炭(醋炒)三钱、钩藤二钱、京菖蒲一钱、白芍钱半、炙败龟板五钱、炙桑叶三钱,服之渐安。后又以原方加减,调理十余日,甫能行走。

再按:医者多着眼于中风之象,而忽视其所以然者,乃"向有漏经"四句,故多差此毫厘,谬以千里,此正为大医法眼。

姚茂盛香店主人姚长春翁,年五十余,温病传里。适予远出,他医以伤正为虞而失下,迨予归,姚已昏不知人,舌干而黑,唇口蠕动,循衣摸床,开口弄舌,痉象渐紧,询其大便,八日未解。予曰:"阴液枯矣,胃汁竭矣,火郁无制,而内风自鼓,恐难治,然亦不能不聊尽人力,以委之于命。"遂以新加黄龙汤③,参易西洋,生军改用九制,去海参,不用姜汁,仅用生姜二斤,合阿胶鸡子黄汤④。头和⑤后,似觉平允,及晚又服二和,加入梨汁一大杯。约至半夜,大便畅解,初多粪核,继若黏胶,解后颇惫,呼之竟不启目,其家奔告于予。予又以广郁金三钱、小草(百蕊草⑥)二钱、老粳米一合,煎汤灌之。次早稍苏,而手足唇口之动

---

① 扶桑丸:经霜桑叶、巨胜子(即黑芝麻),炼蜜为丸。又名桑麻丸。方出《医方集解》,主治肝肾不足,头晕目眩,风湿麻痹等病证。具有补益肝肾,滋润脏腑,清利头目之功效。

② 七福饮:人参,白术,熟地黄,当归,枣仁,远志,炙甘草。方出《景岳全书》,主治气血虚亏,心神不安。或损伤心脾肾气,神消精竭,饮食减少,心气虚而惊悸者。

③ 新加黄龙汤:人参一钱,大黄三钱,玄明粉二钱,细生地黄五钱,甘草一钱,玄参五钱,麦冬五钱,当归二钱,海参二条(洗),姜汁六匙。

④ 阿胶鸡子黄汤:黑驴皮胶三钱,水煎化开,冲入鸡子黄一枚,和匀服。

⑤ 和:附药频次,即指"次"。

⑥ 百蕊草:出宋·苏颂等《本草图经》。别名百乳草、小草、细须草、青龙草。辛,微苦涩,寒。清热解毒,补肾涩精。治急性乳腺炎、肺炎、肺脓疡、扁桃体炎、上呼吸道感染、肾虚腰痛、头昏、遗精。

象由此渐息，后以银翘散^①，加南沙参、老粳米，又服三剂，加以调理得宜，其病遂安。

再按:《温病条辨·中焦篇》言:"面目俱赤,语声重浊,呼吸俱粗,大便秘,小便涩,舌苔老黄,甚则黑有芒刺,但恶热,不恶寒,日晡益甚者,传至中焦,阳明温病也。"《伤寒论》212条,"伤寒,若吐若下后,不解,不大便五六日,上至十余日,日晡所发潮热,不恶寒,独语如见鬼状,若剧者,发则不识人,循衣摸床,惕而不安,微喘直视,脉弦者生,涩者死,微者,但发潮热、谵语者,大承气汤主之,若一服利,则止后服。"该患者为温病伤阴,热邪传里,化燥成实。加之老年体虚,阴液失下而更伤,当予扶正攻邪法。《温病条辨·中焦篇》又言"应下失下,正虚不能运药,不运药者死,新加黄龙汤主之。"下后正气不支,精神昏聩。可与三甲复脉汤或大定风珠,不必开窍熄风。必养必和,待其来复。正复后,以清热养阴法,清其余邪而收功。

张家桥张某,温病之后,固欠培养,且亦经营过度,每痞不成寐。一日忽觉眩晕,心悸不宁,恶风欲呕,瞬时手足震颤,颇若中风。予察其心悸欲呕,恶风震颤,知为元阳未复,胃逆不降,肝木沸腾之理,遂以何人饮^②合二陈汤,加黄芪钱半、钩藤二钱、防风炭一钱二分、远志钱半、川石斛二钱、蜜炙冬桑叶三钱、陈小麦一掬,因名曰复本靖风汤^③,一服得效,三服遂安。李东垣曰:"防风为风药之润剂,若用之于脾胃,非此引用不行,予所以用炒者,乃减其升浮之性。亦因恶风欲呕,而不得不稍用也。"

再按:复本靖风汤立法在于益气养阴,扶正定悸。基本组方有归脾汤意,少佐桑叶、钩藤、防风乃为治标而设,不是此方主脑。景岳因虚致风之说,于此可体会一二。防风炒炭,去性存用,取其和中疏土,可资效法。

凤谷村赵荣彬之妻。光绪壬寅六月底,患暑湿,旬日不解,忽发痉搐不止,口舌烦动,瞬时口角出血,撬视之,则舌之两旁,被其以齿咬破矣。赵急奔延予,适中途暴雨,赵衣俱湿,予问曰:"君何冒雨而来?"赵即以其妻之病情相告,并道其特来延请之意,予曰:"彼此相距十数里,雨尚未息,其何以行?"只好权

---

① 银翘散:银花五钱,连翘三钱,甘草一钱,麦冬四钱,生地黄四钱,竹叶三钱。此方应为银翘汤。方出《温病条辨》,主治阳明温病,下后无汗脉浮者。

② 何人饮:何首乌,人参,当归,陈皮,煨姜。方出《景岳全书》,功能益气养血,扶正止疟。

③ 新订复本靖风汤:何首乌三钱,潞党参钱半,半夏曲二钱,陈皮二钱,白茯神三钱,炙甘草一钱,黄芪钱半,钩藤二钱,远志肉钱半,川石斛二钱(蜜炙),桑叶三钱,陈小麦一掬,防风一钱二分(炒炭)。

拟一方，带回服之，明日再议。赵以天雨来霁，亦觉无可如何，遂请立方，予问曰："烦渴乎?"赵曰："未见风时，渴之甚，屡欲西瓜，医禁勿与。"又问曰："唇舌干乎?"赵曰："舌久干黑，唇裂齿苍。"再询其大便，据称七日未解。予谓曰："令正之恙，恐当化热之时，天癸适至，引热入营，所以致此。"遂仿小定风珠①去淡菜、童便，合清营②，去黄连，加生大黄二钱、石膏二两、钩藤二钱、小胡麻(亚麻子)三钱(本汤犀角更用羚羊角)。开毕，给赵曰："君归以红瓤西瓜，取汁大半碗，炖温，先与服之，然后再服此方(西瓜用红者，取其红能入血，退血中炎炎之火，炖温者，亦凉药热服之意)。"赵旋冒雨而去，次早赵又至，见而谢曰："内人得蒙再造，药应如神，特来昵③谢，并敢烦大驾，以收活命之功。"予以义不容辞，遂随与俱去。及至，诊之，脉劲而数，风势较平，津液渐复，神志亦较前安，惟大便未解。又以原方加玄明粉三钱，大便甫通，而病势大退，后仅以五心饮④加紫丹参、粳米，连服数剂而痊。

再按： 暑湿久羁，耗气伤阴，邪热内传中焦胃肠，与肠中糟粕相结，日久化燥，更伤其阴。阴虚风动，故而痉搐不止。法当养阴增液，兼泻阳明。小定风珠合清营汤加大黄石膏，又暗藏增液承气之意。透热凉营，息风止痉，增水行舟三法并举。西瓜汁煎汤，既可养阴，又可凉血，可谓独出心裁。

戚好李廉臣之夫人，年五十，以操烦太过，忽血崩，就予诊治，予以龟鹿二仙丹⑤，合当归煎⑥，去赤芍，加高丽参、乌梅肉、陈皮、棕炭。二剂而安，遂弗药，兼失培养，约七日后，忽舌麻不和，手足振栗，心中摇摇，若有高其声者，则晕不能堪，复邀予诊。予曰："此去血过多，兼失培补，所谓虚则生风者是也。"即以

----

① 小定风珠：鸡子黄一枚(生用)，真阿胶，生龟板六钱，淡菜三钱，童便一杯(冲)。

② 清营汤：犀牛角二钱，小生地黄五钱，川黄连二钱，玄参三钱，银花二钱，连翘二钱，丹参二钱，竹叶三钱。

③ 昵：亲近。

④ 五心饮：麦冬心，连翘心，玄参心，莲子心，竹叶心。此方即《温病条辨》清宫汤去犀角。功能养阴清热，可用于热病后期，阴液未复，余热留扰。

⑤ 龟鹿二仙丹：龟板十两，鹿角霜五两，甘杞子二两，人参一两，蜜丸。方出《医便》，功能滋阴填精，益气壮阳。主治真元虚损，精血不足证。症见腰膝酸软，形体消瘦，两目昏花，发脱齿摇，阳痿遗精，久不孕育。

⑥ 当归煎：当归、熟地黄、阿胶、续断(炒)、赤芍、白芍(炒)、牡蛎粉、地榆(炒)，入醋一杯，慢火煎。方出《严氏济生方》，主治妇人室女，赤白不止，腹内疼痛，四肢烦疼，不欲饮食，日渐羸瘦。

四君子,合黑归脾汤①,去黄芪、木香,加亚麻子、石决明、钩藤、黄菊炭,一剂风熄,再服而病退大半,又以原方加减,令服五剂,逐渐向安。

再按: 气虚崩漏,补莫速于参芪,塞莫速于棕炭,流塞继以澄源、复旧,此崩止后失于将养,故虚而成风,补之渐愈。

凤谷村孝廉方正、岁贡生赵韵唐先生之子媳,初觉冒风头重,寒热不清,肢体沉倦,继而但热不寒,病情不甚为重,及至见风,邀予诊治。右脉浮濡而数,舌苔薄而本红,身热不炎,神志尚清,及诊左脉,忽然二目掉眩,唇手蠕动,口语喃喃,神昏不省,察其脉,则数而兼劲,再验其舌,则中有黑痕,宽约三分,登时变态,颇为惊人。予谓其家人曰:"变状如斯,约几次乎?"答曰:"今日已三见矣。"是以未即立方,姑再验之。晚餐未毕,报曰:"渐苏矣。"稍停复诊,不惟神情如故,而舌苔中之黑痕亦不见,如此幻状,皆方书所未详载。予思此症,当化热之时,必癸水适至,热乘虚入,而又上迫于肝,肝为热迫,则内风自起。所以时作时止者,肝主风木,譬之木有枝叶,无风则靖,风来则摇之谓也。遂拟海藏栀芩六合②,合新订羚羊化风汤③,一剂较平,二剂大减,又以原方斟酌,速服数剂,遂渐次而入佳境矣。

再按: 热入血室,煎熬阴液,营血不能荣养筋脉,故发震掉。舌黑,火极之盛可见一斑。养血清火治之在本,息风止痉治之在标。

杨家舍夏登科之女,年二十,秋邪日多,烦渴多汗,继而汪洋不止,两手蠕动,唇跃舌强,痉搐渐作,抬就予诊。予曰:"此大汗亡阳,肝风内鼓。"遂拟人参白虎汤,合牡蛎散④,加朱染麦冬心二钱、钩藤二钱、黄甘菊二钱、亚麻子三钱。一剂较转⑤而汗止,二剂舌和而痉息,后仅以五心饮加粳米,渐次收功。

（四）产后风

古云:"宁治十男子,不治一妇人"。即以妇人而论,新产者之病与未产者

---

① 黑归脾汤:即归脾汤加大熟地。方出《银海指南》。功能补益心脾,养血安神。用于气血两亏,体力衰弱,惊悸不寐,崩漏便血。

② 栀芩六合汤:小生地黄,白芍,当归,川芎,炒栀子,黄芩。方出元代王好古《医垒元戎》。其中于四物汤增加二药之法,而成六合汤,计有三十余方。

③ 新订羚羊化风汤:羚羊角,杭菊,桑叶,钩藤,丹参,小胡麻(亚麻子)。

④ 牡蛎散:煅牡蛎、西黄芪、麻黄根、浮小麦,水煎。方出《太平惠民和剂局方》。主治:体虚自汗、夜卧尤甚,心悸惊惕,短气烦倦,舌质淡红,脉细弱。

⑤ 较转:病情稍有起色。

之病,其治又较难,故产后中风,至危至急,司命者泥于一偏,毫厘千里,能保无失误乎?《金匮》谓新产之病有三:一曰病痉,二曰病郁冒,三曰大便难。所谓病痉者,乃新产亡血过多,毛骨弛张,玄府不密,故易中风,中之则痉。但痉有刚柔之分,发热无汗,而反恶寒者,曰刚痉;若热而汗出,不恶寒者,曰柔痉。又曰:风病,下之必痉,汗之必拘急,汗之下之,俱不适宜,如三化汤、大秦艽、小续命,古人皆虚立矣。后世薛立斋以产后亡血过多,非急用十全大补不克,若攻风邪,死之必矣。而郭稽中又谓产后痉作,口噤背强,急宜小续命灌之,迟则汗出如雨,势必置之于死地。二者之言,实滋疑义,若以薛氏之言是,则《千金》之小续命,麻、桂、防风,《机要》之大秦艽,辛、芷、羌、独,均属攻风,攻之则死,此二方不惟不能活命,而反造孽于无形。至如郭氏之言,中风背直,迟恐汗多,而偏以小续命急与之,又岂不以防汗为急,而反促之汗欤?

予谓尽信书,则莫如无书。产后中风,乃产后伤其气血,劳其体躯。或心未平复,早起劳动;或急事恼怒,扰动冲和;或因食生硬,致伤中土;或产育不顺,坐草时多;或负寒衣单,伤及皮肤;或月内戏荡,劳于房事,邪气乘虚而中。同一中也,而治之者,能无分乎?

或问予曰:"经言中风,下之必痉,汗之必拘急,设蕴积便秘,恶露不行,而究不可下乎?风伤于卫,寒伤于营,而亦不可汗乎?"予曰:"治病之法,必先重在根本,如产后气血双虚,即为致病之由,本由抱定[1],余则应下者下之,汗者汗之,下之以大黄,大黄九制,以缓其善走之急,汗之以麻黄,麻黄蜜炙,以减其升发之过,处方合宜,有何不可?"或又曰:"薛氏谓产后中风,攻风则死,非十全大补不克,岂风不风治,有大补者,即可保其全耶?而郭氏又以小续命汤使急灌之,迟则汗出如雨,死不可治,岂续命麻黄非汗药欤?御其汗,而又促之汗,实所不解。"予曰:"薛氏之言,非不用风药,恐忘其气血双虚,一味攻风言,全在一'迟'字着眼,迟则汗出如雨,必死不可治,意在急与续命,使邪气早泄,正元不损,迟则正不胜邪,必汗出而命危矣。所以纸上陈言,不可泥解者,正谓此也。予每遇斯症,逐风峻药,亦不喜于多用,每以华佗愈风散代之,无太过,无不及,转觉至稳且当。如愈风散药,仅荆芥与黑大豆两味而已。妙在黑豆味甘,一以去风邪,一以消血结;荆芥味芳,最能去血中之风,又入肝经气分。其方之妙,固为以少胜多,而又有得无失。所以李时珍深赞其善,名曰如圣散,陈无择呼为举轻古拜散,萧存敬曰一捻金,贾似道曰再生丹。总之,医者意也,方者法也,

---

[1] 本由抱定:心中确定致病之主因。

立方用意,其神明变化,悉存乎人,倘读书泥解者,见症必然泥法,岂得谓为医中之杰耶!"

盐邑霍姓妇,生产五日,忽头重眩晕,言语謇涩,四肢拘急,顽麻不仁,旋就予诊。予谓脉象浮缓而虚,必体质素弱,坐草受风而致也,迟则难治。遂以防风当归汤①,合大豆紫汤②,加潞党参一钱半、木瓜二钱、防己钱半、焦白术钱半,姜枣为引,二剂即转,后以原方加减,遂渐次向安。

本镇张文良之妇,素多湿痰,生产十日,夜忽欲呕,初觉扰乱,继则伏床不动,张视之,口流清涎,四肢逆冷,手紧项强,目呆不语。予察其气息颇粗,脉来沉实而搏,因问曰:日间食何物乎?曾腹痛乎?张曰:早晨食馓子一碗,鸡子三枚,午餐仅半饱耳,至西觉胸口闷闷,腹痛,微恶寒,晚餐尚稍食粥。又问曰:恶露清乎?大便解乎?另妇答曰:清而复有,但大便觉干燥,已两三月矣。予思此症尚兼食中,遂以姜盐汤,入皂(猪牙皂)末少许,命探吐之,虽吐宿食而不多。另用藿香平胃散③,合保和丸法,去莱菔子、连翘,加制天南星二钱、槟榔钱半、丹参三钱、火麻仁三钱、制军二钱,一剂窍开而大便解,后以原方去槟榔、火麻仁、制军,并苍术改用白术,加泽兰,合华佗愈风汤④,三剂而痊。

再按:瘀血停于下,食积塞于中,气机逆乱,神机昏蒙。吐之不出,邪气已转入下焦,法当攻下瘀积。年期产后正虚邪实,新加黄龙汤和《奇效良方》桃仁承气汤(调胃承气汤加桃仁)亦可加减使用。

予戚韩荣封之母,年三十余,温病经旬不解,烦渴大热,欲投冷水,竟致落胎。落后约半日,唇口蠕动,手足瘈疭,舌硬唇裂,喃喃谵语。有欲以苏合丸天麻独活之类治之。予曰:胎落者,火逼落也;风生者,热极生也,若用风药,是为不揣其本,而治其末,则促其死矣。况汗多既虑亡阳,风药尤恐劫阴,遂以大剂白虎汤,合五心饮,加羚羊角五分、当归三钱、丹参三钱、鲜生地黄汁一杯、鲜菖蒲汁二匙,炖热冲之,一剂热退汗止,诸症较平,而神志亦清矣。后以五心合清营汤,去犀角、黄连,加愈风散,连服三剂,而竟愈矣。

钱姓妇,以难产亡血过多,未三日,忽舌瘖难言,继而手足震颤,右偏不仁,就予治。予即以地黄饮子,去麦冬,合龟鹿二仙丹,并愈风散,令服五剂,而病退其半。又以原方加减,逐渐向安。后仅以四物合愈风散、扶桑丸料,命合丸药,

---

① 防风当归汤:防风、川芎、当归、干地黄,水煎。

② 大豆紫汤:香独活钱半,黑大豆一掬(炒黑),酒半杯(冲)。

③ 藿香平胃散:广藿香,制半夏,焦苍术,厚朴,陈皮,甘草。

④ 华佗愈风散:荆芥三钱(炒黑),为末,加入黑大豆汁冲服,或加童便。

接服一月,而痓愈矣。

再按:产后去血既多,阴虚阳浮之候每多见之,即见风眩振掉之症,亦当以和血养血为主,见风治风恐非其治。

(五)痫症

痫者,同"癎",间字益以"疒"头,为间或发作之病也。自来医籍,每与癫病为类,总其名曰癫痫,究不知癫为痰热,痫乃风痰。风非外中之风,实内脏不平,阴阳相触,卒然为风,亦犹运气偏胜,而作为迅疾之风也。癫病由于忧郁,忧虑伤脾,抑郁生痰,脾阴为痰蔽,心灵为痰蒙,神经淆乱,与痴醉相等而为癫。痫症由于惊恐,恐则肾伤,惊则胆怯,胆为足少阳之腑,肾为足少阴之脏,阴阳舛错,则风木无制而成痫,譬之临风草木,无风自静,有风则摇,其或作或息者,风主之也。

又痫者,闲也,闲即虚隙之谓,风既乘虚而来,亦必乘闲而内达,肝有隙则达之于肝,脾有隙则达之于脾,肺有隙则达之于肺,心肾有隙则亦达之于心肾。所以痫名有五,发时善呼:心之痫,其声如马;脾之痫,其声如牛;肾之痫,其声如猪;肺肝之痫,其声如鸡羊。

总之,治癫者,治痰不外乎热,治痫者,治痰不越乎风。或谓癫痫相类,癫无风而痫独有风,何也?痫症之作,必卒然跌仆,口眼相引,手足搐搦,口吐涎沫,癫则无此象也。吾故以痫病属风,仍当列入风门,其治疗之法,虚实攸分,实则制肝胆之邪,虚则求水火相济,庶乎得之。

朱景泉之侄,幼孤,患痫病,三年未痊。发时搐搦肉瞤,类于疾风,其昏昧情形,虽刀斧之下,亦不之顾,愈发愈紧,十七岁时,请予治。予曰:"此症由惊恐所致,根蒂过深,果欲治疗,非久服药饵不克。"朱曰:"但能获效,亦当勉力。"予遂用藜芦一味,令朱每晚以一两煎服,俟得呕后,再拟他药。讵服至五六次,欲呕未呕,至第七次,呕吐大作,板痰颇多,旋以白金丸①合金粟丹②,去冰片、麝香,加黑栀子、远志、菖蒲,以铁落煎水,和竹沥为丸,连服两月,以后竟不复作。

---

① 白金丸:白矾、郁金、薄荷。为末,糕糊为丸。方出《外科症治全生集·新增马氏试验秘方》。功能豁痰通窍,清心安神。主治忧郁气结,痰涎上壅,癫痫痰多,口吐涎沫,痰涎阻塞包络、心窍所致癫狂证、一切痫病,久不愈。

② 金粟丹:胆南星二两、僵蚕一两、白附子一两、麝香二分、全蝎一两、冰片三分、赭石一两、制乳香二两。为细末,蜜丸梧子大,金箔为表。方出《幼幼集成》,功能疏风化痰,清火降气。主治咳嗽上气,喘急不定,嗽声不转,眼翻手搐。

再按：由此案可知，痫证病理在于一"痰"字。此案之藜芦涌痰法应当重视，祛痰最为捷径，较之化痰、利痰、导痰等，皆逊于此。但当审其体质盛衰，度势而为。此外，本案内服方药白金丸，为治疗癫痫疗效较为肯定的方剂。在后文中，余瀛鳌先生所制癫痫促效方，即是以此方加味，参入潜镇、化痰、通络法而成。

益林镇谭姓之孙，惊吓生风，愈后屡发。发时搐搦狂呼，头摇手舞，一年或三两至，或五七至，每发必先身热，大便燥多，其家颇以为虑，就予诊。予命以荸荠煮热，陆续食之，另用二阴煎①，加石菖蒲、天竺黄、钩藤各五钱，肉桂二钱，以竹沥为丸，朱砂为衣，每晚二钱，服约半年，并戒食荤腻生硬，后始不发。

再按：癫阴狂阳古已分之，此案未有失神昏厥，当属狂证。发时身热，兼有便秘，营亏血少可知。二阴煎养阴和营，佐以镇心开窍，化痰熄风之品，标本兼治。

（六）伤风

伤风伤寒辨

风，阳邪也；寒，阴邪也。风邪伤人伤于卫，寒邪伤人伤于营。营行于肌肉骨节之间，卫固于元府②皮毛之际。伤风者，咳嗽多，以其肺合皮毛，伤寒者，骨节痛，以其营有滞碍。伤风即时发热，头痛恶风，有汗有涕，而四肢皆温；伤寒郁而后热，身重恶寒，无汗无涕，而手足微厥。伤风之病，四季皆有；伤寒之名，除冬则无。

或问曰："伤风固四季皆有矣，而四季之中，除冬之外，有即无伤于寒者乎？如春时病温，夏时病热，秋时病燥。吾每见医家诊病，无论何时所感，动曰受寒，而其病之名称，独不谓为伤寒，何也？"予曰："春初有有余不尽之寒，却与严冬之寒，大有别焉。严冬伤寒，彼时即发者，为正伤寒，伏而不发者，曰伏气，伏气至春或夏，复感新寒以触之，春发者曰春温，夏发者曰夏热。所谓温者、热者，以其潜伏日久，应时传变，而又因时以名之也。"

或又曰："若此者，伤寒有即发，有伏气，传变不一，治法谅必有分，而伤风之治，尚以时令为别乎？"予曰："治伤寒者，不外辛温；治伤风者，但宜辛散。然

---

① 二阴煎：生地黄，麦冬，甘草，茯苓，玄参，黄芩，酸枣仁。方出《景岳全书》。功能清心泻火，养阴安神。主治心经有热，水不制火，惊狂失志，多言多笑，喜怒无常。

② 元府：即玄府。

散亦有分,未可混一为治。冬春得者,宜温散、平散;夏秋得者,宜凉散、清散。温散,如姜、桂、辛、芷;平散,如荆、防、紫苏叶;凉散,如前、葛、翘、荷;清散,如桑、杏、菊花。此其大旨也。总之,治病者,伤风伤寒,或风寒两感,必得以时令之界畔划清,致病之本原审确。其在表在里,半表半里,与表里虚实之缓急,有无兼证之别异,临时察辨,运用变通,必活泼泼地,如珠走盘,庶无胶柱鼓瑟之失焉。"

1. 春伤风

郭成信当二月初伤风,就予治。头痛鼻塞,咳多稠痰,恶寒恶风,身热有汗,予以川芎茶调散①,去细辛,加姜制半夏、杏仁泥,两剂而愈。

本镇顾藻庠伤风,当将病未病之时,误食荤面,头重寒热,胸次痞满,脉浮而实,涕多声重,有汗而咳。予以苏杏二陈②,加防风、焦山楂肉、厚朴、枳壳、槟榔、白芷,两剂告痊。

2. 夏伤风

姚景富夏月咳嗽,寒从背起,咽微痛,舌苔白,鼻窍不利,头重口渴,就予诊治。此风暑夹感之病也,遂拟翘荷汤③,去绿豆皮,加前胡,合杏仁汤④,一剂寒渴较退,二剂咳减,复以原方,去前胡、滑石,加扁豆衣,两剂而病愈矣。

亡清光绪甲申六月,湖垛木商李殿安,初觉头重背寒,咳嗽身热,继而痰带鲜红,药皆罔效,延予诊。予窥其目有红丝,唇干作渴,察其脉皆浮数而芤,摸其身则溱溱有汗,呼吸不利,神志朦胧,舌苔薄黄而本绛,以水试血而皆浮⑤。阅前药方,皆以怯治。予谓其弟曰:"谬之甚矣,令兄乃当风乘凉,染冒风邪,前方皆补滞之品,表邪无从发泄,值此酷暑,又加相火司天、君火在泉之岁,邪易化热,今太阴之气分已伤,阳气独发,所咳吐之血,皆络血也。"遂以桑菊饮(白菊改黄菊,炒为炭),加石膏五钱、羚羊角五分、细生地黄三钱、炒山栀子二钱、丝瓜络二钱、鲜枇杷叶二片、去毛、藕汁一杯,与服。讵李视予单,固与前医不侔,

---

① 川芎茶调散:川芎,薄荷,荆芥,防风,羌活,白芷,细辛,甘草,茶叶。方出《太平惠民和剂局方》。
② 苏杏二陈汤:紫苏叶,杏仁泥,制半夏,白茯苓,广陈皮,甘草,生姜为引。
③ 翘荷汤:连翘钱半,薄荷钱半,甘草一钱,炒山栀子钱半,绿豆皮二钱,桔梗二钱。方出《温病条辨》。
④ 杏仁汤:杏仁三钱,黄芩钱半,连翘钱半,飞滑石三钱,桑叶二钱,白豆蔻衣八分,梨皮二钱,茯苓块二钱。
⑤ 以水试血而皆浮:咳痰带血,吐入水中,血浮水上,意谓火冲动血,血故浮越。

且有石膏、羚羊角之重,颇难自主,转与戚友商之。奈人人胆细,无敢赞成其服者,遂置之,远就他医。药七八日甫返,病仍如故,而舌苔较焦,大便四日不解,复乞予诊。予曰:"前方未服,何又相邀?"李曰:"前乃妇女之见,今再见烦,敢不听命?"遂与偕往,阅其药方,仍系紫菀汤、百合固金之属。予曰:"病虽蔓延至今,尚可救治,倘津液再竭,则难挽矣。"果信予言,仍以前方去薄荷,加制军二钱,予方如斯,服与不服,仍惟君家自裁。李妻以原方未更,仅以薄荷之轻,而又易制军之重,更不敢服,遂又连请二医,不无各有见解,各位一方,俱不服。旋具香火,将一日三单,做成三阄,带至三教庵,于华佗立前,焚香默祝以拈之。连拈三次,皆予之方,遂决疑。与其夫服,一剂即奏奇效,而大便解矣。次日又以原方减制军五分、石膏二钱,接服一剂,不独血止热退,咳减神清,且能稍进糜粥,遂以原方去羚羊角、石膏、制军,加沙参、扁豆衣,依次调理而愈。其后李以病误于医之不识,症几致不起,感予活命之恩,曾以"功侔良相"四字匾式为谢。

再按:此案外感迁延不愈皆因误认咳血为内伤,故杂投养阴凉血;误认虚劳怯证,妄用补益之剂。若久久迁延,伤风"不醒",恐其真变为痨矣。奉仙公明辨内外,因该患身热咳红,舌焦便结,当属风寒遏暑,火热内迫所致,故以清下二法相继而施,辛凉疏风,先清肺热,继下肠结,通导腑气,肺与大肠相表里,表通里和,其症自失。

3. 秋伤风

逊清记名提督董宝泉,于光绪廿九年秋,檄委两淮运字中旗,驻扎袁浦。十月初,董以匪势猖獗,连夜出哨,感冒风寒,予时旅在袁浦,兼操医业,为诊之。脉象浮迟,舌苔白腻,头痛鼻塞,身热恶寒,遂以消风散[①],加羌活一钱五分、姜制半夏三钱、炒枳壳三钱、桔梗三钱,与服一剂。次日晨起,往视之,董坐榻饮茶。予问曰:"曾得汗乎?"董曰:"昨药麻黄一钱五分,未免太少,故未有汗,我今以麻黄三钱,一味炖服,理可有汗。"予曰:"此时小阳天气,虽寒未严,服之何多?"董曰:"敝省为湘水之区,瘴气至重,凡有伤于寒者,以麻黄二三钱不等,炖茶服之,为寻常之事。我所以今服,先生虑以为多,我尚嫌其少也。"予彼时闻其所述,不甚合意,未便深言,姑验之。及晚,头痛较轻,恶寒大减,次日更觉清爽,由此告痊,然终未有汗。此理绝不可明,即与道中谈及,亦多所不解,予于此每觉寤不成寐,辗转思维。若谓湘省多瘴,岂有在差多年,久未得归,而受

---

① 消风散:麻黄,炒苍术,荆芥,白芷,陈皮,甘草,生姜,葱白,水煎。

故乡之瘴欤？即如此说，又何得任受麻黄之多，而竟无点汗，厥疾顿瘳，又何理耶？朱子云："理有未穷，知有未尽。"吾故于未尽知者，思穷其理。湘省乃古时荆楚之域，地近中国西南，其土地肥沃，其生民气悍，土主人身肌肉，土气厚则腠理固密，汗之不易，况董体质素富，年虽逾六，而骨劲筋强，毫无衰状。先数年间，曾远戍于山海关外及甘肃地方，酷冷严寒，深受经历，其元府、分肉之间，不稍疏泄，已可概见，所以任受麻黄之多者，想即此也。然多而不汗，不汗而痉，又为何理？李时珍曰："汗者，心之液也，吾谓杂证之自汗盗汗，与病后之虚汗，皆心液也，若谓伤寒之汗，则非也。"伤寒之汗，乃邪气欲解，得其阳施阴化之气，鼓荡而成汗也。当其鼓荡之时，腠理固密。元府不开，外无可达，内无可归，久之注下，而随其人身之气化，渗入膀胱，以从溲溺而解之也，譬之酒坊酿酒，天锅密覆，其蒸腾之气，无从发泄，转由锅嘴以下注也。至如麻黄一药，时医概不敢多用，吾恐即有中病者，亦不啻炊釜欠薪，而饭终不熟，转以滋其变也。予也生资不敏，凡有不解之事，必心如蕴结，而欲请求其理，故特以董服麻黄多而不汗，不汗而痉，方书所未有者，而妄论之，未识有当，惟候有道者正之。

再按：风寒外感，辛温发汗，汗出病愈。即《素问·生气通天论》所言"体若燔炭，汗出而散"之意。然而不得汗而解者，亦不少见。汗出为表通里和之显兆，若夫身痛、脉紧、鼻塞、头痛、咳喘等好转亦可证表邪解矣，故表解不当独以汗出论，况又有病患体质霄壤之别乎。

龙窝李澍之，咳嗽十余日，忽带红丝，其祖以澍初失怙[1]，甚为焦虑，就予治。察其脉浮头重，咳嗽声浊，微热微寒，鼻有清涕，予曰："此伤风也，昨见红丝，乃由咳甚震络，偶一有之，慎勿指为内伤，而偏补之。"遂以桑杏合桑菊，去豆豉、连翘，加橘络、扁豆衣，连服数剂而愈。

淮安梅姓之妇，产后七八朝，寒热咳嗽，头重鼻塞，及十余朝，咳益甚，就诊于予。脉来浮小而数，面红身热，咳甚痰多，心烦欲呕，予曰："此产后皮毛未固，冒风袭人肺俞，迁延多日，酿生痰热，热移膈间，不能发越之故。"遂以桑杏栀豉汤[2]，加法半夏、桔梗各二钱，黄芩、福橘红各一钱半，白茯苓二钱，两剂病退。后又原方加减，逐渐向安。

苏家嘴南乡马家庄萧廷富之子，年十九，来就予诊。脉微数而细，舌苔淡

---

[1] 失怙：《诗·小雅·蓼莪》："无父何怙？"后称父亲死去为"失怙"。

[2] 桑杏栀豉汤：桑叶二钱，杏仁钱半，炒栀子一钱，香豆豉一钱，沙参二钱，象贝母一钱，梨皮二钱。

黄而薄,咳热头重,小溲黄浊,微渴微烦。予曰:"此燥伤肺阴,初时类于伤风,可无大碍。"萧曰:"此子始而寒热,呛咳头重,家人皆以为伤风,未甚介意,讵延绵不解,忽加遗滑之弊,相距喜期,仅十余日,家中各事粗定,进退两难,故特来就教,果属劳亏,拟商停婆。"予曰:"症由外感,实非内因,慎勿以偶一遗滑为虑也。"转又谓其子曰:"汝读《孟子》,曾记'守孰为大? 守身为大'二句乎? 汝能默识不忘,进药靡不见功。遂以沙参麦冬汤^①减玉竹,合桑菊饮,令服二剂再诊。"及至复诊之时,病果减去大半,又以原方减麦冬,加生谷芽,连服三剂而安。

4. 冬伤风

邻人王氏子,方及冠。天寒远归,头重鼻塞,身热恶风,咳甚,喉有水声,气粗不静,乃肺卫为风邪郁迫之热。予以三拗汤^②,加紫苏、茯苓各二钱,生姜一钱,制半夏二钱,二剂而解。

朱井田冬月伤风,脉浮头痛,恶风恶寒,身热有汗,咳唾稠黏,声重鼻塞,予以陶节庵疏邪实表汤^③,加半夏、杏仁,一剂热减病轻,二剂而诸恙大退矣。

(七) 伤寒

1. 伤寒表证

韦家庄韦某,伤寒四日,头痛胸痞,大热恶寒,口渴作呕,周身痹痛,就予治。予以羌活冲和汤^④,去生地黄,易当归,加枳壳、槟榔,一剂得汗,而病解矣。

原按:本汤以生地黄能去血中之热,今改用当归者,乃因生地黄寒滞,故用当归入血,借他药以去热也。

杨家庄杨渤,伤寒化热,八日未解,烦渴壮热,汗如雨洗,神志不宁,谓其兄曰:令弟体质素弱,今汗如雨洗,颇有亡阳之虑,一经生痉,则难挽矣。遂以桂枝汤合人参白虎,加桑叶、朱衣茯神各二钱,与服,幸获速效。后以夏陈六君子^⑤,加谷芽,节次调理而痊。

原按:本方加桑叶者,以桑叶善能柔肝,为防痉之意。

---

① 沙参麦冬汤:沙参,麦冬,甘草,桑叶,花粉,白扁豆,玉竹。
② 三拗汤:炙麻黄,杏仁,甘草。方出《太平惠民和剂局方》,功能宣肺散寒,止咳平喘。
③ 疏邪实表汤:桂枝、白芍、甘草、焦白术、防风、川羌活、川芎、生姜、大枣,饴糖为引。
④ 羌活冲和汤:羌活、防风、黄芩、苍术、细辛、川芎、白芷、甘草、生地黄,外加生姜、葱白同煎。
⑤ 夏陈六君子汤:即四君子加半夏、陈皮。

2. 伤寒里证

马家庄卢姓妇，抬就予诊。脉大而数，口干，谵语，舌腻苍黄，大便不解，胸前拒按，且不时呕哕，烦躁而渴，予以大承气合上焦宣痹汤①，加炒山栀子二钱、木通钱半、橘皮钱半，与服。二和后，即得畅解，解后约三四分钟，忽身颤不已，举家惊惶，少顷，大汗如洗，神志渐安，身热亦退，人甫知为战汗。自此告痊（方中所加炒栀者，以其烦躁呕谵，仍宗栀豉之义，加木通者，除烦热也）。

原按：所谓上焦宣痹者，《条辨》上中两焦篇方，均有是名，然"中焦篇"之宣痹，与"上焦篇"之宣痹，药各不同，故名之曰上焦宣痹。

青沟袁在峻，患病十日，医药罔效，邀予诊治。窥其神情狂乱，烦躁便秘，胸脘拒按，呼吸若喘，予曰："此结胸症也，所以谵妄而喘者，皆邪热炽甚之故也。"经云："阳邪乘心则狂，胃热干肺则喘。"遂以小承气汤，加杏仁泥二钱、通草一钱、木通钱半、炒栀子二钱、甘草一钱，令服一剂，未畅解。旋以原方大黄又加一钱，另添溏瓜蒌三钱服之始解。

3. 伤寒半表半里证

罗家桥刘汝旺，伤寒近旬不解，就予治。脉来濡盛不一而俱数，舌苔厚而半黄，口渴，烦躁，胸痞作恶，间有微寒，亦多谵语。予曰：此半表半里证也。外孙鸿慈进曰：吴氏之三消饮可用乎？予曰：三消饮之知母，固恐引邪入阴，而羌柴之性，又虞升发过分，凡热邪正盛者，即犹火之得风，莫若以小承气合栀子豉汤，并新订之双解散②，加栝蒌霜、川黄连、木通，为最当。遂命照开，与刘服之，一剂而大便半解，诸症较平。二剂则畅解，汗出而愈。

原按：昔吴又可以大黄走而不守，黄连守而不走。凡有承气等汤，而夹用黄连者，反滋留滞之弊，在予之见，凡胸痞而呕，亦不得不酌用之地。总之善读书者，不可死于句下。

林家舍颜某，病来就诊，大热大渴，胸痞谵语，汗多被湿，而外表恶寒。予示诸生曰：舌苔中黄，邪渐传里，惟热渴如此，汗多恶寒，乃腑气将壅，阳虚不固，若不速求效果，恐生痉厥。遂拟人参白虎汤，加蜜炙麻黄四分、大黄二钱、

---

① 上焦宣痹汤：即宣痹汤，郁金一钱五分，射干钱半，通草一钱，香豆豉二钱，枇杷叶三钱。方出《温病条辨》。

② 新订双解散：飞滑石一斤，粉葛根十两。将葛根碾碎，筛取细粉，与水飞滑石，研匀备用。奉仙夫子原按：予新订此方，以滑石为足太阳经之药，质白入肺，上开腠理而发表，下利六腑而行水，除烦热，治呕哕。葛根为阳明经药，甘平入胃，既能解肌发汗，又可退热除烦，鼓胃气，升清阳，凡遇太阳阳明合病，半表半里之症，用之最效。

炒枳壳钱半、葛根二钱、杭白芍二钱、木通钱半、炒栀子二钱，一剂而大便解，热渴尽退矣。

再按：半表半里证在伤寒特指少阳病，故上两案应当为伤寒里证，热传阳明。若再细分，当属阳明气分热邪未解，邪热下传肠腑，化燥成实，阳明经腑同病。故在治法上，清下并用而获效。外表恶寒乃阳气壅遏于内，不得达表之故。

4. 伤寒兼证

钟桥徐步园，患病四日，邀予诊治。身热恶寒，头痛鼻塞，肢体困重，舌苔腻白，胸脘拒按。予问其病前曾否食荤，徐曰：某日亲戚见邀，荤面兼有，当日已觉痛矣。予因知其有内积，遂以败毒散[①]，去独活、前胡，加大黄二钱五分、焦山楂三钱、陈皮钱半、黄芩钱半、槟榔钱半，令服一剂。适该处有某知医者在侧，谓予曰："病方四日，尚非传里之时，大黄能用乎？"予曰："汗乃自内达外，今内积荤腻，里气壅塞，阳气不得敷布，汗从何来？容或有汗，亦不过稍凉片时，瞬仍复热，倘泥于传变之理，则荤腻蓄久，胃液必伤。"某某将信将疑，遂与之服，一剂而表里俱解，竟告成功（此兼积滞）。

杨家庄杨应科，年五十余，向有痰饮，染恙六日，邀予诊治。二脉滑细、微数，身热有汗，臂痛胸痞，大便不解，喘咳痰多，予拟桂枝汤合指迷茯苓丸[②]法，另加贝母二钱、橘红钱半、水炒黄芩钱半，二剂获效。后以原方加减，逐渐向安（此兼痰饮）。

5. 风寒两感证

表弟顾海澜，头痛呛咳，鼻塞背重，无汗恶寒，就予治。脉浮而迟，予曰："此风寒两感证也，幸未过延。"遂以葱豉汤，合苏杏二陈汤，加苏荷[③]、桔梗与服，一剂得汗，后去葱、豉，又服二剂而痊。

陶家庄陶姓，染恙就诊，头痛发热，身重咳喘，或呕痰水，喉有回音，口干不渴，鼻窍不利。予曰："此风寒两感，幸未化热。"遂以小青龙汤，加杏仁泥二钱、紫苏叶一钱半、桔梗二钱，命服二剂而愈。

[①] 败毒散：羌活、独活、柴胡、前胡、川芎、桔梗、枳壳、茯苓、甘草，生姜为引，或加薄荷。方出《太平惠民和剂局方》。功能疏风解表。加人参名曰人参败毒散。

[②] 指迷茯苓丸：半夏曲二两、白茯苓一两半（乳拌）、枳壳五钱（面炒）、玄明粉二钱半，姜汁泛丸。方出《指迷方》。功能燥湿和中，化痰通络。主治痰湿阻络所致的筋络挛急，臂痛难举。

[③] 苏荷：即苏薄荷。

原按:风寒两感辨。

某日暇,小儿择明与诸生进而问曰:伤风有汗,伤寒无汗,前已得闻矣,如风寒两感,有汗无汗,究将何以分乎? 予曰:"昔刘宗厚云,伤风一症,仲景与伤寒同论,原有麻黄桂枝之分,至于传变之后,亦未尝悉分之也,后世诸家,皆与感冒四气混治,然风寒两感,混治更多。予谓风寒两感,时若有汗,而转又无之,乃属风寒轻;若无汗身热,微咳有痰,则为风轻寒重。所以有风而无汗者,容应有汗,肌表为寒邪缚束,故亦无矣。总之,见病之初,脉迟而浮,呛咳痰黏,恶风恶寒,骨痛鼻塞,两形相兼者,则是也,如不咳无涕,头无偏重者,仍属伤寒,不得谓之两感,汝等宜熟识之。"

(八) 时气

时气瘟疫辨

时气者,四时之气,如春温、夏热、秋燥、冬寒是也。《阴阳大论》曰:春气温和,夏气暑热,秋气清凉,冬气冷冽,此四时之正气也。时气既正,覆载无偏,理无疾苦,其间有疾苦者,大都由于不讲卫生所致。不能卫生者,非出于冻馁,即出于过暖过饱,故虽感正气①,亦足致病。然与非时之灾不同,非时之灾,如春应温而反大寒,夏应热而反凉,秋应凉而反大热,冬应寒而反温,防御稍疏,即受其病。

惟人之受病,皆伤于寒。昔张仲景著《伤寒论》,谓人之受病,无论春夏秋冬,新邪伏气,靡不为暴寒所伤,以成其病,非专指冬伤于寒而言之也。所以《五十八难》有云"伤寒有五,曰中风,曰伤寒,曰湿温,曰热病,曰温病"者,即此义也。而《素问》以温热之病,为伤寒之属,足征《伤寒》一书,其所包者广也。后人不明其义,但疑仲景之书即为伤寒专书,究不知伤寒有广狭二义:狭义者,但指寒邪外袭之病而言;其广义者,实包风寒温湿诸病,为外感之总称。曰伤寒,犹之燕冀之人名曰汗病,淮海之间俗称盘灾。一也。至《内经》所谓"冬伤于寒,春必病温;春伤于风,夏必飧泄;夏伤于暑,秋必痎疟;秋伤于湿,冬必咳嗽,"此皆时序之常而致病。

然亦有非寒非暑,非热非凉,当苦旱淫潦之后,或兵燹、饥馑之余,天地之阴阳交错,时序失和,别有一种戾气,犯人甚烈,或由一人以及一家,或由一家以达一乡,则不得谓之时气,乃瘟疫也。自来时气为病,不相传染,凡病瘟疫者,

---

① 正气:此处言四时之气,以别于非时之感和疫戾之气。

气色混沌,面垢皮苍,呼吸之间,固觉秽气逼人。即病者之室,与未病之家,其气味实有不同。故《素问·刺法篇》曰"五疫之至,皆相染易"者,正此谓也。然疫类甚多,千态万状,大端为温疫、寒疫之异。温疫之轻者,多疟疾;寒疫之骤者,则为痧霍,予历验之。其有疫疹、疫斑、疫痢,及大头疫、烂喉疫、虾蟆疫、鸬鹚疫、羊毛疫、蝥刺疫、葡萄疫、瓜瓤疫、天泡疫、疙瘩疫,名目甚多,刘松峰曾略辨之。近时又有鼠疫、虎疫、燥疫之称,方书多未详载,想亦古今运气之变象也。其医治之法,古人体阴阳造化之理,察运气偏胜之道,旨理奥微,学者固宜默会。即如近代王士雄《经纬》,分别伏气外感;松峰《说疫》,考究司天在泉;鞠通分论三焦,又可直破膜原。各有成见,各擅所长,尤当悉心考察。谁练于时气,谁精于瘟疫,谁合膏粱,谁宜藜藿,而用和药之道,谁喜于柔,谁近于刚,谁偏于寒,谁偏于温,总在素常体会,临时始有所适从焉。

1. 春温

经云:冬气严寒,万类深藏,君子固密,则不伤于寒。及三阳开泰,地气上升,蛰惊冻解,气候渐温,而于轻寒轻暖之际,又为新寒所伤;或先岁伏寒,藏于少阴,寒已渐化,而乘春木发展,以成其病者,故曰春温。经所谓"冬伤于寒,春必病温,"即此义也。但此症之治法,初宜辛凉,以解新邪;继用苦寒,以清里热。不得与伤寒同治,此理不可不明。

梁姓,春温旬余不解,就予诊治。脉象数甚而小,便秘溺涩,舌苔边纤[1]而中焦,鼻煤口燥,时觉欲狂。阅其前服之方,皆柴、葛、羌、防之属,予曰:"胃液已竭,痉将生矣。"遂以竹叶石膏汤[2]合银翘,加箱大黄二钱、鲜石斛三钱。另以米汤两大盅,冲入药汤与服。一服较平,再服而便解黑垢,热退渐痊。若稍迟误,则痉生难挽矣。

葛家庄葛某,春温四日,头重舌腻,身热微寒,口干作渴,胸次不宽,就予治。脉来浮数,右关搏甚。予问其曾食肉否,葛曰:"茹荤之后,即觉病来。"予遂以黄芩汤[3]合大和中饮[4],去泽泻,加薄荷、菊花、荆芥、木通,两剂而愈。

原按:此症现状,予涉医界五十余年,数见不鲜。兹录之者,因方书以温邪忌散,天士又恐其入手时杂投消导,以伤胃汁。如葛某之症,不参活法,死于叶

---

[1] 边纤:舌边细嫩。

[2] 竹叶石膏汤:人参(此症改用西洋参)一钱,生石膏一两,法半夏二钱,大麦冬三钱,青竹叶三十片,粳米汤两大盅(冲服)。

[3] 黄芩汤:黄芩,白芍,甘草,大枣。

[4] 大和中饮:陈皮,砂仁,炒枳实,厚朴,麦芽,焦山楂,泽泻。

氏之句下者,则厥疾何疗,故识之。

再按:伤寒温病食饮荤腥厚味,当在所忌。《素问·热论》言:"热病稍愈,食肉则复,多食则遗。"《伤寒论》桂枝汤条下言:"禁生冷、黏滑、肉面、五辛、酒酪、臭恶等物。"皆为至理名言。外感夹食证亦常有之,故疏风透表与和中消导并行,或可称为广义之表里双解。

此方虽佐用辛温之荆芥,就全方而言仍是以辛凉清透为主,故不属温邪发散例。

2. 风温

风温者,春深风木司令,其气已温,人在气交之中,或寒暖不节,或奔驰当风,或暴暖脱衣,或元气素怯,呼吸之际,邪由口鼻吸入,则寒热咳嗽并作者,故曰风温。

大许舍许开士之子,风温半月不解,就予诊治。头重欲垂,鼻干渴甚,目赤耳聋,呼吸不靖,咳带红丝,予即以清燥救肺汤[1],加丝瓜络,荸荠汁炖冲,两剂大效。次减石膏、阿胶,加扁豆衣,去荸荠汁,渐次而安。

原按:嘉言此方,原为秋燥而设,今借用于风温,期与病符,所谓医不拘法者此也。

余家庄杜姓之妇,患风温,发热咳嗽,头重口干,就予治。予即以翘荷汤,加牛蒡子、沙参、贝母、蒌皮,三服而愈。

3. 温热

温热者,春分以后,夏至之前,阳气弛张,温甚为热,受而为病者,故名温热。

益林恒和泰号店主宋绣生之妇,年近四旬,患病甚剧,邀予往治。欲验其舌,则昏不知人,一再呼之,口齿虽觉微动,而舌绝难伸,以茶润之,甫能缓缓出齿,其黑如墨。余则喃喃谵语,鼻黑齿焦,耳聋目瞑,脘热如炉,溺涩便秘。索阅所服方单,初则荆、防、柴、葛,继乃桑、菊、银、翘,日日更医,纵有知为实热者,亦不过银翘之类,加以瓜蒌、枳实而已,杯水车薪,何济于事。正阅间,宋请立方。予曰:"此本不死之症,无如失下于前,邪热久羁,耗损真液,何啻养痈成患。在予之见,乃非峻下不可。即草创一方,必有一知半解者,转以促其早死为议,前医已无功于前,我又何必受过于后耶?"宋曰:"前医咸回不治,今先生立方,无论何药,某当决一死战,以听于天,容有不测,断无抱憾。"予曰:"如君

---

[1] 喻氏清燥救肺汤:霜桑叶三钱,杏仁泥二钱(去皮尖),大麦冬三钱,石膏三钱,阿胶钱半(炖冲),南沙参二钱,亚麻子(小胡麻)钱半,甘草一钱,鲜枇杷叶两大片。

所言,或可望生。"遂以增液承气合清宫汤,加石膏一两、西洋参八分、梨汁大半杯、生姜汁两铢(少量),冲药服之,得解恶垢如胶,随服二和,又复畅解,自此神志渐苏,津液渐复。次日又以原方,将箱大黄三钱减至一钱五分,元明粉、石膏各减其半,加生谷芽五钱,以助谷神。又服一剂,及夜,一汗而解,脉静身凉,糜粥渐进矣。后仅以银翘两味,合广郁金、云茯苓、生谷芽、生冬瓜子,接服三剂,遂愈。

再按:温热为伏气温病,初起见症即以阴伤或里热津伤为主,法当养营泄热,然而该案误用升散,耗伤阴液,促邪内传,热入心包故神昏谵语目瞑;传至中焦,邪热结聚肠中,化燥成实,故脘热如炉,溺涩便秘;下灼肝肾之阴,故耳聋齿焦。《温病条辨·中焦篇》言:"邪闭心包,神昏舌短,内窍不通,饮不解渴者,牛黄承气汤主之。"又言"津液不足,无水舟停者,间服增液,再不下者,增液承气汤主之。"故使用"两少阴合治"法与"气血合治"法。

青沟袁启泰,甲子四月杪①,温病甚重,就予诊。神志半糊,热甚烦渴,胸痞头重,肢困作呕,大便四日未解,烦躁不安。予曰:"此半表半里证也,遂以半夏泻心合小承气汤,去参,加新订双解散三钱,开单与之。其家人以方无汗药为问。"予曰:"温病固忌汗药,且里结未通,阳气脢郁,一用汗药,则痉生矣。"果得里邪一解,不汗而自然有汗。如大便不通,虽汗亦难解热。袁虽将信将疑,而头和服后,大便即解,诸恙较平。次早服二和,一饭之顷,则汗出如洗而热退矣。

4. 暑湿(中暍附)

暑温者,即夏时之热病也。暑字之义,乃日者两字相合而成。日者阳之精,暑者热之极,热极以阴,阳极亦似阴,故夏正②谓:冬至一阳生,夏至一阴生,各司其半,以成其岁也。冬至之后,冬腊正二三四,合子丑寅卯辰巳六月为阳。夏至之后,五六七八九十,合午未申酉戌亥六月为阴。暑值六月之末,正其阴胜之时,阴之胜者,实阳之极也。昔洁古谓中暑为阴,中热为阳,鞠通驳以为谬,徒以暑字从日,暑中有火,不得谓之阴邪,亦未免自解未清,而好寻人疵。予谓热病者,即中暍之谓。暍乃酷日照临而下之热,中之者多犯太阳,故曰阳邪;暑乃极热蒸腾而上之气,受之者多见太阴,故谓阴邪。阴邪亦非纯阴,乃属阳中

---

① 杪:miǎo,指年月或四季的末尾。

② 夏正:月份别称,即"夏历正月"的简称,也代指夏历。夏以寅月为正月(岁首,一年的第一个月,即今农历正月),商以夏历十二月(丑月)、周以夏历十一月(子月)为正月,见《史记·历书》。秦及汉初曾一度以夏历十月为正月。自汉武帝改用夏正后,历代沿用。

之阴,所以治暑病者,寒药之中,每兼姜附,此铁凭也。学者务当以受驳之书加驳之笔,两相潜玩。孰是孰非,切不可不由心悟,而即从流以逐也。

淦浦王姓,暑温十余日不解,就予治。察其汗多肢凉,呕哕不息,胸热如火,每欲以瓜镇之,舌虽薄黑而润,渴烦不安。予曰:此症初见,必纯服凉药,邪踞太阳,未从表泄,已属火不归原。遂拟退法黄连汤①合白虎汤,加橘皮、竹茹、米炒麦冬,一剂而肢凉渐转,呕渴顿平,二剂而大效矣(太阳暑病)。

再按:暑热过用寒凉,寒遏冰伏,舌黑而润、肢凉呕恶即是明征。寒暑相激,阴阳逆乱,寒热错杂,升降失常,故而呕哕不息,胸热如火,渴烦不安。法当辛开苦降、清暑和中。

岗刘庄刘姓,暑温,头目昏胀,身热渴烦,眼红面赤,咳而无痰,予即以黄连香薷饮、银翘汤合鸡苏散②,加桔梗、杏仁泥,两剂而瘥(太阳暑病)。

仇姓子,十余岁,酷暑自田归,立饮水碗许,旋伏于地。逾时,父母问之,任呼不应,大惊而抬就予诊。脉纵横不一,察其不言之因,尚非窍闭,乃属昏冒不言,幸四肢未凉。予曰:"此元阳素薄,而为暍中之也。"遂用六一散一两,加京菖蒲钱半、广郁金三钱、鲜荷茎六寸、童便一大盅(冲)、生姜汁两铢(冲),以地浆③煎服。一剂即苏,再服而瘥愈矣(太阳暍病)。

束沟西乡蒋桂喜子,年二十外,热病旬余不解,就予诊治。察其脉,细数而搏,舌苔薄黄,心烦头痛,身热微恶寒,胸痞呕恶,多汗谵语。予曰:"此本太阳病也,惟原有宿滞,初医失于宣涤,认定汗症,数进汗药,致邪热日甚,正元日削。固已错误,加之时值酷暑,烦渴烦热,瓜果之类,不无任其所欲,所以致此。"遂拟附子泻心④合人参白虎汤,命服两剂,诸恙悉平。其后微有咳嗽,复以沙参麦冬汤去玉竹,依次调理而瘥(此亦太阳暍病,兼阳明病也)。

再按:本案亦寒热错杂、升降紊乱之证,胸痞呕恶是其征也。伤阳内陷之因,在于过汗与食冷。法当辛开苦降、清暑和中。同本节第一案中寒热并用之法,但此案伤阳较重,汗多谵语,虞其亡阳,故用附子;彼案呕恶烦渴侧重中焦,故仅用炮姜、肉桂。治法相近,用药有别,奉仙公遣药之妙,当于此处着意。

山阳邑庠生陈澍甘,客馆于扒头韩姓之宅,其子十余岁,热病旬余,多医罔

---

① 退法黄连汤:川黄连六分(姜汁炒),炮姜一钱,人参一钱(改用潞党参),制半夏钱半,肉桂五分。

② 鸡苏散:甘草一两、飞滑石六两、龙脑薄荷二两,共为细末。

③ 地浆:即挖背阴之地,黄土和水,澄清待用。

④ 附子泻心汤:炮附子,川大黄,黄连,黄芩。

效,乞予出诊。予当以案冗无暇,翌晨往之,将至其庄,有识予者曰:"先生为陈家所请乎?"从者曰:"然。"其人曰:"陈子适已逝矣,当不便往也。"予闻之,即命转舆,未里许,闻后有追呼者急,遂停之,追者进曰:"陈子气绝半时,刻已复苏,是否有救,务乞先生一临。"予以追者恳乞再三,势不可济,遂偕往。及至其家,而头脚之灯尚燃,未及熄灭。平其脉,涣漫不收,汗如雨洗,口弗能言,予命速褫①其衣,其母哭曰:"此时一息尚存,设无转机,穿衣将何及耶?"予曰:"此时值酷暑大热,大汗汪洋,任其衣棉紧着,岂不立亡其阳,而促其死耶?"澍甘听予所言,承受命褫脱,请立方。予曰:"此地距街尚远,方药不及,权以天生白虎汤②半大碗,隔汤炖温,再以周岁以前之童便两盅,冲入徐灌,另再拟药。"讵陈依法灌之,灌后约片刻,则病者稍能发言,乃欲西瓜,汗亦渐少。又与之,更觉醒苏,其旁观者众,靡不称奇。予又以人参白虎合五心饮,加牡蛎粉五钱、天竺黄钱半、鲜石菖蒲汁半杯、广郁金二钱,粳米浮麦汤煎药,颇合病机。次日以前剂石膏二两,减用其半,另加薄切生姜两片、生白术一钱,聊护表阳,而又稍和其寒药之性,获效甚捷。接后仅以连翘、扁豆衣、米炒麦冬、竹叶、鲜荷茎五味,连服四剂,而日渐向安矣。

青沟袁在衡之女,十九岁,热病不解,就予治。脉数而左手较沉,渴烦热甚,舌灰黑,耳失聪,喃喃谵语,不时咬牙。予问其母曰:天癸曾至否?"答曰:"见病三日,经水适来,次日即净。"予曰:"此热入血室也,颇形痉象,勿认轻浅。"遂拟竹叶玉女煎③加柴胡炭一钱二分、黄芩钱半、紫丹参三钱、酒制军二钱、小胡麻三钱、羚羊角八分。两剂而大便解黑,神志较清。又以原方依序增减,日向佳境而痊。

同里有顾凤轩者,其妻年四十余,于秋七月间患生温病。初延他医诊之,多日不解,传为阳明实证,兼之邪入心包,神糊谵语,迅至热极发狂,起而乱走,自嚼其舌,破烂如血绵,此时始延先君诊之。其夫泣曰:"伊病如此之重,两子尚未受室,伊若一有不测,则我苦矣!"先君诊其为大实大热之证,乃决以大剂白虎,合大承气及泻心法,兼服安宫牛黄丸,一剂而大便畅解黑垢,周身漐漐通汗,热势立减。狂亦渐平,后再加减,连服三剂,病乃转安。舌上以冰硼散合米粉各等份,研细敷之,旬日闻舌上亦逐渐痊愈,一时传为奇治。(余无言记述)

① 褫:chǐ,脱去,解下。

② 天生白虎汤:即西瓜汁。

③ 竹叶玉女煎:生石膏,熟地黄,麦冬,知母,川牛膝,竹叶。

5. 湿温

湿温者,乃夏暑熏蒸,阴晴酝酿,天地间氤氲之气也。人在蒸淫之中,受而即发,或交秋令,而为新寒感发者,身重头痛,形类伤寒,胸闷寒热,过午更甚者,是曰湿温。

梁东舍梁云友,患湿温证,延予诊之。入其门,见其家裁制衣衾,忙备后程矣,心甚讶之。其家人引予入内,为之诊。病者直卧如尸,面色萎而淡黄,舌白口干,神昏热甚,头若不能稍举,动则呕哕。予察其症情虽重,而脉尚有根,可不至死,遂谓其家人曰:"后事可以暂停,药如无效,未为晚也。"即以茯苓皮汤[①]去猪苓,合新制橘茹饮[②],连服二剂,病势大转,后又以原方增减,逐渐而安。

再按:《温病条辨·中焦篇》言:"吸受秽湿,三焦分布,热蒸头胀,身痛呕逆,小便不通,神识昏迷,舌白渴不多饮,先宜芳香通神利窍,安宫牛黄丸。继用淡渗,分消浊湿,茯苓皮汤。"本例患者症情虽重,但奉仙公平脉断证,认为脉有根而命不当绝,处以淡渗利湿之茯苓皮汤,渗湿于热下,令湿不与热相搏。又辅以新制橘皮竹茹饮,辛开苦降,升降中焦,运化湿邪。湿热如此分消走泄,蒙蔽心包之势遂得缓解,未用开窍药而窍自开,神自醒。

叶家营顾堃,湿温半月有余,诸药罔效,抬就予诊。其家以旬日不食,病重路远,深恐在途有变,并将备后之衣衾带来,以备不虞。察其舌腻苍黄,懒言懒动,胸痞拒按,虽渴不烦,小溲短赤,大便不畅,身热唇干,时而呃逆。予曰:"此预食荤腻,腑阳不得流通,而湿邪又郁于脾,太阴之气不能鼓荡胃阳,是以多日不食,邪热不解。"其从者曰:"某日曾食牛肉与面,当晚即觉寒热,类似伤寒。"予曰:"正合吾见。"遂以半苓汤[③]合瓜蒌薤白白酒汤,以白酒改炒大黄二钱,又加黄芩钱半、佩兰三钱、飞滑石三钱,二剂而畅解病退矣。

再按:《温病条辨·中焦篇》言:"足太阴寒湿,痞结胸满,不饥不食,半苓汤主之"。又言:"脉缓身痛,舌淡黄而滑,渴不多饮,或竟不渴,汗出热解,继而复热,内不能运水谷之湿,外复感时令之湿。发表攻里,两不可施,误认伤寒,必转坏证。徒清热则湿不退,徒祛湿则热愈炽,黄芩滑石汤主之。"本例湿温久羁中焦,升降失司,又伤饮食,故致热邪留恋。方以辛开苦降,开达气机。全方用

---

① 茯苓皮汤:茯苓皮,生薏苡仁,大腹皮,通草,猪苓,竹叶。方出《温病条辨》。
② 新制橘茹饮:橘皮,青竹茹,柿蒂,姜汁。方出《温病条辨》。阳明湿温,气壅为哕者,新制橘皮竹茹汤主之。
③ 半苓汤:半夏二钱(姜汁炒),茯苓肉三钱,上川黄连五分(炒),通草一钱,厚朴钱半,外加刀豆子两枚(刀豆子一生一炙,本汤原无,乃因呃逆而用之,千扬水煎)。

到半苓汤、小陷胸汤、黄芩滑石汤,乃以三方加减而成。

6. 秋燥

燥者,秋金亢烈之气也。考之《性理大全》,谓燥属次寒。皇甫中谓火气胜金而风生,风能胜湿,故能耗津而反寒。阳实阴虚,则风热胜水湿,而反为燥也。沈目南①谓秋令之凉风感人,肝木受邪而为燥。吴鞠通又以秋燥之气,重则为寒,轻则为燥,复以火令无权而浑括之。吾谓燥字从火,秋字亦从火,火者热之亢,乃夏后有余不尽之热,入秋偏亢,受其气者,复加新凉以触之,则成燥病。《诗·豳风》有云:"七月流火。"大火,心星也,谓六月之昏,加于南方之地,至七月之昏,则下而西流。西方金也,金为燥质;所以燥字从火者,原于流火之义,则知燥中有无形之火也,故《内经》所谓"燥化于天,治以辛凉,佐以苦甘"者,岂非有火之明证欤? 燥气犯人,首先伤肺,令人咳嗽寒热,类于伤风,故名秋燥。但燥气为夏后有余之热,固不得以偏热为言,而入秋未深之凉,又不得以偏寒而论。吾意治燥之法,而用偏寒偏热之药者,俱不得适其中焉,未知天下有道之君子,以为何如耳。

清光绪乙酉秋,盐城十八团吴姓子,年约二十。其初寒热咳嗽,头痛鼻塞,治者多以前桔杏苏,或荆防之属,绝无点汗,而热咳不减,延及半月有奇,目红面赤,咳甚微喘,渴烦不安,每至申酉,则干热更甚,神昏头重,明昧无常。予思值年岁运,乃阳明燥金司天,少阴君火在泉,燥金之下,火气承之,倘再蔓延,必致液涸,遂思及退热之法。昔东垣云:知母治有汗之热,地骨治无汗之热。又曰:地骨能退内潮,人所知之。而又能退外潮,人所不知也。至如风寒散后,有未尽之邪,而作潮热者,非柴葛所能治,当以地骨走表,而又加走里之药,以消其浮游之邪,服之未有不愈者。予遂拟一羚骨汤②,令服二帖,而热势大减。后以原方去石膏,加桑叶、生谷芽,连服三帖,则日趋佳境矣。

再按:本案伤于秋风,初起表证明显,因切于求汗而误用升散之品。秋气本燥,又加风药疏散,更伤肺金。肺伤而肝木反侮,故见热咳不减、目红面赤、

① 沈目南:沈明宗,字目南,号秋湄,清代携李(今浙江嘉兴人县)人。少攻举子业,旋即潜心禅宗,旁及医典,为清初名医石楷之高弟,医术颇有声名。暇则与其弟子专论医宗,凡20余年。精研仲景之学,著有《伤寒六经辨证治法》八卷,《伤寒六经纂注》二十四卷,《金匮要略编注》二十四卷。又著有《虚劳内伤》二卷,《温热病论》二卷,《妇科附翼》一卷,《客窗偶谈》一卷,刊行于世。

② 新订羚骨汤:羚羊角四分,地骨皮四钱,煅石膏三钱,连翘二钱,甜桔梗二钱,甘草一钱,黄芩钱半,扁豆衣三钱,橘红钱半,明天冬三钱,鲜梨皮三钱。

咳甚微喘、渴烦不安，木火刑金之证成矣。本方立法在于清肝肃肺、降火化痰、润燥止咳。羚羊角为君，乃清热平肝之要药，余药依法而用，堪称精当。本方亦可加入黛蛤散，以增清肝肃肺、降火化痰之力。

弋颜葛庄高姓妇，妊娠五月，患秋燥，头痛咳嗽，舌白，渴饮，寒热甚，方五日，胎动不安，腹中时痛，其家恐胎不保，致生他歧，就予诊。察其症情，乃伏暑所致，遂以杏仁汤①去滑石（因胎动故去），合翘荷汤②，加白术钱半、青苎根三钱、纹银三两，入煎，三剂而全瘥（苎根、纹银用以安胎，屡效，如无银，用洋元三四枚亦可）。

7. 冬温

冬之为言中也。中，藏也，万类潜藏，天地不适，闭塞而成冬。《豳风》云："一之日觱发，二之日栗烈。"觱发，风之寒；栗烈，气之寒，为冬令时气之正。倘不得其正，应寒而反温者，阳不潜藏，人受其病，故曰冬温。昔《乐记》有云："天地之道，寒暑不时则疾"者，正此谓也。然冬温之症，亦由于伏气者多。伏气四时皆有，惟冬夏为多。冬之伏气，至春变温，入夏为热；夏之伏气，入秋或疟或痢，至冬为温，时俗所以有秋邪晚发之说。伤寒无汗，冬温不尽无之；伤寒发之骤，冬温较之缓；伤寒纯乎寒，冬温热之渐；伤寒多得于冬至之后，冬温实至于冬至之前。考之古今书籍，秋燥、冬温，多未详解其原，主立其方，即目前之《经纬》《条辨》等书，专为温病而设者，亦不过囫囵吞枣，聊为包括而已，未免为吾道之阙如。予不揣，特恐后进者为时令所拘，冬温伤寒分剖不清，以致遗误，故敢明辨其理，主择一方，因订其名曰葛根黄芩汤，随其轻重而损益之，管见如斯，仍俟有道者正之。

南窑朱锦濯，冬温，头重烦热，舌白口干，思食凉，予以葛根黄芩汤③，加豆豉二钱、木通钱半、桑叶三钱、连翘二钱、半夏钱半，治之两剂而痊。

杨家庄杨潞，冬温，汗药多进，旬日未解，邀予治。脉数而濡，身汗如洗，舌苔腐腻，烦热不安，渴不多饮，予以芩葛汤去葛根，加白芍二钱、白术钱半、豆豉

---

① 杏仁汤：杏仁泥，黄芩，连翘，冬桑叶，茯苓，白豆蔻衣，鲜梨皮，飞滑石。方出《温病条辨》。原文曰：舌白渴饮，咳嗽频仍，寒从背起，伏暑所致，名曰肺疟，杏仁汤主之。
② 翘荷汤：薄荷，连翘，生甘草，黑栀皮，桔梗，绿豆皮。方出《温病条辨》。原文曰：燥气化火，清窍不利者，翘荷汤主之。
③ 新订葛根黄芩汤：葛根三钱，黄芩二钱，甘草一钱。兼风者，加薄荷、防风、桑叶；兼咳者，加前胡、杏仁、桔梗；热重者，加黄连、连翘；烦闷者，加豆豉、木通；兼滞者，加槟榔、厚朴、焦山楂；胸痞者，加半夏、枳壳；恶寒，加柴胡；有汗，加白芍。

二钱、蔻衣一钱、木通钱半、煅①石膏四钱、鲜姜汁两匙,冲服,一剂汗收热减,二剂而诸症悉安。

再按:此案为冬温挟湿,温当清之,湿当化之,故成苦辛寒法,苦辛通降,佐以辛寒清热,阳明热与太阴湿并治,可称确当,但方内石膏生用为宜。余奉仙夫子医案中,用石膏者,有:石膏、生石膏、煅石膏。煅石膏或为当时尚未完全煅透之石膏,仍存辛寒之性,故可用于热病之中。若全然煅透,是为外科收湿敛疮之外用药,则不可用于治疗火热证,若经误用,必致偾事。

近代医学家张锡纯谓:"石膏性凉而能散,为清阳明胃腑实热之圣药,无论内伤外感用之皆效,即他脏腑有实热者用之亦效。《神农本草经》原谓其微寒,其寒凉之力远逊于黄连、龙胆草、知母、黄柏等药,而其退热之功远过于诸药。盖诸药退热,以寒胜热也;而石膏之退热,逐热外出也。是以将石膏煎服之后,能使内蕴之热息息自毛孔透出。"又说,"石膏生用直同金丹,煅用即同鸩毒。"故读此应当予以注意。

(九)瘟疫

1. 瘟疫

瘟疫之气,叔和辨为异气,葛雍谓秽气触真气,河间谓为疫气,又可谓戾气与杂气,所说虽不同,其实则相似。总之太平之岁,时气融合,灾异自消,凶荒之年,阴阳舛错,疫疬自生。譬如世间匪盗,有多见于发政施仁之代乎?《左传》曰:天反时为灾,所以患瘟疫者,俗皆目之曰灾症是也。疫气犯人,乃由口鼻吸入,直行中道,流布三焦,实与伤寒不同。伤寒为病,六经有传变之谈。瘟疫为灾,又可虽有九传之说,其实九传之道,终未出乎表里两字翻叠。与其翻之烦,不若说之简,反俾后学易于领会。予不敏之见,但须以在表、在里及半表半里,划清可矣。

南窑朱乐山家,光绪四年,岁次戊寅,其夫人李氏,于上年除夕病疫,至次年正月初三,乐山亦病,由此渐及全家,雇工佣仆,固无一漏者,且彼愈此病,此病彼反,直至二麦登场②,合家未离病榻。乐山与予原为中表亲,遂商于予曰:四月以来,举家辗转告病,害将胡底?请为设法,以拯疾苦。予时年方十九,经

---

① 煅:xiā,火气盛。一种炮制方法,属于火制。将药材用猛火直接或间接煅烧,使质地松脆,易于粉碎,充分发挥疗效。包括明煅法、密闭煅法和煅淬法。

② 二麦登场:宋代真德秀《端午贴子词·皇帝阁六首》:圣心日日望丰年,清晓炉熏彻九天。二麦登场蚕着茧,平畴新绿又连阡。代指端午节前后。

验尚少,因答曰:方书有辟邪之丸[①],不知能否有效。朱曰:无论如何,姑合试之。不独各人俱服,身亦佩带,讵知否极泰来,从此一一告痊,不再反复矣。

又光绪三十三年,唐家庄唐某,亦如朱之苦况,服丸以辟之。

原按:此丸之妙,不知创于何人,可称仙药,设逢灾疫之年,修合施舍,功德莫大焉。

再按:观辟邪丸组成,雄黄为君,辛温燥烈,解毒辟秽;鬼箭羽为臣,苦辛凉,凉血活血,解毒通络;佐以丹参凉血活血,安神消痈;赤小豆解毒排脓,通利小便,导邪热下行,为使。全方重在活血利湿解毒辟秽,故适用于瘟疫兼有湿瘀之毒者。

凤谷村赵擎甫先生,亦道中人也。患时疫,延予诊治,诊其六脉洪数,舌苔黄厚,大便不解,渴欲饮凉,不时烦乱,如见鬼神,举家惶骇。予心以阳症阳象,病势虽剧,未过踌躇,遂以调胃承气合白虎,加天竺黄、麦冬、广郁金、连翘心、木通、炒栀子、芦根,令服一剂。适其戚尤君在侧,问予曰:"硝、黄不嫌用之早乎?"予曰:"尚稍嫌迟,服后若解黑粪如胶者,庶无他变,否防阴液受伤,致生痉厥。"次日复诊未效,病情仍仿佛焉,又加溏瓜蒌四钱,仍然未解,而舌渐起芒,烦乱更甚,予又以大黄用至三钱,生取其汁,风化硝用至四钱,石膏一两,不特无效,而舌苔渐形干黑,手唇蠕动,痉象生矣。窥其症情将变,遂自行告退,嘱其另酌。其时赵之亲族多人,凡阅药方,咸以无效为异,众仍挽留,惟当惶悴之时,众议纷纭,而尤独俯首无言。予因触其起初曾有硝黄用早之问,遂对众言曰:"予非固辞,实以连药无功,病情较变,方寸之间,已无把握,诸君既欲我留,而伊家自开药室,药亦由尤君经手,请转问尤,有无扣药之弊,俾得端倪,再行计较或可也。"众乃问尤,尤曰:"我以姊丈体素不充,自病以来,且未稍进谷食,先二剂,硝、黄一分未用。及昨日见其无效,甫用石膏三钱,硝、黄各钱半耳,非敢自主,实与姊商之。"予曰:"如斯病情,如斯减扣,设就此有错,外间不知扣药以致变,必以数下亡阴,为我罪矣,届时医杀之冤,君其为我白乎!"众亦抱怨不已,央予立方。予仍以原方,剔去瓜蒌,换火麻仁,大黄用至四钱,令其拌蜜蒸熟,取汁冲之,以缓其骤急之性;玄明粉四钱,石膏一两,外加羚羊角五分,荸荠汁两酒盅,炖热冲服。服后约一小时,则大便解矣,其气味与其胶垢情形,不堪言状,逾时气息较平,神情亦安,及晚令服二和。次早复诊,据其家曰:"半夜后

---

① 辟邪丸(亦名逐疫丹):雄黄(明雄)、丹参、鬼箭羽、赤小豆各二两,炼蜜为丸。方出明代李中梓《医宗必读》。

又解一次,较安多矣,惟沉沉欲睡,目闭无神。"予诊其脉象,柔小微数,乃属正应。舌苔皱裂,亦微带湿意,唇口蠕动,尚未尽止,遂以复脉汤①去麻仁,加亚麻子(小胡麻)三钱、羚羊角三分、玄参心三钱、当归身二钱、连翘心二钱、石膏四钱、炒山栀子二钱、竹叶二十片。与服一剂,蠕动顿息,津液亦来。随将原方减阿胶、当归,加茯苓三钱、陈米一大盅。服后,觉有微汗湿皮,由是身热尽退,粥食渐进而告瘥,此扣药之弊也。

再按: 瘟疫热邪入里,下不厌迟。早下则邪有出路,三焦通畅,热达腠开;迟下或久延,热邪由中及下,先伤胃津,后耗肾液,终则动风闭窍,势难挽矣。

2. 疫疟

疫疟,非常疟也,乃天灾流行之岁,寒暄失和,或饮食不节,受其疫之轻者,寒热如疟,或昨早今迟,或今迟明早,而未至于着床为汗病者是也。亦有百户之村,染疟至于数十人,症情相似,亦疫疟也。所谓疫疟者,以其有传染之性,其治疗之法,若依常法,多不应手。予常以吴氏之达原饮为主方,其先寒后热者,合小柴胡汤以和解之;先热后寒者,合小承气汤以消导之;寒甚者加姜、芍,热甚者加芩、连,每每取效。予治常疟,凡属太阴证者,每以杏仁、厚朴、草果、知母、半夏、生姜治之有效,遂定其名曰新六和汤。②

清光绪二十四年戊戌,患疟者众,舅氏朱公晓峰亦患疟,予往诊之。胸痞作恶,舌白而腻,渴喜热饮,寒起四末,寒之甚,虽覆以重衾,若不能御。予遂以新六和汤加酒炒柴胡,连服无效。予思必为疫疟无疑,复以达原饮③合小柴胡汤,多用白芍以和营卫,不三剂而瘥。

角巷里邱某疫症,汗后约五六日,午后寒热,烦闷胸痞,大便不利,以秘方截之无效,就予诊。察其脉皆强实,固知膜原之邪秽未清,且兼食后,遂用达原饮去知母,加豆豉,合小承气汤,一剂则大便畅解、有核,寒热较减,二剂又解,得汗而愈。

再按: 奉仙公此法颇令人耳目一新,可补吴又可之不逮。疫疟亦即症见往来寒热之疫病,其往来寒热见症,即疫邪往来进退于表里之间也,然而总以膜原为巢穴。先寒后热者,邪气居表者多,故达原饮合小柴胡;先热后寒者,邪气

---

① 复脉汤:麦冬,阿胶,生地黄,白芍药,炙甘草,火麻仁。此处复脉汤是指《温病条辨》之加减复脉汤。

② 新六和汤:杏仁三钱,厚朴钱半,草果八分,半夏钱半(姜制),生姜三大片。

③ 达原饮:槟榔二钱、厚朴一钱、草果仁五分、知母一钱、白芍一钱、黄芩一钱、甘草五分,水煎午后温服。方出明代吴又可《温疫论》。

驻里者多,故达原饮合小承气。

3. 寒疫痧霍

寒者,天地肃杀之气,经言春分以后,秋分之前,天时有暴寒者,乃寒疫也。昔仲景书之秋冬伤寒,真伤寒也;春夏伤寒,则为寒疫。寒疫犯人,其病之渐者,乃为疫病,其有元气素虚,饥饱劳疫,或涉水饮冷,喜食瓜果,卒然而中其疫者,多成痧霍。然亦有中脏、中腑、中经络、中血脉之分,故有挥霍撩乱、腹痛呕泻,或筋抽脚吊,或螺瘪唇乌之诸见症。问其所以然,乃寒疫卒中,阳气受其逼迫,如人阻壁,不使稍转,是以上呕下泻。阴盛格阳,四肢厥冷,心热烦渴,虽欲卧于凉水,而勺饮不得入口中以稍制其焰。甚至阴躁不宁,转发阴斑,变幻莫测,症多危险。

吾忆光绪十四年,岁运戊子,由小暑之末,以至立秋之后,日日东风,皆从乙[①]来,乙兼东南,时序失和,已不待述,加之海潮泛涨,通泰之属,沿海灶地[②],受其殃者,死亡不可数计。迨入七月,风势较平,乃于初四日早晨,突有就诊霍乱者,竟日络绎未绝,约有二十余号之多,人皆惊异。次日则四五十号,更次日则多至七八十号,其症情皆约略相似,若此者有一月之久,及至八月初四,此病竟无一见。

天降之疹,每出于人所不及料,当其施治之时,较轻者则以藿香正气、不换金正气之属加减;重则理中、附子理中等汤,以及四逆汤、益元汤,量症加减,幸多获效。予思,金司于地之年,燥淫于内,治以苦温。燥金气本肃杀,若用大寒,必助其焰,所以温药得效者,实此义也。吁!业医者倘不明岁运之理,其将何以为医乎?

凤谷村店商赵茂林,患霍乱,初则腹痛呕泻,继而烦渴筋抽,医药罔效,延予诊之。到后,见有半破西瓜,知为病者所食。诊其脉,脉皆伏而不起。十指螺瘪类于水沤,肢体俱冷,惟心若火炎,音哑呕恶,旋饮旋唾,无一息之宁。察其脊背,其肌肉之分,若有红痧隐隐。索阅前方,皆近于治暑之剂。遂令将曲酒炖暖,用青布搅擦其背并其两肩。擦后,自上脊骨及两肩,以碗口向下刮之。另拟益元汤[③],去炮姜、艾叶、知母,易以肉桂、藿香、乌梅,加花椒、木瓜、橘络,

---

① 乙:东方甲乙木,即东方稍偏南的方向。
② 灶地:盐民聚居设灶煮盐的地方。
③ 益元汤:附子片、干姜、知母、黄连、人参、麦冬、五味子、甘草、童便(冲)。方出明代陶华《伤寒六书》。功能回阳救逆,益气生脉。主治:戴阳证。症见面赤身热,不烦而躁,饮水不得入口,脉微者。

甘澜水煎。一剂则呕渴减半,声音较和。二剂则身凉转温,思进糜粥。后以补中汤^① 去姜减参,加白芍、木瓜,又服二剂而愈。赵心感激,赠"淮东和缓"匾式为谢。

三门塘地方白元安之妻与其十三岁子,倏然腹痛如绞,呕泻并作,继而泻皆清水,呕亦无物,烦闷不安,白惶急无措,旋用绳床将母子抬来就诊。予见症情仿佛,腹痛较初虽缓,而呕泻不息,深恐阴盛格阳,致生肢厥之变,遂用不换金正气散^②合连附六一汤^③,加土炒泽泻、赤茯苓、杉木皮,阴阳水煎。大剂煎成,令其母子同服,一剂大效,两剂霍然。另用熨法,以吴茱萸二两,酒拌,炒至壮热,用布袋盛之,置脐上,俟凉再炒。

再按:霍乱起于中焦,发则上呕而下泻,升降失常,故予辛温香燥、行气和中,或苦辛通降、燥湿解毒之品安奠中州;久之吐泻不止则津液耗损,阳随液脱,阴阳两亡,故亟当回阳救急。

4. 疫疹

疹之一症,小儿至多,与痘疮似同而实异。痘疮发于五脏,疹热发于六腑。其见状也,通体皆然,密密于皮肤之下,磊磊于肌肉之间,先动乎阳,而后归于阴。如疫病夹疹,惟身半以上有之,头目与下部多无,却与小儿之疹迥有别异。小儿之疹,初宜辛散;疫病之疹,但宜清凉。小儿之疹,多因于时行暄热之气;疫病之疹,多见于春温风温之门。春乃风木司令,风先犯肺,肺合皮毛,故肺热甚者,腠理怫郁,则酿生为疹。学者仍当以疫病为本,应清须清,应下须下,切不可因循迟误,以招内陷之危也。

东沟魏鹤台之子病疫,面赤目红,咳热不安,其肌肉间隐隐红点,予曰:"此夹疹也。"遂以利膈汤^④ 去参,加赤芍、木通、蝉衣、连翘,令服一剂,疹势尽达。旋以原方去防风,加新订双解散四钱、银花蕊三钱,两剂得汗,而热退病解矣。

朱邱庄朱治田,佣工,染瘟疫,疹出六日不收,神志昏糊,就予诊治。讵伊苦无妻室,无人伺问,又值麦后天暖,其身体污垢,汗腥秽气,触鼻难当,舌苔黑而无津,脉象小而实数,便流黑水,酣糊如尸。所幸者气息尚靖,一线生机,但

---

① 补中汤:白术(土炒),人参,炮姜,炙甘草,陈皮,茯苓。方出《易简方》。
② 不换金正气散:炒苍术,厚朴(姜制),甘草,陈皮,广藿香,半夏(姜制)。
③ 连附六一汤:川黄连六分(姜制),附子片四分(炮)。(原方附子用一分,故名六一,今改用四分)
④ 利膈汤:薄荷,荆芥,防风,桔梗,甘草,牛蒡子,人参。

取于此。予命以酒洒病者之室，烧陈艾，另拟银翘汤，合栀子金花[①]、犀角地黄[②]等法，加玄明粉三钱、广郁金二钱。又以犀角价贵，用生石膏二两易之，以荸荠汁一杯为引，方中白芍改赤（以其赤能行血，不使化斑），大黄用至三钱。连服二剂，大便得解数次，无异胶漆，由是津液渐复，神志日苏，迨能渐进饮食。其有疹部位，皮俱脱剥一层（凡时行瘟疫，无论如何重象，苟气息平靖，俱有生机）。

再按： 温病斑疹，乃热迫所为。疹为太阴风热，故予辛凉清透；斑为阳明热毒，故予咸寒清解。

5. 疫斑

斑者，乃有诸于内之毒，而发诸于外之形，锦纹点点，大小不齐，视之有形，而摸之无迹，非若痘疮瘾疹，皆突出于皮肤之上也。斑之形色，吉凶明显；有棱者吉，珠圆则凶；红者病轻，紫者病重；其蓝者、黑者，为热毒过极，胃受蒸灼，口中气味，无异于腐鱼败肉，为胃烂不治之症。

考之方书，致斑之原有六：一曰阴症发斑，乃元气虚怯，寒伏于下，逼其无根之火，上熏于肺，传于皮肤。其色淡红而不多者，名曰阴斑，宜大小建中等汤，照证加减，若投寒药，则殆矣。二曰内伤发斑，先因伤暑，继食冷物，逼其暑火，浮游于表分而为斑。宜用消斑青黛汤，加香薷、扁豆之属，或兼碧玉散用之。三曰伤寒发斑，四曰温毒发斑，五曰热病发斑，六曰时气发斑。此四者，或因于攻下太早，邪热乘虚入胃；或因下迟，热毒羁胃过极，胃为火烁而生斑，故斑有红紫蓝黑之分，症有轻重险逆之异。斑者，血之点迹也。血行于肌肉之分，受火煎灼，留滞而成其斑点，故红紫可治，蓝黑难医。红紫为血凝，蓝黑为血死，血死之症，焉可望生。予遇此病，每于消斑汤之犀角改用石膏，以救贫寒。且兼用浮萍，发扬其火热之极，浮萍乃薄物耳，攒聚水面，亦不啻斑痕之攒于肌表也，况面青背紫，伏阴向阳，固可清肌表之热，而又退血中之火。至若石膏质重气轻，大清胃热，其用于火热之症，不亚乌犀。倘泥于古法，不知通变，则困苦之辈，设遇是疾，皆将坐以待毙矣。

黄河外堆伍某，年约三十，病久不瘥，就予治。予察其形色羸瘦，面亮而咳，身热口干，时觉恶寒，身有红点，磊磊于肌肉之间，腹亦微痛。细询病由，据称

---

① 栀子金花汤：川黄连，黄柏，黄芩，大黄。
② 犀角地黄汤：犀角尖（磨冲），白芍，粉丹皮，鲜生地黄（捣汁冲）。加黄芩，治热甚如狂；加栀子柴胡，治因怒伤血。

百日以前,病疟一月,愈后以体质未复,时有潮热,惟亦无甚痛苦。予因知为阴斑无疑,遂命戒色欲,忌生冷,节饮食。另以十四味建中汤①,去川芎,减用黄芪,连服三帖,颇获效机。后以原方十剂研末,用陈皮、冬瓜子煎水泛丸,每晚以姜枣汤送服三钱,由是斑热渐退,日有起色而痊。

韦家庄韦汉友,瘟疫发斑。大便闭,小溺短,神志昏,舌干黑,硬不能伸,命以茶润,甫能稍稍伸出,且谵语喃喃,身热如炽。脉幸有根,予即以消斑青黛汤②去参,加大黄三钱、元明粉三钱;去大枣、柴胡,易浮萍三钱、生姜汁两三点;去犀角,多用石膏。另加板蓝根一二钱,黄郁金二钱,丹皮二钱,益元散③三钱,荸荠汁一杯冲。一剂大效,二剂而液复,斑消。后以原方依次加减,逐渐告痊。

原按:本方原用柴胡,取其能解斑热,达于肌表之意,惟此时阴液渐伤。既恐性燥,且《备要》有云:阴虚火炎者当禁用,故以浮萍代之,似为至稳。如此火热之极,姜枣理合并去。所用姜汁三两点者,以姜通神明,而又可聊和寒药之性也。

童家营吴承高,染疫甚剧,多医罔效,邀予诊之。予夜至其家,巫者已为祝矣(该地乡俗,凡有病重欲毙者,延乡耄十三人,延巫具牒,厚焚香纸,于神前祷祝,愿各借寿一二载不等,名曰"烧保状")。事毕,为之诊,脉小而数,时濡时劲,身现紫斑,便流稀黑,舌绛苔焦,唇手蠕动,呃哕昏糊,热如火炽。询其大便,八日未解。索阅前方,先日尚服柴葛。此则不惟失下,而且火上加油,无怪痉生。遂谓其家曰:"症已危矣,药恐无济。"其家还请立方,势不可却,即用阿胶鸡子黄汤④合新订浮石化斑汤⑤,加天竺黄、石菖蒲各二钱、朱衣麦冬一二钱,并嘱其家曰:"此药服后,必得畅解如胶。解后尚须气平,或可望生,倘气息稍促,仍属不治。"讵服头煎之后,腹如行车,病者虽属昏糊,亦不时自行转侧。命服二煎,药碗甫释,得解败酱半小马桶,少顷又解,不独气息平允,而蠕动渐息,神志较

---

① 十四味建中汤:黄芪,人参,白术(土炒),茯苓,甘草,当归,川芎,白芍,熟地黄,麦冬(米炒),肉苁蓉,附子片(炮),肉桂,半夏(姜制),入姜枣煎。(此即十全大补,加冬、苁、附、夏)。

② 消斑青黛汤:漂青黛,炒山栀子,犀角,玄参,知母,小生地黄,人参,甘草,柴胡,石膏,黄连,生姜,大枣。

③ 益元散:飞滑石六两、甘草一两、飞朱砂一钱,研匀。

④ 阿胶鸡子黄汤:真阿胶二钱,鸡子黄二枚,先用开水半茶杯将阿胶炖化,后入鸡子黄,和匀服。

⑤ 新订浮石化斑汤:浮萍三钱,煅石膏二两,大黄三钱,小生地黄三钱,炒栀子二钱,牡丹皮三钱,人中黄钱半,大青叶(捣汁)大半杯冲服。如无大青叶,则用板蓝根三钱。

苏,知索茶汤。实亦天命有数也。旋将原方大黄减去三分之二,又服一剂,斑退液复。后仅用银翘汤合五心饮,加炒栀子、炒粳米,又进三帖而瘥(后方以病呃逆,曾用柿蒂七枚为引)。

6. 疫黄

黄者,五行之土色也。凡病者身面俱黄,其如橘色,名曰黄疸。疸有谷疸、酒疸、湿疸、黄汗、女痨之分,源皆出于脾土,根不离乎湿热。丹溪有云,疸病不仅有五,尚有食积发黄、瘀血发黄、阴黄、虚黄之别,治各不同。予谓疫病发黄,有因热甚伤阴,阴血受烁而为黄,其治疗之法,终不越乎解毒、宣热、渗湿、清营八字为主旨,与五疸之不可纯用寒药者,实有别焉。

钟桥徐步春,疫重发黄。予察其身目俱黄,色如菜花,头重汗出,而身独无汗,渴欲纳凉,二便不利,知为郁热在里,遂用茵陈蒿汤[1]加黄甘菊三钱(甘菊善清血热,并能去上升之邪,而又取"以黄治黄"之意)、天花粉二钱、益元散三钱、黄柏二钱、生石膏一两、粉丹皮三钱、橘红钱半、芦根十节、鲜荷叶小半边。两剂大效,后以原方依次加减而瘥(此郁热在里之证)。

南湾郁某,染疫发黄。察其脉滑而数,周身金黄,大便虽解,而脘腹拒按,烦闷不安,渴热头重,溺浊舌黄,得饮则呕喔。此湿邪在脾,与疫热蒸郁为黄。疗以节庵之茵陈将军汤[2]加酒炒豆豉二钱、上川黄连五分(另炖冲)、姜制半夏二钱、木通钱半、橘皮二钱,连服四剂而瘥。

7. 疫痢

疫痢者,非若外受寒暑、内因湿热之痢也,乃一种疫疠之气,内合毒质,犯人成痢,西医谓有毒菌传染者是也。疫痢有广狭二种:其狭者明明病疫之人,乃脾胃素虚,中阳不健,不能助其药力,以鼓荡其邪,使由表分而达也。疫热不解,注于肠胃,而转成痢疾,此百中或二一者有之。其广者,一人患痢,渐及一家,或达于四邻,递相传染,为害甚烈,至病者体气臭秽莫名,令人难近。予于医界经历多年,患疫痢者,似以湿土司天、寒水在泉之岁多有之。治法虽不离乎成方,然究以败毒为要领。曾立黑豆败毒汤,屡试有效,兹特附录于下,乃候有道者参酌之。

新订黑豆败毒汤:黑大豆一合(淘净酒拌,炒焦去火气,煎成浓汤泡药),甘

---

[1] 茵陈蒿汤:西茵陈四钱,川大黄三钱,炒栀子三钱。方出《伤寒论》,主治湿热黄疸。

[2] 茵陈将军汤:西茵陈三钱,炒山栀子三钱,川大黄三钱,川厚朴三钱(姜制),炒枳实二钱,黄芩钱半,甘草一钱,生姜三片,灯草一握。

草一钱,潞党参一钱,五谷虫炭二钱,苍术钱半(米泔水浸,晒干炒用),防风钱半(酒炒),白芍药二钱(隔纸炒用),赤茯苓三钱,黄连钱半(酒炒)。

如后重里急,腹痛窘迫,不渴者,去参,加炒枳实、广木香、炒箱大黄;渴者,去苍术、党参,加米炒麦冬、上川黄连、炒箱大黄;小便涩者,去参、术,加木通、飞滑石;解如豆汁者,加独活、厚朴、姜炒半夏;兼食滞者,加焦山楂、槟榔;呕哕者,加干姜、川黄连、橘皮、竹茹;烦满者,去党参、防风,加炒栀子、豆豉、枳壳、半夏;腹痛甚者,加炒当归、煨木香、炒青皮,外用吴茱萸一两、马齿苋干一掬,洗净切碎、酒醋各一两,拌匀炒热,置脐熨之;红痢,去防风、苍术,加白术炭、地榆炭、赤石脂、柿饼炭;白痢,去谷虫炭,加砂仁、木香、槟榔;红白相兼如脓者,去苍术、防风,加银花炭、上川黄连、酒炒苦参、细茶叶;滑脱者,加粟壳、诃子米、炒乌梅;脱肛,去谷虫,加诃子、菱角、壳鸦片少许,如肛仍不收,再加樗根白皮、牡蛎、桂圆肉;噤口者,去参、术、防风,加白头翁、秦皮、炒黄柏、川黄连、陈皮、老仓米;孕妇痢者,以本方照症加减,如应用大黄不妨照用,惟须多用苎麻根,银器以安之;呃逆者,本方加橘皮、柿蒂、刀豆子(烧存性)。

高冯舍孟昭纯,染疫化痢,热甚口干,日夜无度,色如鱼肠,且欲解腹痛。予遂以黑豆败毒汤,去参,加川箱黄(大黄)、飞滑石、葛根,两剂获效。后于原方去谷虫炭、防风,加陈皮、半夏、川连、谷芽,二剂而痊。

表兄顾海清夫人,疫痢甚剧,适予外出未归,多医罔效,渐成噤口。迨予归时,已绝谷三日,心烦作哕,腹痛口干,下利红多白少,亦有杂垢,未可以便数为计,脉数而小,身热不甚。遂拟白头翁汤[①]加广木香一钱、炒白芍二钱、川黄连四分、米炒乌梅三个、赤石脂二钱、谷虫炭钱半、甘草一钱、橘皮钱半、黑大豆一合(酒炒入煎)。服一剂,即稍进糕粥,二剂则腹痛呕哕大减,便数亦稀。后以原方照症加减而痊。

8. 大头瘟

大头瘟乃天行疫疠之气,挟风热而犯于手太阴、少阴及足少阳、阳明之经。上窜诸阳之络,脑经为之乘犯,故头目肿大,甚则渐大如斗。恶寒发热,体重口干,或目不能开,或咽喉不利,大便不秘者,不宜用苦寒之品引邪内陷,应以东垣之普济消毒饮为主方,取其辛凉清散,无过不及,效力颇佳,故后人大多宗之。

罗家桥邓芸芳,初觉恶寒身热,头重不举,继而头面肿大,目合不开,项筋

---

① 白头翁汤:白头翁,北秦皮,川黄连,川黄柏。方出《伤寒论》,主治热利下重,便脓血。

不和。其家疑为外症,予曰:"此即俗称之大头瘟,非外症也。"又因时届十月,气候渐寒,疗以普济消毒饮①,去玄参、蓝根,加杭菊、白芷,连服三剂而消。

山东莒县猪客袁某,患头痛,恶寒,继而身热渐甚,头肿如斗,多汗口渴,舌黄项肿,大便三日未解。予见症实,且又北人质劲,遂以菊花茶调散②,去细辛、羌活,加连翘二钱、大黄三钱、鼠粘子(牛蒡子)三钱,合新订浮石汤③,一剂即效,两剂大转。旋以原方去大黄、石膏,加鲜荷叶两服而愈。此症除服煎剂,另用鲜荷叶、家菊叶捣汁,和赤豆面调涂头面,上及巅顶,下至颈项,亦颇觉有效。《条辨》有用水仙花根捣涂之法,但不如此便捷。

9. 烂喉疫(烂喉痧、烂喉疳)

喉痧一症,为害甚烈。古书多未备载,无斯病名,现行之书,每每见之,岂古今岁运有所变迁耶? 不知自来之喉痹、喉鹅、木舌(舌肿如)、缠喉风、锁喉风等急症,即可夹发④丹痧也。盖喉症之有丹痧,亦犹疫症之有斑疹,未必人人皆然,所以古人治喉,未见有丹痧二字。纵遇肌赤面红,只知为时行之毒,故入手之初,不宜骤用寒药,立法之始,未尝不谓精确。

今人所能发明者,乃由清雍正癸丑年,大江以南,喉疫遍行。医者诊之,初则恶寒喉痛,继则咽肿呕恶,头痛烦闷,热势炎炎,甚则舌肿如脬,咳吐脓血,诊此则肌肉丹红,诊彼亦头面焮赤,若隐若现,多未直达皮毛。一一留意,遇症皆然。甫将丹痧两字,从此揭开,因名之曰烂喉痧也。

考其治法,尚未越乎《活人》之荆防败毒散⑤、钱仲阳之升麻葛根汤⑥、《金

---

① 普济消毒饮:黄芩,黄连,玄参,甘草,桔梗,柴胡,板蓝根,牛蒡子,升麻,马勃,连翘,僵蚕,薄荷,陈皮。方出《东垣试效方》,主治大头瘟。

② 菊花茶调散:黄甘菊,僵蚕,薄荷,荆芥,川芎,松萝茶叶,川羌活,香白芷,甘草,防风,细辛。方出《银海精微》,主治:外感风邪,偏正头痛,或巅顶痛,恶寒发热,头晕目眩,舌淡苔薄白微黄,脉浮者。

③ 新订浮石汤:浮萍草,煅石膏。

④ 夹发:并发,伴发。

⑤ 荆防败毒散:荆芥,防风,羌活,独活,柴胡,前胡,甘草,茯苓,枳壳,川芎,桔梗。方出《摄生众妙方》。主治:外感风寒。症见:恶寒、发热、无汗、剧烈头痛、肌肉关节酸痛,舌苔白腻,脉浮或浮紧。亦可用于痢疾、疮痈初起而有表寒证者。

⑥ 升麻葛根汤:升麻,葛根,芍药,甘草,生姜。咽痛,加牛蒡子、桔梗。方出《太平惠民和剂局方》。主治:麻疹初起。症见:疹发不出,身热头痛,咳嗽,目赤流泪,口渴,舌红,苔薄而干,脉浮数。

匮》之甘桔汤,《本事方》之利膈散,陈无择之玉屑无忧散①以及玉钥匙②等方之大旨。是丹痧虽发明于后之人,而临证施治,仍不外乎古人之法,安见古今人之不相及耶?

原按: 叶氏又有痧疳之名,谓湿盛热蒸,口舌咽喉疳蚀,若不速治,有穿腮破颊、咽闭喘促之危。内用吹药,另服煎方,亦须以辛凉清散为法。

盐邑丁家河之周桂成,一日午前寒热,咽间痛楚,至酉则壮热外寒,头重口干,咽痛较甚,有命以胖大海二枚泡茶饮之。迨及二更,不但咽喉痛窒,汤水难下,亦自觉舌根渐肿,呼吸异常,连夜登船,就予诊治。闻其声有如曳锯,察其色则面赤目红,启其口则舌如猪舌。问服药否,其从者曰:病方一宿,仅服胖大海二枚。予曰:乡俗秘方,害人不浅,寒火受其逼迫,生死在反掌之间矣。当命赵生于舌下两旁,以针刺之,去其恶血,并戒勿刺适中(适中恐血出不止)。针刺之后,不住以蒲黄擦舌,另用斩关丹③七粒,温水调下。约两小时,又以利膈散去参,加僵蚕钱半、马勃钱半、制军三钱、蒲黄二钱、炒栀二钱、射干钱半、杜牛膝二钱,煎服。约至半夜,大便畅解,似夹脓血,秽臭难名。次早复诊,舌肿已消其半,咽痛亦减,颈项胸背,发痧红赤如铺。旋以原方加减,另用油捻熏法④,一日三次,由是告痊,可谓侥幸矣。予谓诸生曰:一阴一阳结,则成喉痹。胸中为少阳,心为少阴,二脉正络于喉。设感非时之寒,毒伏少阴,始衰不病,旬日乃发,发必咽痛。倘误服寒药,阴阳交结,内格阳气为热,上犯于咽喉经会之处,心脉不行,郁迫而肿及舌本。若不急针去血,使其毒下行,则未有不殆者。

益林陶姓孩,出痧七日不收,烦躁不宁,就予治。察其热渴齿焦,音嘶咽痛,咳嗽带红,痰多气促。索阅前方,虽有甘桔,余皆荆、防、柴、葛之属,此误于江承桂之"要知头面赤,正痧毒外达之势,急宜托表,俾毒不内溃。若投寒药,则喉闭痰升,命归泉路"之说也,究不知病有始终,药有层次。如痧疹未达者,自宜表托。其达而畅者,务以辛凉,使其毒无留连,见伤营卫,如此热势炎炎,非辛凉何以解乎?遂拟银翘汤,以人中黄易甘草,荸荠皮易竹叶,合二母散⑤,加

① 玉屑无忧散:玄参五钱、黄连三钱、荆芥五钱、贯仲四钱、茯苓五钱、山豆根五钱、寒水石二钱、甘草五钱、硼砂二钱、砂仁三钱、滑石五钱(水飞),研为细末,每用一钱,清水调服。

② 玉钥匙(亦名金锁匙):玄明粉一钱、雄黄(明雄)五分、大黄二分,共为极细末,吹喉。

③ 斩关丹:明石雄一钱、郁金一钱、巴豆十四粒(面炒去油),共研细末,醋糊为丸,梧子大。

④ 油捻熏法:以蓖麻一掬去壳,捶烂如泥,取其油多,擦于火纸之上。约擦数张,将纸卷成火煤,燃火近口熏之,使病者吸其烟气。

⑤ 二母散:知母,贝母。方出《急救仙方》,主治:喘急咳嗽,痰涎壅盛。

煅石膏、黄连、桔梗、蝉衣、牛蒡根汁,连服二剂而转。后又以原方去石膏、黄连、知母、蝉衣,加沙参、扁豆衣、橘络,另用七宝丹①吹之,未数日而愈,皮褪如麸。

10. 虾蟆疫

虾蟆瘟者,初时恶寒壮热,头重体沉,两腮预肿,形类疟腮,乃邪犯少阳。少阳之脉与太阳阳明之脉会于巅顶,下络耳之前后,故受病者,两腮肿大,名曰发颐。所谓虾蟆瘟者,乃以蛙鸣腮鼓,象形以名其病也,治法宜于辛凉清散(少阳病,柴胡不可缺)。

墩左庄左姓子,患疫发颐,恶寒作喔,身热头重,胸次痞满,就予治。予以胸痞舌腻,有夹滞之象,遂用普济消毒饮,去玄参、板蓝根,加槟榔、枳壳、半夏,两剂得汗而痊(耳根肿处,曾以红小豆面合醋糊调涂)。

蒋德干之弟,染疫发颐,恶寒发热。乡间于疟腮,每用墨涂禁。三日后,腮肿虽消,而病转重矣。就医诊治,连服柴葛解肌,不惟无汗,而热势更剧,口渴谵语,抬就予诊。舌苔苍黄,大便四日未解,胸前胸后发现红紫斑点,予曰:“此瘟毒传里证也。”遂拟消斑青黛汤,去参,加大黄,合新订浮石汤。一剂则便解恶垢,神志转清,二剂则战汗如洗,热退斑消而愈矣。

11. 鸬鹚疫

鸬鹚,鸟也,鸣声连串,回腔络绎,病以此名,以其咳声相似也。此症在小儿为最多,亦大有传染性。咳作则连声成串,竟至数十声不可稍忍,而回腔宛如水鸡鸣者,似哮非哮,似喘非喘,甚则面目浮肿,口鼻呛血。此属邪犯肺腧,最不易效。其治疗之方,端不外乎疏风、润肺、宣痹、清络为之大旨。此症遍考医籍,从无特效之方,惟谢观之《医学辞典》,有以鸬鹚涎及蚱蜢煎水服之立效云云。试问鸬鹚涎,其取何易?蚱蜢又为何性?不识其性,徒以鸟食之虫,而治鸟名之病,予所不取也。

李庄李锦芳之八岁子,咳嗽连声不歇,若水呛蛙鸣,几欲断肠之象。就予诊,予以前半桑杏汤②,令服五剂甫痊。

刘家庄刘姓子,疫疹之后,咳嗽不息,咳则连作数十声,喉间如水呛之声,口鼻喷血,面目浮肿。予以前方加炒蒲黄钱半、柿饼霜一钱,三剂获效。复诊时,又以原方加减,再服三剂而痊。

---

① 七宝丹:青黛二分、煅人中白二分、炙僵蚕四分、硼砂三分、胆矾一分、火硝三分、上梅片(冰片)一分,合细吹之。

② 前半桑杏汤:前胡二钱、半夏钱半、橘络二钱、桔梗二钱、杏仁霜钱半、炙桑叶二钱、甘草一钱、薄荷钱半、牛蒡子二钱、风胡萝卜四钱、刷毛枇杷叶两片。冬令酌加麻黄。

12. 羊毛疫（羊毛疔、羊毛痧）

羊毛疫，古书多未详载，惟《松峰说疫》有此病名，其后《陈修园医书》附急救奇方亦有之，大半后人补入。《条辨》亦稍称其烈，其症发时，必头痛寒热，肢重烦闷，类于伤寒。前心后心，发痧成簇，其颗粒之上，皆有细毛，故曰羊毛疔。又谓天时暑暖，卧风宿露，为游丝入肌肤而成此病。来势颇促，若不急于医治，速者五六小时，缓者一二日即死矣。

在予之见，六淫为无形之气，其犯人也，必由毛窍口鼻而入，若谓游丝犯人，游丝虽细，尚为有质之物，犯人皮表则可矣，而犯人肌肤之说，殊难轻信。总之五疫之起，皆相传染，其有传染性质而生细毛者，譬之食品糕馒遇时阴晦，酿生白糜，耸其质之上者，细冗如毛，同一义也。况人身脏腑，脾主肌肉，肺合皮毛，脾肺一受疫毒，其肌肉皮毛之分，气血被其燔灼，故见此症。然症名虽具，世不多见，俗医每于伤寒热病之际报夹羊毛痧者，实臆说也。若谓疹即是痧，而症情之缓促，又有不同，吾故特笔志之。

予二十岁时，本镇店商贾锡九君患疫甚剧，时值先严为远处所聘，邀予诊之。服药未果，其妻朱氏以籍隶丹徒，距家甚远，不无心乱，遂另延一医，与予同诊。察其神志半糊，渴烦热甚，舌色水黄，大便稀水，某医复烛照其身，谓之曰："症情所以如是之重者，乃羊毛痧毒之故也。"急以荞麦面用鸡子清调团滚之，另服煎方，再观进退。予旋于病者之胸前胸后仔细察看，亦不过寻常之人身，冗毛而已，并无别异，乃暗自忖曰：羊毛疔、羊毛痧，书中尚有其名，如羊毛疹三字，不独方书所未见，即庭训亦从来未闻。彼时乃不便与某医表白一字，遂任其立方，某即以银翘之类加减，令服一剂。依然无效。次日复疹，仍以原方加减，药皆清平，孰知车薪之火，杯水无济，不但病未见退，且唇口燥裂，舌黑欠津，谵语呢喃，糊涂较甚。适贾弟至，谓其嫂曰："某医既说有羊毛疹毒，药当应手，而两剂未效，尚恐未得其旨，复延予治。"适先严归来，予具以病情告，先严曰："胸前有红颗粒乎？"予曰："无。"曰："尔读诸书，曾见有羊毛疹三字乎？"予曰："未也。"先严又曰："近时医家，往往以虚大病名，恐吓病家，希图酬报。或有耳食之学者，人云亦云，若问其实在，伊必无辞以对。症果汗不解热，唇口干燥，大便水稀，为热结旁流之象，尔以大剂白虎合承气下之，则可矣。"予即遵严命，以白虎之石膏，用至二两，合调胃承气，加连翘、玄参、木通、炒栀子、广郁金、天竺黄之属，一剂即得畅解，由是热退渐安。后又以五心银翘加减，连服二剂而痊。

兴化洪姓，以贸易来集，其子十余岁，感恙两日，头痛不举，寒热交作，脘痛痛胀,口渴唇干,就予诊治。予察其神志烦躁不安,欲呕不呕,乃以手探其怀,按胸脘,热如炽,并觉手指下若有细粒梗凝者,遂命褫其衣,细察之,当脘之际约有红点二三十粒,簇聚累累,不甚高耸,尚有冗毛长约三四分许。予思方书所谓羊毛疔、羊毛痧者,想即此也。乃命以鸡子清和麦面缓缓滚之,滚后,另以曲酒一盏、原醋半杯,用青布湿擦。擦后又以青钱刮其红点,刮而复擦,擦而复刮,约三四小时,较前颇安。复思及叶氏治疗之菊汁饮并金银花酒,为奇疡恶毒之宝,遂以此两法,外加赤豆一大掬(取其色赤入心,消痈解毒,并治一切恶疮之能)、广郁金三钱(采其开心气,并去心经郁热),命服一剂。外以鲜浮萍捣烂如泥,赤豆面一两,用鸡子清调敷患处(浮萍清轻,能去浮游之火,善解心经淫热,又能祛风,并可涂一切恶疮)。次日复诊,病退大半。彼因大便未解,又以原方加九制大黄二钱,又服二剂,竟以告痊。予以所拟汤药,立其名曰菊叶豆花汤①,敷方名曰紫背赤衣膏②。

13. 蝥刺瘟

蝥刺瘟之为病,甚不多觏。患此症者,其毛窍之间,类于蝥刺,麻痛踟蹰③,手不可近。乃由于汗体解衣,为疠风所乘袭,亦或天时温暖,于腐湿之地,为虫秽所侵,或浴于不洁之水,为微生虫毒所犯,或宿露卧风,为飞沙游丝所触。致病之初,尚在玄府分肉之际,迟则内犯脏腑,不易图治。其治疗之方,端不越乎驱风、去湿、解毒三者为宗旨。

前马路孙锦堂,初觉头重寒热,皮肤木木不仁,渐及麻痛,若为蝥蚕蜂蝎所刺,遍身皆然,势不可遏,就予治。予曰:"此蝥刺瘟也",即命以桃叶、苍耳叶各一大握,煎水俟微温洗之。浴后,另用马齿苋捣如泥糊,入荞麦面一两、白芷末一两、明雄黄五钱,研细和匀,必使其干湿得宜,遍体擦之。另服荆萍败毒汤④两剂而愈。讵系不慎口腹,于愈后八九日间,误食家鸡,隔日周身瘙痒,且如芒刺,并片片红耸,与云疹无异,后虽服药,决无效果,渐变麻风,二年而逝。

涟水伍姓,佣苦人,流落本镇,其子以当午畏热,浴于河,适其时天旱,水不

---

① 新订菊叶豆花汤:青菊叶一把(捣汁两盏),赤小豆一掬,金银花五钱,甘草二钱,郁金三钱,陈酒半杯(冲)。

② 新订紫背赤衣膏:紫背浮萍二两(捣如泥),赤豆面一两,以鸡子清和匀,调敷患处。即发颐、发背、诸痈敷之,均见功效。

③ 踟蹰:徘徊不前,此处指麻木经久不愈。

④ 新订荆萍败毒散:荆芥二钱,浮萍三钱,净蝉衣一钱,南薄荷一钱,甘草二钱,白芷二钱,金银花二钱。

洁，多泡卵（按予乡濒海，大旱水浅时，则海中咸水倒灌，中多泡卵，能运动），浴后当风而卧，及醒，头觉得昏重，皮毛楚楚。初疑为鸭虱所咬，继而痒痛交作，遍身芒刺，头面浮肿，手不可近。就予诊，予仍以鲜桃叶、苍耳叶各一大握，加苍术，令其煎水浴之。浴后，又用马齿苋、白芷末、荞麦面、明雄黄共捣如泥，遍身滚擦。另服荆萍败毒汤，加苍术二钱，二剂而效，五剂痊愈。

14. 葡萄疫

葡萄为果类之佳品，结果累累，经秋则熟，其味甘而酸，其性寒而润，其色青且紫，疫以是名者，乃以其色之青紫相似也。葡萄斑亦斑毒之属，惟寻常之斑，细如蚤斑粟米，大如豆瓣。而葡萄斑迹，有如瓜瓣者，有如萍背者，亦有如指甲青钱之大者，累累成片，棱圆不等，其色则紫中兼青，颇为骇人。考其发斑之原，端由于邪热入营，肌肉腠理之分受其燔灼而致之也。然有形于外者，亦必先伤于内。吴氏云："阳明主乎肌肉，肌表发斑，而阴营亦重受其竭矣。"邵子又曰："热蕴于胃，伤及血阴，故有是证。"古人咸如此论，此理当必不诬。治之者，当去其阳明之邪，清其血分之热，察正气之虚实与有无兼证，或未出，或出而未透，或已出，或转为内陷，色鲜色黯，属阴属阳。如托里举斑、升麻葛根、消斑青黛、犀角地黄、犀角玄参、黄连解毒、白虎、黄龙、消斑承气、附子理中及大柴胡诸汤，总在临时诊察，择而用之，加减变通，存乎其人。昔孟子所谓"大匠诲人，能与人规矩，不能与人巧"者，正谓此也。予涉猎医籍数十年，如发斑一门，确知有阴阳之别。阳斑者，即如前之所述。至若阴斑，乃本于元气空虚，寒伏于下，逼其无根之火上熏于肺，传于皮肤，而为稀小之斑，色仅淡红而已，并未道及阴斑，有如葡萄之色，兼有如许之大者。予每见患葡萄斑者，神情如故，身热和平，似乎无甚病苦，即饮食亦能稍进，理无危险，乃往往转瞬间顿呈变态，可不知乎？

葡萄斑疫，予历验之，皆未冠之年及六七岁幼孩居多。锦纹点点，大小不齐，大者如青钱、指甲，小者如粟米、豆瓣，色青而紫，或如胭脂。察其脉象多芤，大小不一，有缓有数，其神志亦不甚为苦。纵热不炽，虽渴不烦。若以阴证论之，阴证发斑，细如蚤斑黍米，其色淡红，考之方书，从未有如此之色如许之大者，是以不敢从阴。若谓阳毒发斑，无舌黄，无烦闷，无狂渴，无便秘，故又不敢从阳。反复思维，愧无把握，访之同辈，亦属渺茫，真有无处问津之苦。数十年来，悉心研究，始稍稍明了。或问于予曰："葡萄一疫，多见于幼稚之年，何也？"予曰："幼年血气未定，正元不充，或当病后，或体素薄，或食冷物，逼其隐伏之热，使恶疠之气直犯血脉（如中风之中血者），不由诸经传达。夫血者，荣养百骸，周流无滞,血滞不行,则气之领权亦失,周身沉困作矣。不知早治,诸脉受其郁迫,渐至累累发斑。斑延日久,血不能化,气无以养,邪复内犯,所以毙命者,多出于猝暴也。"或者又曰:"然则治法奈何?"予曰:"治法首在清血中之毒,使毒不内犯,益血中之气,俾气能领血。"气行毒化,或可成功,如《局方》之活命金丹,[①] 去元明粉,加洋参或潞党参、大生地黄(炒用)、当归、广郁金、紫丹参、紫背浮萍、紫菊花(菊受四时之气,芳甘解毒,紫能入血)与病者服之,颇能获效,因易其名曰消斑活命饮[②]。因呕录出,以供有道者指正。

东沟季翰圃子,十二岁,染病两旬,医药罔效,邀予治。察其遍身斑迹,大者如荔壳、指甲,小者如豆瓣、粟米,棱圆不等,色紫而黯。扪其身而身不过热,察其情而情不甚苦。每日糜粥,尚可少进,亦无便秘、烦渴不安等弊,惟自云头痛惮举。索阅单方,皆消斑青黛之属。予时年甫甘余,阅历未深,但细察病情,毫无火热症状,从阴从阳,竟无把握。若谓从阳,神情不合,若曰从阴,斑痕迥异。一再思之,辛温固不敢用,而过分苦寒,亦不敢与,惟是不求有功,先求无过,仅以四物汤加菊花、红花、板蓝根、丝瓜络,合服二剂再诊。讵次日午餐,其子粥碗未释,忽然晕厥,呕吐紫血而夭。予后闻之,深愧学力之未到,识见之不真,致有玷声名。由是遍考诸书,亦无能证明,可见医道固不易行也。

益林颜姓子,约七八岁,发斑来治。其斑之小者如黍粒,大者如豆瓣,累累满身,面部则无。神志尚清,不热不渴,惟有疲倦之色,颇似正虚,饮食亦不多进。照神情而论,尚未可以不治断之。予以季氏子为前车之鉴,谓颜曰:"此子之症,万分险恶,君可早就高明,或能回身于万一。"彼时颜似以我言为欺,后延二十余日,果如季子暴卒,又荡南卞氏子亦如之。昔李中梓曰"阳证见阴,命必危殆"者,想即此也,由是益加体会。

益林马德荫药号之子,年约十三四,患斑疫,就予治。其子体材不丰,周身斑点,碎小者多,其如指甲豆瓣大者,约三分之一,下部脚面为尤多,惟无苦楚烦热等现象。询其大便,两日前曾微解燥粪,予时已悟得"阳症见阴"之理,仍从阳治,惟现阴象者,想属气虚,当清其血中之毒,兼益其气。然过分苦寒,亦当戒慎,遂以新订之消斑活命饮,酒炒大黄仅用一钱五分,西洋参八分,令服两

---

① 活命金丹:大黄(酒浸),连翘,芒硝,甘草,炒山栀子,黄芩(酒炒),薄荷,板蓝根,青黛,竹叶为引。

② 新订消斑活命饮:川大黄,黄芩(以上二味均用酒炒),连翘,甘草,山栀子(炒黑),薄荷,板蓝根,青黛,西洋参(隔汤炖),当归(酒洗),大生地黄(炒),广郁金,紫背浮萍,紫菊花(如未开花则用根)。

剂,而大便带黑,小溲宛若盐卤,斑迹渐稀,饮食亦进。其后去大黄,参减三分之一,又服三剂,而斑竟消清,乃获痊愈。后又有张姓鲁姓子皆如之,幸俱告痊。总之遇此症状,凡斑色之红紫者,皆可治。倘紫如葡萄,或如紫萝卜色者,口秽逼人,决无生理(以上皆阳证阴象)。

凤谷村赵松皋中书之孙墨卿,年甫十二三,于光绪二十五年八月患疫甚剧。初延本地医,药皆罔效,其祖以其失怙早,且又惟一之长孙,颇觉惶惶,遂邀予治。予到时,见其眼鼻口角皆出血,及诊,遍身斑迹,大者如荔壳,小者如萍背,累累簇簇。渴欲纳凉,舌本红而苔黑,窍出血而齿干,幸脉数不促,神情不昧。询其大便,四日未解。予谓其祖曰:"症情为火热之极,险恶难名,非杯水所可救者。速以鲜葡萄汁一大杯,炖热与服,凡荸荠梨蔗,概不可禁。另以消斑青黛汤,去柴胡、姜、连,倍用石膏,用鲜生地黄捣汁,合调胃承气汤,加生蒲黄、牡丹皮,令服一剂。及夜,大解颇多,有如猪料,有如酱渣。解后,得睡至晓,而窍血亦止,渴亦减其大半。次早复诊,仍以原方去硝加党参,微益其气,又得畅解,斑消其半。此后仅以银翘合清营之法,加浮萍三钱,连服二剂,通体微得其汗,由是热退斑消,日渐痊可。予思墨卿之症,可谓至险,然阳证阳象,为发扬之邪,症状虽恶,较之以上诸症,阳证阴象,为隐伏之毒,便于着手矣。业医者,于阴阳界限,岂可分划不清欤?

15. 瓜瓤疫

瓜瓤疫,亦大头瘟之至重者,多见于天行之年。古书尚无是名,厥后郑重光《补注析义》下篇,聊括一语,刘松峰亦说之未详。曰瓜瓤者,疫疠之毒直犯诸阳,阳络受病,血亦不行,由是憎寒发热,渐至头面焮肿,三五日间,即破流秽水,颇类烂瓜。《内经》云,人身一小天地,身半以上,同天之阳,头位至高,为诸阳聚会之所。若不急治,阳无以施,阴无以化,必致邪复内犯,而又假道于喉,喉受波及,初咽肿,继喉烂,直至浆水不入,益形危险。其治法急宜清阳络之毒,升阴中之阳,并倍用牛蒡、浮萍。一以解其结毒而保咽喉,一以发扬邪秽,俾毒从上越,不使传里,或无大害。《医通》有用生犀饮[①]治之者,惟患此疫者,贫寒居多,用犀何能为力,遂立一升清消毒饮[②],应手颇多,姑录于后。

---

① 生犀饮:犀角二钱,苍术一钱(麻油炒),川黄连一钱,黄土五钱,金汁一盏,芥茶叶一撮(此茶产于江西省宁都县,性极刻利),清水煎。

② 新订升清消毒饮:牛蒡子三钱,紫背浮萍四钱,川黄连六分,玄参三钱,人中黄三钱,连翘二钱,薄荷二钱,僵蚕二钱,杭菊三钱,升麻八分,桔梗三钱,鲜荷叶一小张。便实加大黄;渴甚去升麻,加石膏、花粉。

族人余永江患疫，就予诊。头面焮赤而肿，二目若合，鼻梁与项均裂，且流秽水，恍若烂瓜，牙浮咽痛，询其大便，三日未解。予遂以升清消毒饮，去升麻，加大黄二钱五分，令服二剂。外以水陆三仙膏①和蜜调涂，颇获效果。待复诊之时，肿消其半，神志亦爽。予又以原方去大黄、黄连，加当归三钱、扁豆衣二钱，又服二剂而痊。

乡邻周瑾妻，头面肿大，寒热交作。其家疑为外症，就治疡医，不特无效，头痛更甚，鼻流稀红，颊额破裂，均出秽水，复就予治。予曰："此瓜瓤疫也。"遂命用浮萍一握、甘草二钱，合米泔水同煎，俟稍凉，以软布缓缓洗去流秽，再以水陆三仙膏和匀，用鸡毛轻轻遍扫头面，日四五次。另服升阳消毒饮加苦丁茶二钱，数剂而痊。

16. 天疱疫（附豌豆疮）

天疱疮，乃天行时毒犯人，至遍身起泡，故名之也。考其起因，大都由暑湿内郁，风热外束而成者。燎浆成泡，痛不可忍。其如银杏樱桃大者，浆色薄白，名曰天疱。又有如豌豆大者，浆色较老，形类天花，即豌豆疮是也。此疮身上多者，风热重于湿热；身下多者，湿热重于风热。治法以散风、清热、解毒、渗湿八字为准。

益林陶杰三子，值暑月发疮数十粒，宛若痘疮，胀浆如脓，身热头重，面赤口干，陶疑为天疱，就予治。予曰："此疮虽不如天疱之大，然较大于痘疮，形类豌豆，即豌豆疮也。现值暑天，乃风暑郁迫而成。"当即以《本事方》之利膈散②去参，加扁豆衣、银花、青翘、青黛、飞滑石、西瓜翠衣，命服二剂。外用大青叶、瓦松、丝瓜叶捣汁，调大黄面涂之，数日而痊。

孟春子八岁，痘后体质未复，夏末又病泻，继发天疱，热渴俱甚，其破者悉流薄浆，痛不可忍，多汗便溏，脉象虚数，遂用人参白虎汤合新订紫背绿衣汤③，命服二剂。外以大青叶、丝瓜叶、瓦松捣汁，调大黄面涂之。服药后，热渴俱退，汗渐少，痛亦稍缓。后仅以紫背绿衣汤加银花、连翘、大生地黄、白芍、甘草、粳米，又服两剂而痊。

17. 疙瘩瘟（附当头风）

疙瘩瘟，乃天行值于夏暑，头面遍结疙瘩之谓。初时头目肿大，耳窍不清，

---

① 新订水陆三仙膏：鲜荷叶两三张（捣烂），鲜菊叶一握（捣），赤豆细面一两，蜜和调涂。

② 利膈散：薄荷，荆芥，防风，桔梗，甘草，牛蒡子，人参水煎。

③ 新订紫背绿衣汤：紫背浮萍，扁豆角皮，西瓜翠衣，丝瓜皮，井水煎服。

发热恶寒，口干不甚，或泛泛作喔，状类伤寒，为三阳经病也。盖三阳之气，皆会于巅，从巅至额，络脑后者，属太阳，从额由鼻，上至头面，属阳明，又从头角下耳中及耳之前后者，属少阳。如虾蟆瘟一症，为少阳之邪，偏胜于阳明太阳。雷头风乃太阳之邪，偏胜于少阳阳明。疙瘩瘟为阳明邪热，较胜于太阳少阴两经。阳明胃也，胃热上蒸，营气不行，络血凝滞，则疙瘩结矣。其疗治之方，不可过用寒药，诛伐无过，治之早而当者，尚可全消，迟则营卫热甚，必致溃脓，则歧蔓多矣。雷头风，头如雷鸣，风动作声，脑后筋掣不和而痛甚者是也。以上头面各症，如大头瘟等治法，务以甘清辛散，以升发之，俾邪从上越，不使传里，古方有普济消毒饮、川芎茶调、菊花茶调、银翘败毒、荆防败毒、清胃、清震等汤，均在临时变通，酌而用之。

李家庄李如苞之子，十余岁，患疫。头痛鼻塞，发热恶寒，舌腻口干，心烦作喔，头面疙瘩累累，就予诊治。予仿清震汤[①]合菊花茶调散，两剂获效，继以原方加减，又服二剂而消。

盐邑都梁庄杨怀南，患疫头痛。初以距予太远，未及就治。连易数医，迄未一效，延近匝月，头痛如劈，脑后经掣不和，转项不得，俯仰不能，不得已就予诊治。予以其病延日久，胃热必炽，遂以清震汤，升麻减半，合新订之浮石汤，加白蒺藜、白芍药、甘杞子(均用酒炒)，苦丁茶炒山栀子，三剂而痊(此雷头风)。

18. 鼠疫

鼠疫一症，自轩岐以下，医籍中从无是名，若欲究其病源，寻其治法，更无从考证。惟闻其传染如何速，为害如何烈，前五百余年，尝盛行于欧洲，六年之间，死者至二千余万人。近则香港、上海，以及福建、广东、辽宁、山西、陕西等处，亦有蔓延者，谓之"百斯笃"，亦名之曰黑死病。其发生也，必有鼠为之先道，必有虱为之媒介。曾经中外医生依法化验，咸谓已死之鼠含有疫气，故以鼠疫名之。盖以鼠既染疫，其血液中毒菌至多，鼠身之虱聚吸其血，腹中饱贮毒菌。病鼠既死，鼠虱弃之，转袭他鼠，或转袭于人，吐其毒菌于所吸处，菌既入血，化生奇速。逾五日，发大热，腋间结核，更数日而死，医治得活者，十无一二。自中外通商以来，海外之疫，轮舶往来，难免不载病人，或染疫之鼠，窜入舶中，疫延舶鼠，鼠复及人，由是鼠疫两字，遂蔓延而广播矣。

---

① 清震汤：绿升麻，茅山苍术(米泔水浸炒)，鲜荷叶。方出金代刘完素《素问病机气宜保命集》。主治：雷头风。

予初闻传述，颇觉茫然，适契友自浙游吾淮，投予所好，赠以罗汝兰之《鼠疫约编》一卷，予珍藏之，旋又得梁达樵之《辨证求真》，暇辄反复检阅；其中所称病情，如头痛口干，恶寒发热，四肢困倦，或未热而身面出核者，或已热数日而后出核者，或见丹疹，或发斑痧，或有毛疔而神昏痰壅者，或呕或喔，或咽痛腮肿，项下结核，或谵语烦躁，大渴引饮者，或欲吐不吐，欲泻不泻，甚则筋抽肢厥，腹中绞痛者。依此观察，直与伤寒疫疠之夹斑、夹疹、发颐、虾蟆瘟、羊毛疔、霍乱、绞肠痧传里内闭，阴盛格阳之诸见症相似。况所云身面结核，即凭之该书，亦未必人人皆是，容有结核者，在予之见，仍属古名之疙瘩也。疙瘩瘟一症，刘河间创有清震汤，意在邪从上越，不使内传，足征此症乃由来所有者。而今突以鼠名，骇人听闻，几令立光化之下者转入于糊涂之乡。且所载之避疫良方[1]，亦实由李中梓之避邪丸脱胎而出，不过易以辛芳，以变其原体，改丸为熏，又别其体格。甚至如辟秽驱毒饮[2]、解毒活血汤[3]，虽未越乎古人"中焦不治，胃中为浊；营气不行，络血凝滞"数语之范围，而古人面目已化为乌有，此实罗梁两君改弦之巧也。

清光绪二十九年，予以指分事采办商票，寓扬州。一日与两淮候补运判叶少香携游平山堂、小金山各胜迹。回时觉倦，乃于道旁茶舍中暂歇。适其邻妇与茶社之妇诉及其女病状，泪潴潴下。叶问曰："尔女病几日矣？"妇曰："今六日矣。初觉头痛肢倦，恶寒发热，口渴欲呕。就医两次，不独无效，且由昨日起，头面微肿，胸旁肘腋遍起疙瘩。今早又添咽痛，内外医科，不知何适。"叶曰："窥尔乡僻穷人，吾为求一医。可掖来，请余使君诊之，或可回生于万一。"其妇闻说，遂叩头不已，旋将其女抬来，约十六七岁。予察其脉背浮数，热甚口干，其乳旁疙瘩，络亦牵痛。自云头胀耳裂，其时尚未闻有鼠疫名目，予谓曰："此病名疙瘩瘟也，最为险恶，幸未溃脓传里。"当命以赤小豆一合、蒲公英七株捣烂，山慈菇六钱，研细末，用鸡子清调敷患处，日两易。一面以普济消毒饮加黄甘

---

[1] 避疫良方（罗汝兰）：苍术五钱，雄黄、丹参、桔梗、白术、川芎、白芷、藜芦、菖蒲、皂角、川乌、甘草、薄荷各五钱，细辛、芫荑各二钱，以上各药生晒研末，火燃，避疫气。

[2] 辟秽驱毒饮（梁达樵）：犀牛黄八分（研冲），蓝靛叶一钱五分，野郁金一钱，藏红花八分，人中黄四钱，银花露一两，熊胆四两，桃仁泥三钱，石菖蒲五分。此方稀贵，如遇贫寒，当变通斟酌行之。

[3] 解毒活血汤（罗汝兰）：连翘三钱，柴胡、葛根各二钱，当归、藏红花、生地黄各五钱，厚朴一钱，甘草二钱，赤芍三钱，桃仁八钱（去皮尖，捣如泥）。原按：此方亦名加减解毒活血汤，与《痘科正宗》之归宗汤，大意略同，但桃仁似嫌多用，临时当酌量之。以上之方，妙在行血，而方中之藏红花除能行血，且清血中之毒，而又能升血中之阳。

菊二钱、丝瓜络二钱、紫丹参三钱，紫花地丁捣汁大半盅，冲服为引，命服二剂。未两日，该妇至寓所跪谢，曰："小女得蒙活命，恙情已退大半。惟先发之疙瘩，尚未全消，可否再换一方？"予遂以原方去升、紫、柴，减马勃、僵蚕，加银花、当归、鲜荷叶，又服二帖而痊。

一店商贾德春恙重，邀予治。予察其脉洪而实，目赤而红，舌黄燥，唇口干，喃喃谵语，渴欲纳凉，头项臂臀均有疙瘩，按之欲溃者，已数处矣。予问曰："病几日矣？"其家曰："先起疙瘩两三处，尚未为苦。约两日，则肢体如缚，寒热交至，头痛面赤，遂就疡医，不但无效，且日益加重，先后计九日矣。今恐外症之中，兼有内症，故特请先生诊之。"索阅前方，初则冲和汤，继又加皂刺、炮甲、黄芪之类，予曰："此疫症也，俗传疙瘩瘟，即此现象。刻已传里，恐秽毒攻心，致有痰涌痉厥之变，遂拟大剂白虎合加减银翘散①，加广郁金、朱衣大麦冬、上箱黄、玄明粉各三钱，鲜生地黄汁（一大盅炖冲）与服。"讵服药之后，腹响两次，大便解如黑胶，秽气逼人。次日又以原方加减，惟予不善刀圭，一面嘱延疡医，将已溃者放去脓血，用加味九一丹②提其未尽之毒，外以膏药封贴，其有未溃者，仍以赤豆面、山慈菇研末，合蒲公英捣烂，用鸡子清调敷。由是诸恙悉平，日趋佳境，渐能稍进谷食。未溃脓者，次第消减，其已溃而未收口者，又以八宝丹③敷之，遂日益告痊。

以上二证及前清光绪中叶有所经验，其时尚无鼠疫之名，吾国内地，又未有鼠疫之生，想仍系疙瘩瘟之类，因其见证颇似鼠疫，故附录之。

19. 燥疫

燥气者，乃秋金燥烈之气也，前于秋燥节内，已详论之矣，兹何必赘？惟岁有四时，序有六气，其气之正者，为应时之气，虽受其病，不相染易。其气之不正者，则为乘时之疫，虽防亦犯，最易递传。予所谓燥疫者，古无是名，非敢炫玉，冒自出新，乃以彼年见证，燥气之中，实有疫气乘之，犯人甚众，死亡颇多，予故留意于此，特榜其名，而又记其实也。

民国七年戊午，自立秋以后，每日案诊，必有咳嗽者六七名，类皆头痛鼻塞，寒热口干，面赤目红，咳嗽不息。又迟数日，则渐觉其多。所诊症情，大略相似，除不易见功，且变态颇促。及中秋前后，沿村皆然，予虽僻处一隅，每日

---

① 加减银翘散：银花，连翘，玄参，麦冬，乌犀角，竹叶。
② 加味九一丹：黄升片一钱、煅石膏九钱、橄榄核五枚（烧透）、胭脂粉一钱，共为极细末。
③ 八宝丹：大濂珠五厘、制乳香一钱、制没药一钱、珠竭一钱、儿茶五分、煅龙骨五分、轻粉一钱、状元片三分，共为细末，研至极细。

必数十号百号不等。其就诊者,争先恐后,内外拥挤,挨次临诊,竟有未及诊而毙于抬床者,亦有未及诊而闻有胎落者,寝食无暇,令人惶惶。迨至立冬甫衰,小雪尚未尽止,其传染之烈,乃有如此之甚者。至其症之初起,颇类伤风。药稍辛散,固不中肯,且化热甚速,易喘者多。设遇里证,窥其热势炎炎者,苦寒之剂,尤不相宜。其有表证者,不妨鼻塞,翘荷桑杏,尚戒豆豉。而应下诸证,大黄决不宜生用。至如热甚谵语,衄血咯血,口渴思凉,舌焦唇裂者,仅宜甘寒,寒药之重者如羚羊、石膏,虽质重而气轻,尚无妨碍,若误投苦泄,常人益喘,孕妇损胎,必致追悔无及。

予细抚思,古人以伤寒即发者曰伤寒,若伏而不发,至春变温,至夏为热,迨后世叶桂,因以伏气名之。予谓伤暑即发者,曰伤暑,若伏而不发,入秋为疟为痢,或乘燥气以发之,亦当谓之伏气。其犯人也,首先于肺,则头痛鼻塞,或鼻流清涕,肢体困怠,寒热咳嗽等症作矣。我辈入手,前、苏、荆、防,可称习惯,或认夹寒,葱豉更便。如戊午见证,遍相传染,概易化热,未尝无伏暑与疫疠相并而乘其燥也,况值年乃少阴君火司天,阳明燥金在泉。《素问》谓:燥淫于内,热反胜之,治以平寒,佐以苦甘,以和为利。叶氏又论及燥气化火,方皆甘润辛凉,所以辛散苦泄,俱不适宜者,实与岁运不合耳。至易于落胎者,予谓肺胃热甚,肺与大肠相表里,肺经之热,传入大肠,子宫与肠胃逼近,热如近釜,胎奚以安?且金司于地之年,金气肃杀,更与妊娠为不祥,故其年妇人患燥疫有娠者,多受其损也。予不揣谫陋,体病情之轻重,合岁运之宜否,其无里证者,曾拟一太清饮,其有里证而伤阴者,又撰一天玄地黄汤。临时酌用,应证加减,觉应手者多,兹特附录于下。

新订太清饮:白扁豆衣三钱,杭菊花二钱(亳菊不宜),薄荷钱半,连翘钱半,杏仁钱半,通草一钱,桔梗二钱,桑叶三钱,甘草一钱,荷叶露一大杯。

头痛者,加苦丁茶、蔓荆子;头重者,加浮萍;恶寒,加白芍;呕者,加黄连、橘皮、竹茹;呃哕,加柿蒂、刀豆子(一生一炙);咳甚,加大贝母、沙参、枇杷花;嗽者,去薄荷,加海蛤粉、青黛(宜少);喘者,去薄荷,加款冬花、炙桑皮、银杏;痰多,加橘红、半夏、茯苓;溢水涎者,去薄荷,加茯苓、橘皮、姜汁(两三铢);衄血,去薄荷,加生地黄、蒲黄、茅花;咯血,去薄荷,加海浮石、炒栀子、黑豆衣、橘络;汗多,加白虎;病日多,汗而不退热者,去薄荷,加知母、白芍。病日多,无汗而干热不退者,去薄荷,加地骨皮、甘草皮、浮萍草;渴甚,加麦冬、花粉;气虚,去薄荷、通草,加沙参、人乳;咽痛,加射干、牛蒡子;夹疹,加牛蒡子、蝉衣;夹斑,加青黛、板蓝根、炒栀子;谵语神糊,加菖蒲、羚羊角、郁金;胸痞,加栝蒌;便溏,加黄连、赤茯苓;孕妇,去通草,加黄芩、白术、苎麻根,如胎已落,去薄荷、通草,加当归、白芍、丹参、泽兰叶。

新订天玄地黄汤:天门冬,玄参,生地黄(或鲜生地黄照症酌用),九制大黄。

用药加减,总在临时识见,默会变通,未可拘执一定。

邓家庄邓贡三之妇,染燥疫,咳嗽头重,热甚恶寒,腹痛不安,就予治。咳甚而喘,头重身热,脉濡数而散,腹痛紧,舌本黯,予曰:"胎将死矣,从速抬回。既恐产于半途,尤恐死胎不下,致生不测,可着人守方,候予酌之。"予遂以太清饮去薄荷、通草,加当归、丹参、芍药、水炒黄芩、大贝母、泽兰叶,童便为引。设死胎不下,可再加蝉蜕十个、旧草鞋鼻一双,烧灰研细,冲药服之。讵其妇将抬至家,未及进屋,而胎已落矣,幸无变故,随即服方,冲入童便一大杯,彼夜平允。次日又服原方一剂,恶血颇多,气息与热势俱觉稍平,又就予诊,予复以原方太清饮去薄荷,加当归、贝母、丹参、沙参,又服三剂而痊。

丁庄寺旁杜姓之妇,头重目红,咳嗽烦热,渴思凉,腹中痛,抬就予诊。察其脉滑而数,左寸颇散,予曰:"此妇胎元不深,现将落矣,能于落后平允,尚无大碍。"遂以太清饮去薄荷、通草,合当归散,令服一剂再诊。讵其妇至家,腹痛更甚,少顷见红,将煎药方,而胎已落矣。幸未生歧,药后亦觉平允,惟咳甚痰多,又就予诊。予以原服之方,去川芎、白术,加沙参、大贝母、橘红,合服二剂再诊。惟吾乡病家,见病稍愈,遂止药方,乃通弊也。杜以病者之咳热悉减其半,则认为放心不理矣。讵半产之后,余孽未清,焉无反复之理? 未几日,咳热交至,喘嗽不宁,鼻涕滂沱,恶露中止,又来就诊。予曰:"涕多者,肺液伤矣,药若无功,恐难保全。"仍以太清饮去薄荷、通草、荷叶露(露性善升,此时肺液已伤,恶露中止,升性药似不宜),合百花饮①,百合鲜用二两(百合润肺宁心,清热止嗽,又能益肺阴,则涕自止),款冬花二钱,蜜炙用,加当归三钱,藏红花八分,紫丹参三钱,童便一盏,引血下行,一剂大效,连服三剂,由是日就痊可。

二庄顾姓妇,染燥疫,头痛鼻塞,咳热落胎。其家以胡椒末和茶与饮(吾阜习俗,产妇必以胡椒末合糖,泡油面微食之),不但恶露不行,咳热反倍增,就予治。幸以实告,予以胡椒助火损肺,治病尤当治药,遂拟太清饮去通草、荷叶露,加煅石膏、知母、桃仁、红花、当归,令服一剂,热势较平。予复以麦冬易原方之石膏,又服一帖,恶露始下,咳热渐平,遂又以原方去薄荷、桃仁、红花,加丹参、

---

① 新订百花饮:野百合五钱、款冬花三钱(炙用),水煎,白蜜一匙(冲)。

沙参、泽兰，命服三剂乃痊。

戴庄戴鸿藻妻，患燥疫落胎，就予治。舌焦无液，唇齿干燥，面垢目红，昏糊，手摸胸前拒按。询其大便，已五日未解。恶露由落后只行一日，近已停矣，而干咳干嗽之状，急急欲喘。予曰：症势笃矣，若再扬汤止沸决无可挽之机。遂以天玄地黄汤加羚羊角六分、溏瓜蒌四钱、当归尾三钱、桃仁泥三钱、藏红花八分、石膏一两、桔梗三钱、朱衣麦冬三钱，童便一大杯冲服。一服大效，不但大解恶垢，津液来复，咳嗽渐平，而恶露所见者，瘀黑颇多，惟神志似未过苏。予旋以原方大黄减半，石膏减半，羚羊角、红花皆三减其一，去桃仁、瓜蒌，加洋参五分、广郁金二钱，又服一剂，神志较清，大便与恶血兼行不少，咳热亦减大半。予复以原方去大黄、石膏、羚羊角、桃仁，加大贝母、鲜百合、扁豆衣，洋参改用沙参，又服三剂，而病告痊可。

大梁庄梁某之妇，怀孕六月，患燥疫，咳热俱甚，腹痛不安，就予治。六脉濡数，渴欲饮水，汗如雨洗，舌苔白腻而干，气息若喘。予曰："此症热势太甚，恐胎元难保，一经损胎，则痉将作矣。距家远，到家服药，恐迟事，可先与西瓜饮之，一面以太清饮去薄荷、通草，合大剂白虎，加土炒白术二钱、黄芩二钱、青苎麻根三钱、银圆四枚、浮小麦一掬，姜汁两三铢冲入。"讵饮瓜水之后，烦渴较安，腹痛已觉缓矣，加之到家服药，更获效果。次日来函换方，予将原方石膏减半，又服一帖，诸症大减。旋复就诊，仍将原方去石膏、沙参、海浮石，二剂而愈。

原按：西瓜水本无安胎之能，观其一饮，则热咳渐安，腹痛即减，岂止腹痛之药乎？足征胎为热逼，学者不可不留意焉。

高邮陆某，以贸易船泊益林，其妻染燥，旬余未痊，乃就予治。察其咳热俱甚，得饮则喔，舌苔黄，脘拒按，大便数日未解，胎动不安。索阅前方，皆苏杏、前杏之属，予曰："此症肺胃液伤，胃为生金之源，若不急去其邪，胎为热迫，则堕而生歧多矣。"陆曰："既来就诊，悉听裁酌。"予即以沙参麦冬汤去花粉（恐碍胎），合橘皮竹茹饮，加九制大黄二钱五分、土炒白术一钱五分、黄芩二钱、苎麻根三钱、当归身三钱，合服两剂。至次剂，大便甫解，呕喔渐息，而胎已安矣。旋以沙参麦冬汤，去花粉、玉竹，合太清饮，去通草、薄荷，以苎麻根为引，又服三剂，而渐就痊可。

大余庄余鸿宾，初因头痛寒热，鼻塞咳嗽，认为伤风未治，且未戒荤，由是已渐加重，即就医药又过散，直至糊涂不省，乃就予治。予察其舌绛中黄，且欠津液，咳嗽气粗，红丝绕目，两手寻摸，喃喃谵语，大便流稀，胸前拒按，予曰："此热结旁流之症，此时气粗，已近于喘，一经痉作，则难治矣。"遂以天玄地黄汤,加白龙粉三钱(即玄明粉之再提者,咸气提净)、大麦冬三钱、扁豆衣三钱、煅石膏八钱、桔梗二钱、羚羊角六分、通草一钱、蜜炙桑皮三钱,命服一剂,得解恶垢颇多,夹有燥团三四枚,咳嗽较退,气息亦平,神志渐苏。旋以原方白龙粉,减用制军,又服一剂,病已去其大半矣,随后仅以太清饮去薄荷,又服三剂而安。

高雨春之子,咳嗽旬余,渐带鲜血,就予治。窥其目红唇燥舌绛,微喘,脉濡数而干,头重不能举,溺黄而短,咳唾鲜红,予曰:"络阴伤矣。"遂以太清饮去薄荷,加蒲黄、炒阿胶珠三钱、鲜生地黄二两(捣汁冲)、橘络钱半、丝瓜络二钱、茅花三钱,连服二剂而血止,头目亦清,咳热俱减。后仍以原方依次加减,又服数剂而痊。

马逻朱文亮妾,初类伤风,咳嗽半月有奇,汗多不能解热,直至日夜不止,就予治。其汗腥扑鼻,身如水洗,惮答人话,咳嗽痰稀,遍身白痦,鼻流清涕。予曰:"病延至今,流清涕,涕者肺之液,肺液固伤,而汗为心液,心液更重伤矣。心液伤不能济阳,肺液伤不能外卫,症情已棘手矣。"遂拟人参白虎汤,加芪皮二钱、鲜百合二两、款冬花二钱、蜜炙柏子仁三钱、牡蛎粉一两、明天冬三钱。两剂获效,汗热俱减,而谷食决不稍进,又以原方加生谷芽一两,迎助谷神,由是日渐痊可。

青沟北堆顾振有女约十六七岁,初类伤风,咳逆头痛,热甚恶寒,予以太清饮全剂与服,二帖而解。后以栉沐太早,病又复作,适顾他往,乃于附近就医,不特无效,病反转剧,迨顾归,仍就予诊。察其神情,咳无论矣,而周身干热,两耳失聪,神志糊涂,并时以手指于牙齿剔之,不住摸索。予曰:"心为痰蔽矣,恐热生痉变。"遂以沙参麦冬汤,加广郁金二钱(磨冲)、天竺黄钱半、小草(百蕊草)二钱、洋芦荟五分,研细冲、鲜菖蒲汁大半杯、地骨皮三钱(取其能退无汗之热),而麦冬则用朱衣,扁豆则用皮。一剂诸恙较平,二剂而神志渐清,虽未见汗,而皮肤似稍和润。又以原方应症加减,依序成功。

(十)寒结腹痛

山东莱州,有猪客刘汝钱者,患寒结腹痛,大便不通,方两日,就予诊治。予知北人刚劲,药轻无益,遂以三一承气汤[①],大黄用至五钱,玄明粉五钱,厚

---

① 三一承气汤:大黄,玄明粉,枳实,厚朴,甘草。方出金代刘完素《宣明论方》,主治伤寒、杂病、蓄热内甚、燥实坚燥。

朴、枳实各三钱,甘草钱半,另加紫苏叶三钱,附子片二钱,广木香二钱,炮姜二钱,青皮二钱。又北人喜面,加莱菔子四钱,以消面积,另以酒糟升半,青葱一掬,萝卜丝四两,共炒极热,以布袋盛熨脐腹,在予期其必解,而究竟无动作。次日复诊,予仍以原方,加大黄至六钱,并教以豭鼠粪两大掬,煎汤澄清,俟冷泡药,药后仍然不解,予又以赤金豆①十六粒,命煎二和带服,讵煎二和时,刘又私下大黄四钱,乃夜畅解甫安。

予思北人任受大黄,竟有如此之多,如由吾淮而南,大黄固勿论矣,即拟用瓜蒌,亦觉其难其慎,想亦水土使然。水土硬,则其人之肠胃皆劲;水土弱,则其人之肠胃皆柔。吾尝思及米麦,有阴阳之分。麦乃九月布种,子丑寅卯辰巳,六月为阳,阳数占尽,而始收;稻乃四月插秧,五六七,午未申,三月皆阴,阴占其半即获。故麦为阳,稻为阴。北人食麦面,故阳胃劲;南人食稻米,则肠胃柔。于此推之,天道造化之道,实有不同者焉。

(十一)虫积腹痛

陶三庄陶云祥,患病甚剧,多医罔效,邀予诊治。至其家,其父母陈述病状,咸以多日未食,正气虚怯为虞。诊其脉,迟紧而小,舌苔苍厚,腹痛时作时止,作则啼叫不安,口干,不甚作渴,脘口拒按。询其大便,其母曰:"多日不食,何便可解,前医欲用瓜蒌,吾家未以为然。"予曰:"服否?"曰:"未敢。"予意明知症实,不便再言下矣。遂高其声曰:"照此症情,乃向有寒滞,脾胃受伤,中土不健,近加感受寒邪,腑阳欠运,浊阴不通,久不进谷,蛲虫内扰,是以痛而不食。宜于温宣药品,利其腑气。惟病久正虚,吾家某瓶丸药,每重一钱,最为扶正要品,可以专人往取五枚,以备与煎药并用,当可立见其功。"其家以有扶正二字,随时着人往取。予又以厚朴温中汤②,去豆蔻,加炒枳壳、焦山楂、鹤虱、使君子、半夏、青皮,令服一剂。逾时方丸俱至,余擘三丸,嘱与汤药并煎与服之。及晚,大便畅解,并有蛔虫三条,较常为大,入夜颇安。次晨复诊,病觉去其大半,亦能微进糕粥。遂又以原方与丸药粒半,令其服之,大便又解二次,形如胶漆,渐觉痊可。予又以和中丸③法,加佩兰、谷芽、花椒,令服三帖,一日一和,节其饮

① 赤金豆(亦名仙人丹):巴豆霜钱半,生附子二钱(切炒),皂角二钱(炒焦),丁香,天竺黄,木香各二钱,轻粉一钱。共为细末,以米醋浸蒸为丸,如萝卜子大,朱砂二钱为衣,滚水姜醋汤皆可下。如食滞、夹湿、臌胀,用枣肉捣丸七八粒,酒下;如虫食积痛,使君子汤下。

② 温中汤:厚朴,陈皮,甘草,茯苓,均姜,豆蔻,广木香。

③ 和中汤:厚朴,白术,炙甘草,半夏,陈皮,槟榔,广木香,枳实。

食,以调理之。至第三日,陶父治盛筵,具衣冠以谢,曰:"小儿得蒙医救,合家感仰,再造之恩,某当镂骨不忘矣!"予曰:"令郎获痊,非我功也,实大黄之力。我前到时,闻府上口吻,均谓不食多日,正元虚怯。及诊脉时,又有某医欲用瓜蒌,未以为然之说。我知为惧下,故将一下字撇开,转以扶正为急,诱君服从,冀操必胜,所服丸药,实我亲自监督九制之大黄也。计服四粒又半,即四钱五分。初若明用,府上即当面应承,背中必分毫不与也。苟失其时,必久不通,痛久伤胃,胃液有伤,痉症将作,岂非误杀之耶? 大凡医家遇病,识见不真,不能自主,固足害事,而病家有稍知药性者,畏首畏尾,此商彼较,致医生无从下手,亦害之大者。予今所以明告者,实伸其道中之难,与夫隐微之害耳。"陶惊服曰:"若非先生神妙,小儿其殆矣。"众亦愕然。此为惧下之弊也。

(十二)月信不调

本邑李姓,有未字①之女,年廿五矣,经水涩少,寒热间作,谷食减少,腹中时痛,就予诊治。予谓其兄曰:"症如咳嗽继作,烧热日增,效恐不易。"遂拟柏子仁丸②合泽兰汤③,加醋炒柴胡一钱、四制香附三钱,令服五剂。李去后,外孙张鸿慈进曰:"此症女科颇多,外祖谓效恐不易。何也?"予曰:"此女就此出室,得以阳和,不药亦可自愈。惟廿五未字,于归无期,孤阴无阳,譬之时序不和,草木勾萌,而终不能甲坼④,将必咳嗽蒸热,日渐羸瘦,经枯而瘵成矣。"后果应而夭。

广柱之女,年二十一,月信不调,就予诊治。其母曰:女性素纯,近忽改常易恚,先两月经事过期而少,迩来三月不行,脘痞纳减,头重口干,有时寒热作恶,腹中痛坠。相距喜期,不及一月,思与婿家商酌,暂行停娶可乎? 予思懦人易恚,头眩作恶,乃木火沸腾之象,改期反不利于病,乃谓其母曰:"男大当婚,女大当嫁,男女有失其时,则是见拂其性。一示停娶,则两相疑议,羞恶之心,在所不免,转恐多歧。现在病尚无碍,慎勿拘执于此也。"遂以加味逍遥合四物汤,加黄连、黄芩、茺蔚子、制香附、炒五灵脂,令服五剂,病情较减,后又以原方减川芎,加杭菊炭、延胡索、红花,连服数剂,及至出室,已日渐痊可,未数月

---

① 未字:尚未出嫁。
② 柏子仁丸:柏子仁五钱(另研),川牛膝五钱(酒炒),卷柏五钱,泽兰二两,续断二两,大熟地黄三两。酒浸半日,捣如泥,炼蜜为丸,如梧子大,空心米饮下三十粒。
③ 泽兰汤:泽兰叶三两,当归三两(酒洗),芍一两(炒),甘草五钱。
④ 甲坼:草木破土发芽。

而孕。

（十三）妊娠恶阻

吾乡有一少妇,呕吐痰水,恶食恶风,头目昏眩,肢体沉重,询其经期,据称约在两旬。时当初夏,察其脉尚顺和,左寸微觉滑利,别无过苦形状。予私谓其姑曰:"察其病情,似当风饮冷所致,再推之身重作呕,神情愦闷,经期虽未过远,恐即因此有妊矣。"姑甚服之,遂拟半夏茯苓汤[①],去熟地黄,加炒黄芩、紫苏叶,连服无效,复邀予诊。又以茯苓丸[②]合橘皮半夏汤[③],加姜汁炒竹茹,又服三剂。不独毫无效果,转闻加重,其家已不进饮食,惶无所措,遂往兴化就医。既去后,其姑以药虽未效,而对予之信仰,尚未减色,复以病者之是否有险为问。予曰:"令媳之病,以症情而论,我初颇为易,惟抱定见功,而绝无寸进者,殊不可解也,究竟令媳平素有惮服药之弊乎?"曰:"惮之甚。"予曰:"前当服药之时,有所眼见者乎?"曰:"未也。"予曰:"屡药无效,如近地卧处,地较湿烂者,恐私倾其药,而假云服也。"其姑将信将疑,旋回,揭其床席,果如余言,甫悉其不效之原。未几媳回,病情依旧,复邀予珍,予仍以前方加减,因嘱其姑监之,两服渐转,续服则日有起色矣,后果举一子。试问有切身之疾者,而自诓之,天地间有是理欤! 若非揭破其弊,即论者皆知归咎于医,独不知病者之自弊也,此惮药之弊。

再按:惮药之弊,或服之不效,虽方药精准,但其心已拒之,此谓惮药忌医也,何况弃药不服! 奉仙公能慧眼识破,实属不易,可为后世借鉴。

（十四）痘疹

益林陈景淮之子,出痘甚重,五朝就诊。予遍阅之,谓陈曰:此子颗粒固密,且天庭离卦,地角坎方,俱如整饼。离,火也,坎,水也,为水火未济之症。其余攒簇蟢[④]窝,数不胜数,血色板滞,浮衣(即水疱)更多,此属毒凝血滞,不能成

---

① 半夏茯苓汤:半夏(姜汁制),白茯苓,白术(土炒),陈皮,大熟地黄,桔梗,人参,旋覆花,川芎,白芍药,甘草,生姜。

② 茯苓丸:赤茯苓,人参,肉桂,干姜,半夏(姜炒),陈皮,葛根(面煨),白术(土炒),甘草(炙),枳壳(麸炒)。

③ 橘皮半夏汤:陈皮(盐水炒),茯苓,半夏(姜汁制),黄芩(炒),枳壳(麸炒),紫苏叶,甘草,生姜。

④ 蟢:蜘蛛。

浆,七朝当痒作矣,殊为难治。果能药力不懈,血化毒解,浆势渐兴,或可回生于万一。遂以归宗汤①,去荆芥、牛蒡,加石膏五钱、紫草钱半、桃仁二钱、炮穿山甲六分、僵蚕二钱、皂针二钱、当归尾三钱、桔梗二钱。连服二剂,毫无效果。七朝又来就诊,痒搨②固作,而烦躁更甚,下部浮衣倍多于前。予又以原方去山楂,加怀牛膝,令其服之,依然无浆。其家亦委之于数,而弗药矣。及十二朝,陈复邀予往诊,予问曰:"谷食下乎?"曰:"糕汤仅杯许耳。""声音哑乎?"曰:"未也。"遂与偕行。至其家,甫坐定,忽一老妪来曰:"此孩坏未见坏,好亦不好,莫非欠药之故欤。"予曰:"何由知之?"妪曰:"此孩服药,其哀怜之状,固难着手,且其父其母,见无方寸好肤,虽欲强与,亦不忍于捺揹,每服只一二匙耳。"予因是得其实情,启衾视之,痘色灰白,破烂不收,四肢不暖,胸口炎炎,咬牙寒战,渴欲饮凉。知为毒邪内陷,火不归原之象,无从施治,惟拟再造汤,令其服之。孰知船塞湾头,一拨便转,即夜得解黑粪,神志较安,次午视之,不独四肢转暖,热渴大退,寒战咬牙,亦俱息矣。复以再造汤③减半,加银花、连翘、丹皮。又服一剂,其周身痘隙,另出一层小痘,粒粗带浆,俗谓"赶浆"是也。由此恙情悉退,亦能渐进粥食矣。又以忍冬汤④加减,令服三剂,及三十余朝,面脱一壳,甫有人形。试思如此症状,当先果不懈药,灌浆时纵有蹉跎,亦不致有火不归原之变,此为姑息之弊也。

原按:痘疮肉板者,不治;抓破无血者,不治;音哑作呛者,不治。以上三层,务须着眼留意。

此方所用鸡血,男雌女雄。将鸡之右腿吊起,左腿使稍近地,约略半天,以竹刀刺其鸡颈,取血大半杯,滴好酒三五点和之,不令血凝,以备冲服。如女子则以雄鸡,吊其左腿,以取其血。

归宗、忍冬两汤,为痘前痘后之两主方,总在临时量症而加减之。

---

① 归宗汤:大黄,生地黄,赤芍药,青皮,牛蒡子,木通,荆芥,生山楂。方出《医宗金鉴》。主治:痘证毒火太盛,形气壮实,无风寒表邪,壮热不已,爪甲青紫,四肢厥冷,恶热,头汗出,通身蒸蒸汗出,谵语,烦躁狂乱,大渴引饮,唇口焦裂,舌生芒刺,大小便闭,吐血,小便尿血。痘热发苗,毒火炽盛,诸阳证迭见;并恶痘抱鬓托腮,聚背囊腰,蛇皮蚕种,肉肿疮不肿,紫陷黑陷。

② 搨:粘液或汗液沾衣。

③ 救逆再造汤(此余氏家传秘法,非古方也):石膏一两,麻黄四分(炙),川大黄二钱,西洋参五分,油肉桂四分,芫荽汁大半杯(冲),米浆酒两杯(炖冲),雌鸡血大半盅。

④ 忍冬汤:金银花,连翘,贝母,木通,赤芍,荆芥,牛蒡,红花,黄芩,羌活,甘草。

（十五）狂证

当予十四五岁时，曾记先君有一惊人之治。有童家营镇，离予乡三十余里，抬来一病人求治，云是狂病。先君行至门外，见右侧停一小木床，用布带将病者四肢紧缚于木床边上，病者欲跃起而不能，破口大骂，人不敢近。先君稍一宁神，立即盛气大骂诸人曰："此人并非病人，汝等不知爱护，而反以布带缚之，盗耶匪耶？速为将缚解开也！"其家属及抬来人云："伊要打人，不可解也。"此时病者闻先君言，忽变安静而不动，先君趋前慰之曰："汝苦矣，起随我来。"命立解其缚，先君以手扶掖入室，烟茗以享之，令少坐。出询诸人其起病之由何在，其家属曰："伊今年近四旬，而无子息。家道尚可，且为私塾教师，以伯道为忧，故遇事稍有怫逆，则更为郁闷，发狂至今，已二月余矣。"先君回至诊室，因谓之曰："看汝为无病之人，或有不遂意事，而肝郁不舒耳，试为汝诊之。"两脉诊毕，即曰："汝不但肝旺，而肾水亦亏耳。试问有几位公子耶？"病者叹曰："一子俱无，奈何？"先君曰："试伸汝手，再为相之。"于两手皆仔细密视，因告之曰："是不难。依手纹看来，明年秋当可得子。我为汝处一平肝火、补肾水之剂，肾气足则有子矣。"乃为之假处一方，恐其知药性也，而阴以大剂胆南星、姜半夏、全瓜蒌、石菖蒲、远志肉、生大黄等，一剂而呕痰及泻痰颇多，病者大疲，而神识渐清。后再依原方加减，连服数帖而愈。（余无言记述）

余无言

（1900—1963）

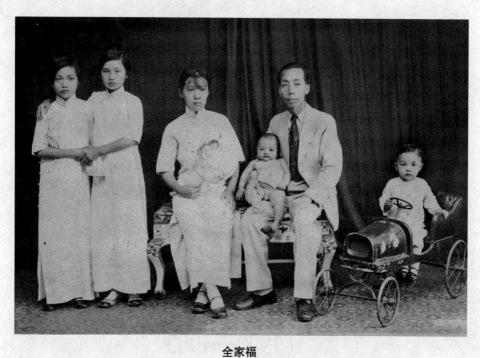

全家福

左起：余惠君（二女）、余竹君（长女）、顾淑英（妻子）、余瀛鳌（三子）、余无言、余冠鳌（二子）

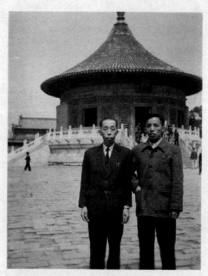

余无言先生与余瀛鳌先生在一起

條其文綜領以為綱紀
其事存業以為目立方
師先聖之經變巷比後
賢之翼兆敢曰好古以
求亦可云當仁不讓
射山余無言自題

余无言先生手迹

一、医家传记

余无言,男,近现代著名中医学家,中医教育开拓者和奠基人之一。从事中医工作40余年,在中西医学汇通、仲景学说研究和教学,在中医外感热病和外科病临床方面颇有建树。1956年春,余氏应聘赴京,先后在卫生部、中医研究院、北京中医学院任职。在中医研究院主持编审工作,参与九种教材的编写与审订。在学术上主张"中医科学化,西医中国化"。尝谓"医分中西,系以国界限之。其实医为仁术,不应有所谓中西医之分,宜取长短补,熔冶一炉,以为人民司命"。临诊善用经方、时方,辨证明确,辨病精审,方治颇有胆识;对患者能不分贫富贵贱,向为同道和患者所称道。著有《伤寒论新义》《金匮要略新义》《实用混合外科学讲义》《湿温伤寒病篇》《斑疹伤寒病篇》及《翼经经验录》共六种。由于长期从事中医教育,以改进中医为夙志,为中医界培养了大批后继人才。

(一)家学渊源,医儒并重

余无言先生原名余愚,字择明,或则民,别署不平,1900年11月20日出生于江苏阜宁县益林镇。由于出生地靠近射阳湖,故在业医后,常署名为"射水余无言"。"无言"亦取自《论语·阳货》"予欲无言"之意。

无言先生幼年习读儒学经史,少年时父亲授医学典籍,系统教学,精读《内经》《难经》《伤寒杂病论》等经典医典,泛阅历代临床医学名著,并随临证抄方数年。于是术业大进,日臻成熟。

(二)悬壶沪上,医教相长

1918年余先生开始独立悬壶应诊,以伤寒、杂病及中医外科为专科。1920年鉴于当时的"西学东渐"在沿海城市已逐步形成主流,受当时"衷中参西"的影响,先生主动去上海习读部分西医课程,先后受教于内科俞凤宾博士及外科德医维多富尔,主要学习西医内和外科。在此期间,先生开始对中西医的融会贯通深感兴趣。1923年返里后继续应诊,并在益林镇主办益林小学,自任校长。

1927年至1929年冬,余先生应聘担任旧国民政府顾祝同军部第二师任军医官,转战皖、豫、鄂、赣诸省,主治以外伤科病证居多。

1929年冬,先生辞去军职,去上海业医定居。在上海期间,余先生受聘于上海"中国医学院"为外科学教授,后与同行挚友张赞臣先生合办《世界医报》,并合作共组联合诊所。1930年,应上海中国医学院院长包识生先生之请,担任该院外科学教授。1932年,由中央国医馆焦易堂馆长聘请,担任该馆名誉理事。1934年,中央国医馆复增聘先生为该馆编审委员会委员,负责起草"外科病名表式"以颁布全国中医界采用,获得好评。是年,还编写、出版了他所撰著的《实用混合外科学总论》和《实用混合外科学各论》。1936年,先生应章太炎先生之请,担任苏州国医学校外科主任。并先后应聘为上海中国医学院、新中国医学院教授,主讲《伤寒论》《金匮要略》《中医外科学》等课程。

1937年,余先生与张赞臣先生共同主办上海中医专科学校,特聘谢观先生担任名誉校长,陈无咎先生任校长,丁福保、张伯熙(张赞臣先生之父)等先生为副校长,余先生任教务长、张赞臣任总务长。学校学制为三年制,在五年中,共培养了三届毕业生。在五年办校过程中,余先生除主管校务外,主讲《伤寒论》《金匮要略》等课程。他兢兢业业,一丝不苟,从不迟到、早退,虽大雨滂沱,身衣淋湿,亦阔步上台讲课,受到同学们的爱戴和敬仰,为中医界培养了大批人才。由于受到国民政府的种种限制与影响,该校于1942年停办。其间,1938年,先生又受聘于中华职业学校之中国医学专修馆担任讲席。1939年,先生所撰著的《伤寒论新义》在中华书局出版。

1943~1946年,先生先后编写、出版了《湿温伤寒病篇》和《斑疹伤寒病篇》。"湿温伤寒"指西医所说的肠伤寒,"斑疹伤寒"为西医病名,这两部著作可谓是温病学早期中西医学术汇通性的编著。1947年,创办上海大同疗养院,自任院长,请丁福保先生担任名誉院长,开办不足2年,后因经费不足而停办。

余先生学贯中西,为传承和发扬中医而又以改进中医为夙志,在当时撰写了不少学术论文阐发己见。临证尤为钦佩"南北二张"(指张锡纯、张山雷),亦颇膺服丁甘仁先生。余先生在诊疗、教学工作之余,亦抽暇为医学报刊撰写医事评论、临床报道、医学小说等,又曾为捍卫中医的合法权益奋笔疾书,特别是针对余云岫等消灭中医的学术主张予以驳斥、论辩。此外,余先生擅长诗词,尤喜即兴赋诗,曾自印《愚盦诗草》八小册赠与诗友、同行和学生们。他对诸子及历代史籍颇多涉猎,生平好读孔、孟所撰儒家经典及《庄子》《左传》《史记》《汉书》《资治通鉴》等文、史名著。可谓医文双馨。

(三)经时并用,衷中参西

先生在上海业医,经治疑难重病和伤寒、温病殊多,并长于中医各科病证,而对伤寒、温病、内科杂病尤为专擅。所用方治，虽不拘经方、时方，但由于父亲奉仙公为他打下的学术基础是以仲景论著为主，故临床诊病多用经方。他对上海的时医诊治热病，动辄以豆豉、豆卷等药施治，至为不满。他说："……中国医学之骨干及精髓端在医经。"他尤为推崇张仲景论著，指出《伤寒论》和《金匮要略》中的主方"均有颠扑不破之价值，药味少而配合齐，分量重而效力专。认症用药，大法俱在，为后世模范，盖其处方精纯，不似后世时方之芜杂，对症用药有立竿见影之功，深合于科学之原理与原则。"（见《金匮要略新义·自序》）

在余无言先生诊所诊室内，有一个木制的大书柜，在书柜的正面自书一副对联，上联是"好古不求秦汉后"，下联是"知医当在和缓①间"。说明他生平治学，十分重视经典医著；毕生为医，又以医和、医缓等前贤为榜样。先生用仲景经方中之石膏、大黄，在辨证确切的情况下，用量相当大而效验卓著，甚至有"起死回生"的多个案例。如在《愚盦诗草·枕庸集·樊瑞珍序》中，记载道："60年春月，（黎）子俊以年高患黄疸重症，医院欲为之剖腹割治，自难保生命危险，予亦惮之"，不得已于余无言先生文献编研之百忙工作中，延来诊治。先生断之为阴黄证，且兼有肝郁。时子俊确有为友所卖，悒悒于中事。一语道破其病源，愚夫妇心即神之，及服先生方药，渐由阴转阳。先生曰，可脱险矣。复以大剂续进，日渐减退，不半月而病痊……同年十月，子俊以黔娄②之贫、渊明③之嗜，然为当时自然灾害所限制，缺乏营养品之供应。某夕，偶有远道客来，剪烛作长谈，蔬食供一饱。而翌晨□□不能起，邻医处方，服之无效。午后昏糊不醒，急延先生至。先生呼而问之，似作含糊应，而不能语。启其口，扪其舌，而舌上已断津。先生曰，危矣，殆哉，姑一试之。即持笔处方，而又作笔头团团转，不能作一字。予心知之，急曰：请先生速处方，死无怨也。先生乃毅然立方。曰：桂枝加大黄汤加味方。服之速更衣至七八次，由昏糊而知觉，而清醒。"

---

① 和缓：指我国早期春秋时秦国名医医和、医缓。

② 黔娄：黔娄，战国时期齐稷下先生，齐国有名的隐士和著名的道家学。鲁恭公曾聘为相，齐威王请为卿，皆被其拒绝。后隐居于济之南山（今济南千佛山），凿石为洞，终年不下，曾著书四篇（已失传），言道家之务，号黔娄子。他尽管家徒四壁，却励志苦节，安贫乐道，洁身一世的端正品行为世人称颂。

③ 渊明：陶渊明，字元亮，又名潜，私谥"靖节"，世称靖节先生。浔阳柴桑人。东晋末至南朝宋初期伟大的诗人、辞赋家。他是中国第一位田园诗人，也是中国文学史上第一个大量写饮酒诗的诗人，被称为"古今隐逸诗人之宗"。

由此可见无言先生辨证精准,处方得当。此类起死回生之案,在后文中不乏其例。

上海名医姜春华先生深知余先生临证方治,他在《余无言先生小传》中,称余先生"其用石膏,最多者为半斤,其用大黄,最多者为一两。以其善用此二药,因以'石膏大黄先生'呼之云"。故又被誉为国内著名的"经方派"医家。至于内科杂病,对水臌(肝硬化腹水)、头风、百合病、奔豚、痉病、肝痈、肠痈等病,均有显著的治疗效果。

先生在上海生活的时期是其一生学术临床日臻成熟的重要时期,曾深受谢观、陈无咎、丁福保等前辈之教益,而在学术临床方面,又十分推崇"南北二张"。"南张"指嘉定张山雷,"北张"系天津张锡纯。生平治医主张"中医科学化,西医中国化"。他说:"医分中西,系以国界限之。其实医为仁术,不应有所谓中西之分,宜取长补短,熔冶一炉,以为人民司命,久而久之,使其学说……成为世界医学。"为创造"无所谓中医西医………皆大时代之大医"而努力(《传染病新论》总序)。在其一生的言行和著作中,始终贯穿这一主张,故有将之列为"汇通派"医家者。比如,余先生诊治肠伤寒,打破了西医诊治的学术观点。西医认为肠伤寒不可用泻药,而余先生通过大量临床实践指出:"若早下之,则内热、内湿有去路……"。再者,余先生在多年临证中,十分膺服天津张锡纯先生,对"衷中参西"之说甚为赞赏。并将中西医学合流作为毕生之心愿,他在《愚盦诗草》中有诗言道:"变气移精咒鬼神,怎如汤液意湛纯,曾因答难求明理,敢说传薪在活人,欲向泰西探化物,还从上古论天真,公家守有长沙法,愿与同涵万象春。"道出其治学主张,博古通今、中西并用的学术思想。

由上可见,余先生可称得上是民国时期崇尚仲景学说的"经方派"名家,也是实践中西合流的"汇通派"的代表人物之一。

(四)参师访友,医文酬和

余先生生平治医,以家学奠基,行医后则主张博采古今名家学术经验。一方面,他相当敬慕前辈诸医家,如张锡纯、张山雷、丁甘仁、丁福保、谢观、陈无咎等耆宿,并向之请益,博采众长;在同辈医家、道友中,他和叶橘泉、陆渊雷、陈邦贤、秦伯未、章次公、程门雪、石筱山、时逸人、张赞臣、严苍山、刘民叔等名家,经常往来学术交流或诗词唱和。

他欣赏陆游"功夫在诗外"的素养,他自己就是一位"功夫在医外"的医家。生平喜吟咏,早年作诗,得其父奉仙公指点。余先生幼年时熟读唐诗、宋词,对唐代大诗人元稹、白居易的诗风十分仰慕,即所谓"诗体效元和"(余先生于1947年除夕《自题小影》诗句),对清代著名诗人袁枚所主张的"性灵说"亦颇欣赏,并喜读明末清初侯方域《壮悔堂文集》,即所谓"文章师壮悔"(同上)。他在新中国成立后曾编印《愚盦诗草》多册,与之唱酬的诗友不下数十人,著名中医学家秦伯未先生亦为其诗友之一。秦老在和诗中曾有"若把诗人相比拟,君(指余先生)如杜牧我(秦师自况)微之"。可以看出,余先生在中年以前亦喜读唐代杜牧(牧之)的诗文,中年以后则更喜爱元稹(微之)、白居易的诗风,而与秦老有同好焉。

(五)应聘进京,奉献事业

1949年5月,上海获得解放,中医药界从此得到了真正的"解放"。先生诊务较前更为繁忙。在学术上,他更多地和上海同辈名医陆渊雷、秦伯未、章次公、程门雪、张赞臣、章巨膺、严苍山等切磋、研究,为上海市的中医工作发展向卫生部门提出诸多建议,以促使中医药改进工作的顺利发展。

新中国成立后,党的中医政策深入人心,给了余先生在事业上进取的极大鼓舞。1952年先生积多年仲景学说的教学、研究经验基础上,在繁重的诊务和教学负担下,参阅了大量文献,结合临床编著完成了《伤寒论新义》的姊妹篇——《金匮要略新义》(图表注释),由新医书局出版。书的封面及其扉页,分别由其同道、诗友秦伯未、严苍山先生题写书名,学术特色仍以"图表注释"为主。无言先生针对世传《金匮要略》原文,在理顺经文之错乱、伪文之芜杂方面下了一番功夫。每论一证,多以西说为参证。全书仍以"发皇古义,融会新知"为其著述思路与方法,出版后亦曾多次重印。由于《伤寒论新义》与《金匮要略新义》的先后刊行。余氏成为20世纪仲景学术的主要研究者之一。并被认为是上海市研究仲景学说的"三大家"之一(另二家是曹颖甫和陆渊雷)。是年冬,先生应邀出席华东及上海市中医代表会议,余先生向大会秘书处提出改进中医的提案多条,受到大会的重视。

1954年数年来,先生陆续带徒讲授医经及内、外科,积极参加上海中医界各项学术活动,并经常去西医医院会诊。是年秋,卫生部中医研究院筹备处派出陈邦贤、徐瑞杰先生到上海延请名医赴京工作,曾亲临诊所、住处洽谈,先生答以稍缓时日,考虑进京工作。同年10月5日,华东及上海市召开中医代表会议,讨论卫生部所拟订开展中医工作的种种方案,无言先生作为中医学会和内科学会的特约代表应邀出席大会。先生尝自慰曰:"中医学术得到政府之重视,可以安如磐石。昔日者,参加中医教育,整编中医书籍,今在政府之重视中医下,其区区苦心,为不虚矣"(见《金匮要略新义·新序》)此次会议以发掘、整理祖国医药遗产、推进医学教育和纠正过去工作中的偏差作为讨论重点。在会议过程中,先生除作口头即席发言外,并向大会和秘书处专写提案四则,对中央制订的中医政策极为支持。

1956年春,应卫生部和中医研究院之请,放弃了在上海医界的斐然声誉和丰厚的诊疗收入,当然还有克服了南北方气候条件和生活习惯的巨大差异,为了国家中医药事业的发展和进步,毅然决然地由上海来京工作。中医研究院首任院长鲁之俊,请他与于道济先生共同主持编审室,室内另有陈苏生、谢仲墨、耿鉴庭等先生,他们参与"九种教材"的编写与审订,余先生还应聘担任全国首届西医学习中医研究班的教学工作,为学员讲授《金匮要略》等。

由于在上海的20年,先生的医事活动以临床与教学为主,受教的学生数以千计,招带的生徒亦不下数十人之多,先生开始将过去诊疗的若干病证予以案例记述、整理,他在新中国成立以前已将其父奉仙公遗著——《医方经验汇编》整理刊行(中华书局出版),自己也拟出一本医案著作,定名为《翼经经验录》,书名涵义是用个人的临床经验以羽翼仲圣之经典名著。1957年,《医方经验汇编》(由中医书局出版)与《翼经经验录》刊印合订本(未公开发行),余先生将其分赠有关人员。

1958年,又调任北京中医学院(现北京中医药大学)任教,并参加北京中医学院"十大经典医著"的编纂设计。同时担任部分高干的诊疗工作。先生一生为人侠骨柔肠,先后在中医研究院和北京中医学院从事编审研究工作,因与众多当时北京的医界名家交往甚密,如李重人、王朴诚、蒲辅周、陈慎吾、任应秋、耿鉴庭、于道济、方鸣谦等,以及贤达文士,如谢觉哉、黎子俊、文怀沙等。他们彼此在为人和学术上惺惺相惜,建立了深厚的友谊。

1963年9月7日,因工作劳累,保健不慎,突患脑出血,抢救无效而病故。

(六) 诠古汇今,另辟新知

余先生在治医数十年中,论著颇多,早年业医时,他曾提出:"中医科学化,西医中国化"。而他的中医学术临床,早年受父亲奉仙公的严格要求,对仲景学说尤为精熟。在他的多种论著中,最具代表性的著作为《伤寒论新义》(1940年由中华书局刊行)和《金匮要略新义》(1952年由中医书局刊行),二书均突出"图表注释",对仲景原文精义,多所阐发。余无言先生有关仲景学说研究著作的问世,受到当时中医界的重视,先后再版十余次之多;近些年,台湾台北市亿珉文化事业集团还刊行了此书的精装本,反映了该书在两岸的学术影响。而早在初版时,当时中医界的前辈学术名家丁福保、谢观、陈无咎等就曾热心为此书撰序推荐,认为是对古籍整理、采用新法的积极贡献。

余先生还有多种其他论著,如具有"衷中参西"观点的《实用混合外科学总论》《实用混合外科学各论》《湿温伤寒病篇》《斑疹伤寒病篇》等书刊行于世。晚年他将生平重要治案整理、编纂为《翼经经验录》,又曾与奉仙公的《医方经验汇编》合为一书印行。应该说此合编本,基本上反映了他们比较重要的学术经验。

余无言先生一生治学勤奋,在学术和临床方面均有较深的造诣。据余瀛鳌老师回忆道:"先父曾多次向我强调:作为一个医生,不管是侧重科研、教学或临床,在学术上不可一日无长进"。说明在学习上不停顿、不间断,循序渐进、久久为功的重要性。并指出:"要想达到较高的学术水平,没有'锲而不舍'的学习精神,那就是一句空话。他本人的一生就是这样力行的。"

余无言先生生平业医 45 年,在中医临床、教学和学术研究方面,均有较大的贡献。尤其是他对于中医教育倾注了大量心血,受教的学生遍布全国。生徒中如朱良春、何任、颜德馨、薛盟、曹向平、袁正刚、裴慎、庞泮池、董平、张鸿祥、巫君玉、田淑霄等,均为当代具有广泛影响的名医,其子余庆鳌、余瀛鳌、其女余竹君、余惠君亦传其业。

二、学术思想

(一)改进与创新中医学,择善而从

近代中国,列强入侵,国运衰殇,传统医学亦经历着前所未有的洗礼。西学东渐,与中国传统医学发生了碰撞与交融。一些鄙薄狂妄的民族虚无主义者,逢迎献媚,鼓吹所谓"科学"的号角,致使摧残与迫害中医的反动思潮此起彼伏。为了挽救中华民族这份宝贵的医药文化遗产,中医界学人进行了长期的顽强抗争,从宣传呼吁到联名请愿,从撰文申斥到著书宏道,从函授课徒到兴医建校,奔走呼告,力挽狂澜,古老的中医学也从中获得了学术创新与发展的新生。

在那个特殊的历史年代中,余无言先生是一位杰出的、富有创新精神的近代中医。正值壮年的他,在捍卫中医地位,提振中医发展士气,兴办中医教育,探索中西医结合的道路上,挺身卫道,奋笔疾呼,在当时中医界产生了广泛影响。他在《回顾与瞻前向毕业同学赠言》中强调:"学术无有国界,大道天下可行,我们应当放开眼光,抱医学大同广义,世界进化,人类愈繁,疾病亦因以演进。汉代张仲景一部《伤寒杂病论》,亦是集汉以前众人之长,以及搜罗当时公卿大夫士人的验方,所发越婢汤一方,后人谓是越婢之所传,仲景之所记,仲景是当涅阳人,身为长沙守,越在东陲,在当时算是外国,设使仲景亦如现时之中医,故步自封,自以为是。鄙弃外国的医方及学说,不加采取,又何能成其《伤寒杂病论》著作之伟大。所以我们要本着仲景的精神,弃中国医学之短,取泰西医学之长,才是我们的出路。"①

因此,余无言先生毕生主张并践行"中医科学化,西医中国化"。他认为:"医分中西,系以国界限之。其实医为仁术,不应有所谓中西之分,宜取长补短,熔冶一炉,以为人民司命,久而久之,使其学说……成为世界医学。"②他的改进与创新中医思想体现在以下几个方面。

1. 改进中西医教育之思考

在中国医学院开学之日,余无言先生曾告该校诸同学曰:"今日之中医地位,危险殊甚。若不急图改进,可立而待亡。若中医亡于我辈办学及教学者之手中,殊不足责。盖皆脑筋简单,无科学知识之辈,若不幸亡于诸同学之手中,则诸同学之责大矣。③

他在《论中西医学书》和《与阮其煜、杨志一两先生论中西医学书》两文章中,站在维护民族自信自强和发扬祖国医学精粹的高度,充分地分析了中医之优点、中医之劣点、改造中医之初步,以及西医之优点、西医之劣点、西医改良中医之责任。抛开门户之见,择善而从,并提出了建设性意见和展望,在当时来说,都是十分先进的思想。他说:"东西各国,环伺吾侧,近年以来,其文化的侵略主义,已甚显著。即医学一道,又何莫非侵略主义乎。不然,一以西医为依归,而置中医于不顾者,是犹认贼作父,而手刃其亲也。宁不为世所胜笑哉。"而其中不单是中医界的责任,对于西医界亦有参与与支持改良中医之责任。

---

① 回顾与瞻前向毕业同学赠言.复兴中医.1940,1(3).

② 《伤寒论新义·序》

③ 无言之言.中国医药.1938,2(1).

余无言先生认为,中医改进与创新之出路和希望首先在于中医教育,人才后继,才能薪火相传。其次,年轻人可以在精通国学的基础上接受大量新学,为创造中西医并重的新医学打下牢固的基础,因此,他非常重视中医院校教育,他强调:"来办一个改进的中医学校。第一是要树立中医的本位医学,要把中药识证的特长,治疗的成绩,发扬到全世界上去。第二要将西医的长处采得来,补助我们中医的不逮。并非用夷变夏,乃是折长补短,也就是所谓改进。换句话说,改进中医,正所以保存中医,因为不求改进,是万万不能生存在这新时代的。"同时,对于学习中医的学子,他鼓励道:"在此思想动荡不一的时候,我所盼望于同学的,要放大头脑,放远目光,无论中西兼收并蓄,毋为自己的主观所狭小,而信崇去取之间,须在自己。"①

尽管充满了改进中医的决心和勇气,每因各方面的条件影响,中医教育改革之路充满了荆棘。余无言先生曾言:"刻下我校成立已经两年,许多学子知道我们有改革的决心,而且比较有计划,负责任,相率来归,我们怎好辜负他们呢?"于是重振精神,坚持向前。在谈到中医教育科学化的具体问题时,他以为有四个难点尚须解决。

(1)中西贯通之师资匮乏

余无言先生指出,"大概中医教育在民国廿八年以前还是自道自听的教育,只知守旧,不知改革。那时余无言先生曾以教员资格建议于当局,请其加授生理、解剖、病理、细菌等科,无论做何种事业,当本总理遗训,要迎头赶上去。当局不但不听,反说是余先生要风头,后来教部有了中医专科学校课目表颁布出来,大家才一致响应。可是言之匪艰,行之维难,半由于人未尽,半由于师资甚难,所以如此"。要解决这个难题,须由政府提倡,将中医学校毕业生送西医校学习,使之成为改进中医的生力军。

(2)教员意见统一难

余氏提出中医学校应多用青年教员,因为他们都有改进中医思想;假以时日,从理论和临床方面加以提高,方可肩负培养中医后备人才的重任。

(3)学生程度之提高难

主要是招生难,高初中毕业生多投考他校,而学生程度参差,势必影响学习效果。

---

① 余无言先生医学演讲录.中国医药月刊.1941,1(8)(9).

（4）学校经费征集难

当时情况下，中医前途未卜，造成有钱者不肯办学，办学者都是无钱之辈。

尽管办学中遇到前面举的种种难处，可是余先生并没有气馁，他说："每个事业的成功都是从艰难中缔造出来的：我们已经克服了种种困艰，渐由荆棘丛中趋向平坦的大道了。愿有志改革中医的青年们，都来联合起来，同我们站在统一的战线上，准备占领那前面最高的山峰。"[①]

在《回顾与前瞻向毕业同学赠言》一文中，余先生对同学们说"将来各同学，用其崭新之脑筋，来改造中医一下，将本位的医学树立起来，光大起来，如旭日东升，照遍大千世界，那才是我们的成功呢！诸位同学，大家集中力量，共同奋斗到底。"[②]

余无言先生一生对于中医教育的规划和发展倾注了大量心血，及至晚年仍然萦绕于心、念念不忘。他说："予对中医教育之计划早有成竹，未能实现，故无大成就，而以闲鹤自况也。《易》云：亢龙有悔。三十年来之主张为时所抑，今老矣，自觉有亢龙之悔。"并撰诗曰：指航灯塔影摇红，打桨争乘破浪风，挂我半帆程早计，奈他一舵助难工，大千世界栖闲鹤，三十年来悔亢龙，矛盾论应重去读，从今休唱大江东。[③]

2. 汇通中西医理论之实践

1931 年 9 月 9 日，上海姜春华先生在给余无言先生做的传记中言道："今之识时务者，莫不曰改进中医为当前之一大急务也，然而言之匪艰，行之维艰，问以如何改进，则又期期艾艾而不能道其所以然。"由于余先生的学医经历是先学中，后学西，因此对于中说西说能够兼明而多所折衷，尤其是借鉴西学，以期提升和改进中医学术。余先生师承丁仲祜（福保）先生之志，"以求中医学术合于科学原理及原则。"并提出"综上述之情势观之，中医非改造不为功。改造之初步，当由改良书籍为第一急务。书籍既已改良，使学者读之，不致囿于古人不根之谬说"。[④]

有鉴于斯，余先生决定从整编医籍入手，初以《混合外科学》问世……复思中国医学之骨干及精髓，端在医经。仲景《伤寒（论）》及《金匮》，其主方"均有颠扑不破之价值，药味少而配合奇，分量重而效力专，认证用药，大法俱备，为

① 余无言.改进中医途中之荆棘.国医导报 1941,3(4).

② 回顾与瞻前向毕业同学赠言.复兴中医.1940,1(3).

③ 愚盦诗草·枕庸集.1962.

④ 论中西医学书.医界春秋 1927,(14).

世模范。盖其处方精纯,不似后世时方之芜杂。对症用药有立竿见影之功,深合于科学之原理与原则。"①再者,他在 20 世纪 30 年代就主张医学的"大自然说",认为中医之哲学、西医之科学,皆得其一体,均可纳入于大自然,曾撰《大自然医学论》。

同时,他对中西医理论的融会贯通亦颇注重。曾于《医界春秋》《广济医刊》《世界医报》《中国医药》等多种刊物发表论著,体裁、内容不拘,从学术论著到随笔、评论、思想论战、医学小说等,阐述其中西医学的认识和建议。其著作从 20 世纪 30 年代开始,先后出版了《实用混合外科学总论》《实用混合外科学各论(上册)》《伤寒论新义》《金匮要略新义》《湿温伤寒病篇》《斑疹伤寒病篇》《翼经经验录》。在上述著作中,又当以《实用混合外科学总论》《伤寒论新义》《金匮要略新义》为其汇通中西医理论实践之代表作。

(1)《伤寒论新义》

余先生认为,仲景《伤寒论》"为中医书之根本医学,其立法之妥善,变方之多端,不独为治伤寒之善本,并且开杂证治疗变化之门"。赞赏程钟龄所主张的"仲景设六经以该尽百病"之说。他还认为张仲景著《伤寒杂病论》,"其自序言'撰用《素问》',然皆沿其名,而不袭其实。虽有六经之名,但文中无一言及于脉络"。指出仲景在六经辨证中并未将手足三阴、三阳的症状完全举出,其所以沿用六经,是因为《素问》六经之说"信之者众,积习难改"。同时认为《伤寒论》中所说之阴阳,其义已较窄,不似《素问》之广泛。他作为主张以科学整理的方法发皇古义、融会新知的仲景学说研究者,提出"六经、阴阳之说可尽凭乎"(见《伤寒论新义·自序》)的质疑,他强调指出:"仲景之书,重在症候,依症立法,依法立方。"关于如何注解《伤寒论》,他在"自序"中说:"一曰以经注经,即举仲景原文,纵横驰策以相呼应也;二曰以精注经,即系诸家学说,择其精英以相发明也;三曰以新注经,即引西医之新说,矫正中医之谬误以资汇通也;四曰以心注经,即以予个人之心得及诊疗之经验以资参考也。"书中凡引古说,以不背科学原理为原则;采新知,以能率中医真理为前提。注解中他一贯反对随文训释,其个人注文,大要能依据经义和个人识见予以充分阐析,颇多独到的见解。但在"以新注经"部分,难免杂有"衷中参西"、失之于附会的观点。

张仲景为我国临床医学奠定了基础,余先生对此有相当深刻的体会,在同

---

① 《金匮要略新义·自序》.

行中有"擅长经方"之誉。但他并不认为仲景方百分之百都合乎科学性,书中明确指出烧裈散方"不可恃"。又于仲景原文中有法无方者,悉依历代注家意见补出方治。对"经文中有最牵强、最费解者,或决为伪文者,悉删去之,附于每篇之末,另为评正。盖删之所以清本书之眉目,附之所以备学者之参考,使知所去取焉"(《伤寒论新义·凡例》)。其自注部分,丁仲祜先生誉其"于汇通大旨,多所折衷;于仲景原文,多所发明"。谢观(利恒)先生于本书序言中,赞赏其新颖的编纂方法,指出此书"折衷诸家注释者十之三,发扬原文古义者十之三,汇通新医学说者十之四。使三百九十七法成为一合乎科学之新书,与一般粗制滥造之作,窃取日人《皇汉医学》而为之者,试不可以道里计矣"。张赞臣先生认为此书"正误格非,方、喻之芜杂已去;存真删伪,仲景之精义常存"。书中并附大量图表,特别是汤证主治表,条理清晰,对读者习读起到提挈纲领的作用。《伤寒论新义》初版于中华书局(1940年),后复印于上海千顷堂书局,先后翻印达十二版之多。

(2)《金匮要略新义》

《金匮要略新义》,初撰于1941年,后经多次修改,于1951年在上海中医书局出版,其整理方法大致与《伤寒论新义》类似。但余先生认为,《金匮》之错乱,较之《伤寒论》为甚,故特循求义理,一一为之订正,"其有不可理解,而且无益于学说之探讨及治疗"以及"辅钩格磔之文,无裨实用者",概予删削;"采取诸家学说,以脚踏实地为指归,力避空谈,凡运气、阴阳等理论,概所不取"。至于条文的整理法,"有错简者正之,有不续者连之,有骈支者去之。有误谬者改之……原文篇章中有将数种病合为一篇者,今特分之以清眉目"。余先生将《伤寒论》中的霍乱移于《金匮要略》,而与中暍、疟疾并列,将《金匮》"五脏风寒积聚"篇中之"肝着"另立一篇加以诠注,余则删存原文而不予强释,并将《金匮要略》一书的删文附于下卷之后。又每篇的篇末附有表格,将一篇中诸种汤证及考订异同作系统说明,便于读者查阅。下卷后又附《金匮要略》"注家传记",系由其门人曾庆瑶等执笔,此篇介绍了历代《金匮》注家及书中所引证的名家传记(共59人),颇具特色。

余先生在整编仲景著作时有这样的体会:即诠注《伤寒论》时往往易为旧说六经所限而不能尽量发挥;《金匮要略》则是论述杂病的著作,每一病症皆巍然独立,且不为六经所限,更易"钩古汲今,畅所欲言"(见《金匮要略新义·自序》)。通过他多年的临床实践,将某些能与《金匮要略》相联系的案例,亦附述于其注本中,以供后学者临证参考。

3. 推进中西医结合之设想

（1）中西医并重，他山之石可以攻玉

余无言先生力主中西医并重的思想[①]，他在整编《实用混合外科学讲义》中曾言道："考察泰西医学进步之原因，端在科学。其在往昔尚精气及灵气时代，其梦正与中国医学同，今彼以科学实验之精神，使医学一跃而登峰造极，吾人亦不能不低首下心，借作他山之助也……即采取最新泰西外科之学术，作一借镜，为改造中医外科之模范，去中医外科之空谈，存中医外科之实验，为驱入科学医学之轨道。使中西医学合而为一，成为混合医学，开世界医学之先导。"[①]

（2）舍短取长，择善而从，趋重实验

余无言先生十分赞赏《医界春秋》登载杨志一先生之言，杨先生言道："中医以深闭固拒闻，西医以党同伐异著，而本刊则负改造中医，沟通西医之使命，而产生者也。以深闭固拒之中医，而言改造，以党同伐异之西医，而言沟通，似缘木求鱼，势有所不能也。"于是，余无言先生感慨道："知《春秋》亦非偏于中医之宣传品也。不偏于西医，不偏于中医，舍短取长，择善而从，其心其志，实获我心。此愚所以引两先生而为愚之良师益友也。"[②]反映出他的改进中西医结合之思想重点在于"舍短取长，择善而从"。

于是，余无言先生提出："处处趋重于实验，自有真理可凭，自可与科学的西医，不谋而合矣。"[②]

（3）团结内部，求同存异，以待明理

余无言先生在中西医学实践和认识论中的矛盾和辩论持有先进的观点，他认为，一切科学必然有其背后的科学道理，必然有"征于大自然之境者"，在真正未明之前，姑可存而不论，留待将来。在"君子之争"一文中，言道："近者张赞臣同志，与岳阳吴汉仙先生，亦有君子之争，综观两方面发表原稿，大体在六气及细菌之争，均各有独到之理由。吴先生，志在尊经，意谓仅言六气之说，为万古不易之论；赞臣先生诚在改革，意谓细菌学说，为各国学者所公认，中医不应守旧，宜采纳新知。于是知吴先生主张，求医学要在纵的里面，由古而今，若废除六气，即为不尊经；赞臣先生主张，求医学要在横的里面，由中而西，是采纳西医新知，不是投降西医。因此反复辩驳，洋洋千言，此争亦在事理之得明，亦君子之争也。然以余观之，此可以争，可以不争，以大势言，当此之时，中

① 《实用混合外科学讲义·导言》。

② 缩短战线对于帝国主义派之西医下一攻击令 . 医界春秋 .1941,(42).

医应团结内部,抗御西医之侵略,不能再有裂痕,与西医以消灭中医机会,以大体言,六气及细菌之争,已各述明理由,其是非留待第三者之评判。"

他又言道,"余尝以为中西医学,同是不完全的医学,惟能征于大自然之境者,乃为完全之医学,即如六气细菌,皆有可信有不可信,同一时令,吾人同在气交之中,有病有不病,究之受病者,抑六气中人为病耶,抑吾人体弱而来六气耶,认为六气能致人病,则人人皆应致病,认为体弱病来,则病原不在六气,此说也,不等细菌之学说来,吾中医界已早有怀疑者矣,至于细菌之难征信。与六气同,泰西医家,亦有两派,一谓细菌能致人病,先有菌而后有病,一谓病成乃生细菌,先有病而后生菌,即以治疗上观之,梅毒淋毒,菌病也,有以一针六〇六及黄色素,而立即霍然,永不复发者,有继续注射十数针,或数十针,而仍不愈者,同一细菌,何以六〇六及黄色素,有能杀之,有不能杀之,何哉?是细菌之说,可信而不可信也,杀菌之药,可恃而不可恃也,故吾认为真正之医理,仍在未明之时期,不必据之以为断,且不必据之以为争,吾人宜就医学之所知,悉心体会,如治水然,因势利导,以不背大自然之原理与原则为准,信六气也可,不信六气也亦可,信细菌也可,不信细菌也亦可,吾恐千百年后,如真正之医理明,六气细菌,均将为吾人所不齿矣,吾敢以至诚,请两先生且息君子之争。"[①]

(二)临证治法灵活选取,不废绳墨

1. 善用清下,兼明各法

余无言先生治温热善用清热与攻下二法,并能根据病证,灵活运用汗、和、温、补各法,值得借鉴。

首先,其清法善于变通,一则清中兼有他法,如白虎合承气法清中兼下,白虎合增液法清中兼以润燥增液,竹叶石膏合黄连解毒法清中兼以解毒等;二则清中又有辛寒(石膏、银花、连翘、菊花、葛根)、苦寒(黄芩、黄连、栀子、竹叶)、甘寒(知母、生地、麦冬、石斛、花粉、芦根)、咸寒(玄参、犀角、羚羊角)之别。其下法之变通又有:承气泻心法,承气豁痰法,承气温下法,承气消导法,承气增液法等。

其次,余无言先生对石膏、大黄的药性与运用时机谙熟于心,根据患者的具体病情,能充分掌握相应剂量并随证化裁,而且使用超大剂量于许多危急重

---

① 君子之争. 医界春秋.1935,(106).

证之治疗。余先生所著《翼经经验录》中载 55 个病案、103 首处方,其病案中用石膏、大黄或二者并用者占 3/5 以上。处方中用石膏、大黄治疗温热病者共计 24 首,治疗危急重症者亦有 20 首,如治湿温肠出血证用白虎汤加芩连地丹方,热病夹食重证用白虎合增液承气汤加苏子霜方,秋温外热中寒证用白虎合泻心加滑石、木通方,附子泻心汤加葛根、干姜方,寒结腹痛证用大承气汤加桂枝、蒌霜、焦楂、姜夏方,麻疹热厥险证用泻心承气合增液汤加味方,痘疮实热险证用犀羚泻火汤方,肝痈用牡丹汤合龙胆泻肝汤加减方。此外,在余无言先生使用石膏的 35 首处方中,其剂量为 120~180g,最常用剂量为 60g 和 90g。大剂量使用石膏多集中于治疗湿温证,间有治疗阳明经热证、秋温及春温证、妇人产后热证、妇人惊恐痉病证、儿童头风重证以及痘疮实热险证。处方多以白虎汤、白虎人参汤、承气汤加减化裁,或以白虎、承气合剂处方,间有以泻心汤、竹叶石膏汤加减处方者。[①]

再次,余无言先生还根据具体病证灵活运用各种经方和治法,如治疗伤寒运用麻黄汤、桂枝麻黄各半汤、大青龙汤等汗法;少阳证运用小柴胡汤之和解法;伤风汗多阳虚证用桂枝加附子汤,阳虚恶寒证用甘草干姜汤、桂枝加附子汤加肉桂干姜汤方等温法;急性善饥证用十全大补汤去肉桂加黄精方,阴挺用补中益气汤,久疟用首乌故纸汤,百合病用百合地黄汤之补益法;痘疮虚寒险证用温阳益气汤之温补内托法。[②]

2. 寒温补泻,因人制宜

余先生通过大量临床体会到,当诊治疾病过程中,经常须根据辨证中之四诊八纲和患者的体质情况,以确立药用之法则与规范。寒证用温剂,热证用寒凉之品,"虚则补之,实则泻之",几乎为临床医师所共识。但其中应十分重视患者的体质现状。如忽视于此,难以在施治中获得满意的疗效,往往可能产生"施治不效"或"过犹不及",甚至产生不良的副作用或加重病情之弊。由此不难体会,中医诊疗中辨证思维和因人制宜的圆机活法,也是衡量医者诊治水平高低的一杆标尺。也体现了余先生辨证圆融,因人制宜的基本观念。

(三)方药择用融古汇今,善于权变

回顾余先生在数十年的医事活动中,虽以研究仲景学说和从事中医教育

---

① 周易,傅延龄.余无言临床经验之特色[J].安徽中医药大学学报.2014,33(1):11-12.
② 周易,傅延龄.余无言临床经验之特色[J].安徽中医药大学学报.2014,33(1):11-12.

事业为主,但其实际工作又以临证占时更多。余无言临证数十年,以长于经方、善于变创闻名。生平经治伤寒、温病、内科杂病及外科病症尤多。他于伤寒、内科杂病之证治,根据不同症情,用方大致有五个原则:即按仲景原著用经方;以经方加减;以经方合并用之;参以己意化裁,但保存经方之风貌;以单方形式,有经方遗意。他是一位理论造诣较深,又能密切联系临床实践的医家。其生平治案,多选仲景《伤寒论》中方剂,在上海以善用经方著称。

1. 经方审用

丁甘仁、恽铁樵先生的高足章巨膺先生尝称余无言先生"一贯重视旧经验,汲取新知识……富有创新的精神"(见《金匮要略新义·章序》)。这种创新的精神,除贯穿于著书立说中的"研讨新知识,创造新理论"外,于临床治病,亦善于根据具体病情,审慎的应用经方,并能根据患者实际而在经方组方立意基础上创制新方。湖北胡秉钧先生在看到余先生医案著作《翼经经验录》后,总结出此书中所列述医案的"治疗处方,多遵仲景大法",赞赏余先生"断证之明确,用药之胆识。有非常人所能及"者。

余先生擅长运用经方、时方化裁治疗温热病,如他用麻黄汤加葛根藿香治疗夏月伤寒;用自订豁痰承气汤治疗春温痰火内结、腑实发狂;用大黄黄连泻心汤合三仁汤治疗湿温化燥、内闭心包之神昏证。如用白虎人参汤加萍连地丹方治疗湿温肠出血证,用清凉承气汤方、清凉承气汤加苏子霜方治疗湿温夹食重证,用大承气加青皮、莱菔子方治疗秋温昏谵腹满证,用白虎承气合增液方治疗秋温恶候叠见证。体现了其治疗外感热病善于精审病机,以经方时方化裁,灵活变通的思想。

2. 古方精用

此外,余先生治疗杂病又善于撷取历代名家名方的治疗经验,如他以傅氏决流汤(《傅青主男科》:黑丑,制甘遂,上肉桂,车前子)加川桂枝,增量与之,治疗水臌。配合健脾益气方药,每每收到较好疗效。外科病症常用疔毒丸(卢成琰氏方:巴豆去皮膜、明雄黄、生大黄各三钱。上药各研细末,再共研极细,加飞罗面醋糊为丸如梧子大)治疗疔疮及疔毒走黄,轻者每服六至七丸,重者可十丸左右,白开水送服。俟泻下三至五次,再以冷粥汤一小碗,服后多能止泻。此方经治患者甚众,实有良效。

又如治肝痈,他以大黄牡丹皮汤合龙胆泻肝汤加减,收效甚宏。又治肠痈及肠痈化脓,他主要是受杨栗山《伤寒瘟疫条辨》"肠痈秘方"(先用红藤一两,酒二碗,煎一碗服之,服后痛必渐止为效)的启示,自拟红藤丹皮大黄汤:红藤一两,粉丹皮、锦纹大黄各五钱,桃仁泥四钱,元明粉四钱分冲,瓜蒌仁四钱,京赤芍三钱,加酒一杯煎服。或以此方加减治疗肠痈化脓病症,一般在服药一至二帖后减大黄另加地丁、银花等味。余先生认为,制方之要在于讲求实效,能熔古方、今方于一炉,其方药加减既有法度,又能体现其通权达变、照顾全面的特色。此外,对小儿麻、痘亦有独到的经验。

3. 名方活用

余无言先生的弟子,河北中医学院田淑霄教授曾经总结过这样一段文字:

我师余无言,以擅长外科而著名。在校期间,我表妹右手第一掌骨患骨髓炎,一年前曾开刀引流,而后愈合。近三个月来,右手大鱼际处漫肿、疼痛、皮色未变。右手拇指功能障碍,活动受限。经西医多方治疗无效。我带她请余老师诊治。余老师看完病后对我说:"此证为疽。脓肿深伏,因气血不足,无力托毒邪外出,故长年不愈。治疗应扶正祛邪。移深居浅,使毒邪由里达外,肉亦由内向外生长,使肉长平,方能彻底治愈。此脓肿居深,而口闭合,如同闭门留寇,后患无穷。如你遇此证,切记要扶正祛邪,移深居浅,以八珍汤化裁即可。"老师当即开了八珍汤加升麻、忍冬藤、穿山甲等。并告我:"五付药后脓便排出。"五付药后,果然大鱼际处有一破口流脓,痛减。又进五剂而愈,右拇指功能能逐渐恢复正常,多年未再复发。真是其效如神。余至今记忆犹新。老师谆谆指教,铭记心中。我在临床每遇此类病证,都遵老师指教,均见卓效。[①]田淑霄先生所举这一例证,体现了余先生能够明辨疾病证候,将经典名方据证活用的临证风格。

4. 弃方从法

早年,余先生开业于阜宁时,有东北乡王某者,年且六十有奇,患水肿证,时当七月,抬来城中求治,入北门即询之道途中人:"城中医生,善于内科者为谁。"人咸告之曰:"有余某者,中西医家也,盍试之?"病家即抬来求治。余先生察其症状,为之咋舌。腰以下肿势最盛,两腿如象足,两脚如冬瓜,阴囊如悬瓠。胸部以上则较轻,两手及头面均肿,腿皮肿如胡桃。凡肿处,均明如玻璃,弹之即可立破,扪之冷如冰,呼吸短促,喘声如哮,舌苔白滑,黏膜均呈白色,脉按之而不可得,小便甚短少,且阴茎完全缩入囊内,视之几如葫芦上一小孔耳。询其既往症,则谓"五月间,曾途行遭大雨,后即发肿,且不思食,先由两足肿起,渐次向上,而膝、而股、而会阴、而腹、而腰、而胸、而上肢、而头面,迭延多医,服

---

① 石国璧.医门真传[M]北京:人民卫生出版社,1990,7:186.

药均无效,以迄于今,不食且十余日矣。先生其有良法否?"余先生以年高症重,有难色。病者再四乞为治疗。乃告之曰:"危险殊甚,中医用利水健脾诸剂,既不见效,再施类似治法,亦难见功。西药有发汗剂,名匹罗卡品(Pilocarpin)者,姑试之,效则吉矣。"然患者多日不食,用此猛烈之发汗剂,余先生恐其随汗而脱也,然病者命在朝夕,与其坐而待毙,不如含药而亡。取得病家同意后,乃为之注射匹罗卡品1毫升。无何,大汗淋漓,由头至足,无处无汗,拭之粘指,腥臭触鼻。约一句钟,汗出如洗,床下闻有滴答声。至是喘声渐微,患者似减轻苦楚,惟疲惫异常,呼之只微声应耳,无何,索便桶,小便亦大利,患者大快。再察其全身肿势,消去一半,旋即改以中医治水肿名方——实脾饮(严用和《济生方》)与服。过五日,已能扶杖行动。乃又以匹罗卡品注射0.5毫升,复又出汗,惟不若前两次之多耳。余先生以其病既退,不能再用猛烈之发汗剂。即以实脾饮为主方,再加重利水之品,十帖而康健如初。

由此案可以看出,余无言先生是所谓辨证精准、圆机活法者。此案可贵之处有二:一弃方从法,弃中医利水健脾诸方,采用汗法利水;二改弦易辙,改用西药峻汗之法,有异曲同工之妙。由是观之,方不在多,也不在中西之分,而贵在明用,切合临床方能提高疗效。

(四)湿温治疗参古创新,唯重实效

1. 湿温病治法

余先生通过归纳薛生白、吴鞠通二家之言,结合他多年临床所见,总结湿温病之主证为:始恶寒,后但热不寒,头痛,身重而疼,舌白或润黄,面色淡黄,汗出,胸中痞闷,不食不饥,口渴不欲饮,午后身热,状若阴虚,脉弦细而濡。中医于湿温之治疗,约分为二门。其一,其学说以湿温为病原,故以解热利湿为主,此为其原因疗法。其二,因湿温之变证多端,险候百出,即因其变证险候而治之,此为其对证疗法。湿温原发证治法:

(1)解热利湿法

湿温为湿、温两邪合并为患。温即是热,故薛生白之《湿温病篇》(又名《湿热病篇》),其治疗即以解热祛湿为首务。湿温病邪之势均而重者,则药剂亦均重之;其势均而轻者,则药剂亦均轻之。热邪盛于湿邪者,则解热之药多,而祛湿之药少;湿邪盛于热邪者,则祛湿之药多,而解热之药少。然解热祛湿之方法,又各不同,兹分别述之。

①当初期病尚在表,应用微汗之法者,则微汗之,使热从体表缓缓而解,则

湿为体内不洁之水分,亦得随汗而外泄。若热仍不退,或退之未尽,可仍用前法,务使热退而后已。若热已退,或退去七八分,则湿邪势孤,易于扑灭矣。

②湿既势孤,顿失同盟,因即清利其三焦水道,使邪汇至肾脏,输入膀胱,由小便而外出。若体气较实,或大便数日未解,或解时艰涩不爽者,并可微利。

③至病邪深入,热势稽留,湿滞肠中,胸闷特甚,切不可任邪气盘踞。里证已成,不可再用表药,只宜用清热及利湿之合剂,使湿从肾与膀胱外出,则热亦随之而下行,湿热并去,病可自痊。

④运用上法时,另有一关键不可不知,即决定"利湿清热"之方,可再问其大便之如何?脘腹之膨否?如大便已数日未解,或虽解而艰涩,脘腹膨满而不柔和,则于方中再加轻泻大便之品,则肠中湿热亦将缓缓下行。盖二便分利,则湿热之邪,行将失其根据地而无立足之所,愈易追剿消灭矣。设大便每一二日一解,解时亦爽,则轻泻剂可不加,此专从里解,清利之方法及用药之分合也。

（2）扶持脾胃法

湿温之病邪,虽重在小肠,其病根仍然在胃。如胃司消化,脾能为辅,二便畅利,则必然不病湿温。今既病矣,若只解热利湿,而不健胃益脾,则药力之"贷款",仍无补于生理之虚乏。则须一面贷款,一面扶持脾胃之生理功能,使之自力更生,功能渐趋恢复。故湿温经治获效后,即应加药以扶持其脾胃。

（3）参用芳香法

湿温病既为热腐湿浊之邪,且病室内又多秽恶之病气,则必须以芳香逐秽之品以化之。盖芳香之品,能化浊秽之气,故不论表剂、里剂,处方均宜酌加芳香药一二味于内,虽无绝对治湿温之功能,然在辅助疗法上,未始无百分之五之小助焉。除内服药酌加者外,亦可于病室内,燃枷楠香一二支,或少焚白芷、木香、佩兰、苍术等品,以辟秽恶之气。

2. 湿温病方治

湿温大多相当于西医所说的"肠伤寒",中医施治以排泄清解为主。前人的经验方颇多,余无言先生在诊疗中也创用了湿温新方,经常选用以下诸方施治。

（1）甘露消毒丹（叶香岩方）

又名普济解毒丹。王孟英谓此系治湿温时疫之主方,能治发热倦怠,胸闷腹胀,肢酸咽肿,斑疹身黄,颐肿口渴,溺赤便秘,吐泻疟痢,淋浊疮疡。凡暑湿时疫之邪在气分,舌苔淡白、或厚腻、或干黄者,均较有效。

方药组成及用法:飞滑石十五两,绵茵陈十一两,淡黄芩十两,石菖蒲六两,川贝母、木通各五两,藿香、射干、连翘、薄荷、白豆蔻各四两。

各药晒燥,生研为末。每服三钱,开水冲服,一日二次。或以神曲糊丸,如弹子大,开水化服亦可。

王孟英曰:每年春分以后,天乃渐温;芒种以后,地乃渐湿。温湿蒸腾,更加烈日之暑,铄石流金,人在气交之中,口鼻吸受其气,留而不去,乃成湿温疫疠之病。初起尚在气分时,悉以此丹治之,立效。

(2)三仁汤(《温病条辨》方)

治头痛恶寒,舌白不渴,脉弦细而濡,面色淡黄,胸闷不饥,午后高热,证若阴虚。

方药组成及用法:杏仁三钱,飞滑石六钱,白通草二钱,白蔻仁二钱,厚朴二钱,生薏苡仁六钱,半夏五钱,竹叶二钱,甘澜水八碗。

上药以甘澜水八碗,煎取三碗,每服一碗,一日三次。

余先生言此方为吴氏治疗湿温之首选,以湿温不能过汗,故以轻清为治。病轻者,每可治愈;病重者,力有不及。吴锡璜《中西温热串解》谓此方与湿温初起不甚相合,虑其服之燥渴,此言亦非确论。若果知燥渴,则里湿已祛,而热独盛矣,再单泻其热可耳。此方名曰三仁,而实以滑石为主药,使湿从小便而出,亦可稍得微汗,故诸家多用之。惟厚朴一味,究嫌欠妥,吴氏虑其燥渴,或在此点。若以治痞、理气、宽中、祛湿之目的,去厚朴而易以瓜蒌皮,则得之矣。

(3)湿温初起方(吴锡璜《中西温热串解》古欢室方)

治证同前。

方药组成及用法:淡豆豉三钱,佩兰叶二钱,飞滑石四钱,苍术皮一钱,茯苓皮三钱,陈皮二钱,藿香叶二钱,连翘三钱,银花三钱,通草一钱,甘草八分,竹叶二钱。(如恶寒无汗者,加杏仁)

以上三方,皆轻清之剂。然立方以甘露消毒丹为第一,且研成末服,能容留肠中较久。三仁汤次之,此方更次之,存之备参考耳。

(4)解温逐湿汤(余无言经验方)

治湿温初起之重者。

生麻黄(先煎)二钱至三钱,生石膏二两至三两,粉葛根三钱至四钱,净连翘三钱至四钱,制半夏三钱至四钱,生山栀、六一散各二钱至四钱,薏苡仁、茯苓皮各四钱至五钱。

此方服后,必能取得"絷絷微似汗出"。在身体已有微汗约二三小时后,再连服二煎,务使微汗至四五小时以上,则表热必可随汗而解。若初起一二日间,恶寒甚者,仍可加入桂枝一二钱。无恶寒者则不加。

（5）清温化湿汤（余无言经验方）

前方服后,表热已微,再服此方。

方药组成及用法:生石膏（先煎）一两至二两,粉葛根三钱,净连翘三钱,生黄芩三钱,上川连一钱,锦纹军一钱至二钱,六一散四钱,生山栀三钱,冬瓜皮子各三钱,炒粳米一酒杯。

此方目的,在取得大便微利,小便大利。盖大黄与滑石同用,其泄热解毒之力,半走小便也。

余先生认为,前诸家于湿温之治,不能速速汗解,故力求轻清取巧。对该病之初起、病势较轻者,每可获效。若病势之较重者,胸闷特甚者,则前方不易见功,必当以经方为本,合时方以化裁之。遵仲景治风湿之方,取其微微汗出,续续下行,则汗利两解,湿温之邪,自分两路而去矣。

余先生论到:第一方首用麻黄,或以为夏令不可用麻黄,虑其大汗以害事,且麻黄为辛温药,以之治湿温,宁非抱薪救火?不知麻黄一品,味性虽属辛温,若不与桂枝同用,则不能大汗。故麻杏石甘汤则别治肺炎,麻黄连翘赤小豆汤则别治黄疸,越婢汤则别治风水作肿。即以越婢汤言之,系麻黄与石膏并用,能治水肿,其妙在此。日本学者以麻黄热服则发汗,冷服则利尿,此即仲景方配合之妙义也。盖辛温之麻黄与辛凉之石膏同用,则开发皮毛之力少,通利三焦之力多,故用治风水之邪,十之三四;由皮肤缓缓而解,十之五六。由肾与膀胱续续下行,其风水肿有不消哉!且有体质特异、皮毛固密之人,感冒风寒而服麻黄,竟有皮肤无汗而小便大利,因以获愈者。可知麻黄不但发汗,且同时有利水之力也。总之肾脏、膀胱,与皮肤汗腺,同属于排泄系统。而麻黄一品,亦能促进其排泄机能也。但麻黄必须用生者,水炙者则无效。故此处方,以越婢汤为主干,而佐以葛根者,以其能清解胃肠及脑脊系统之热,可防治脑脊髓膜炎也。仲景于风寒之邪,一见有项背强几几之症候,即用葛根。有汗者,则葛根与桂枝并用;无汗者,则葛根与麻黄并用。在中医旧说,谓其能清督脉之热。督脉,即脑脊系统之谓。督脉之热既清,则脑脊病自不作矣。因湿温一病,热高之时,最易上冲于脑,而致脑脊髓炎症,故加之而预防,以免加重后更难治也。用连翘者,取其清心胸、凉膈膜也。用半夏者,取其泻心胸、利水湿也;有湿热内蕴而作呕者,尤宜。用六一散、生山栀者,取其凉膈清热,泄出于肾、膀胱也。诸家多用滑石,此六一散以滑石为主,故用之。用薏苡仁、茯苓皮者,取其渗湿下行,并可祛皮肤之湿也。且茯苓有益气之功效,故用之。如此配合,所谓原因疗法、对症疗法,兼而有之。而余先生之第二方,完全以清里为治。解毒祛热之品,随锦军以微利大肠,随栀子、滑石以直走小便,此分利法也。余先生言道:用此法治之而愈者,已有多人,只要取得缓缓微汗,大便微利,小便畅行,则湿祛热除,病自可愈矣。但此为湿温初病之主症而设。若延久误治,变证百出,则又当随其变证而治之,不能用初起之法矣。至于每药分量,用至几钱则不予肯定。盖体有强弱,病有轻重,示人以变通活套,不可刻舟求剑,以致偾事耳。

三、验案选萃

(一) 伤风

1. 伤风转少阳证

第一条:初秋感冒风邪,恶寒发热,头痛肢酸。继转寒热往来,两胁满痛,时时作呕,口苦咽干,意乱心烦,坐卧不安,口干欲饮,饮则呕更加甚。医以荆芥、防风、豆豉、豆卷治之,症愈加剧。询其大便,前昨均解。急投小柴胡汤,一剂而痊。

患者张石舟,住西藏南路崇善里口。以人力车工会事忙,昼则奔走于烈日之下,夜则纳凉于露台之上。因之恶寒发热,头痛肢酸。自以生姜赤糖汤饮之,次日头痛肢酸已愈。而两胁转痛,往来寒热。寒则被覆而仍战栗,热则赤膊而犹如焚。心烦作呕,口苦异常,渴欲得饮,饮则呕吐加甚。因之坐卧难安,片刻不宁。延医治之,甲医投以荆芥、防风之属,乙医投以豆豉、豆卷之类,丙医投以藿香正气之方。病更加剧,心烦欲死。其堂弟世英,与予为友。见状大惊,急来延予。予午餐小饮,尚未释杯,即携予手强之而去。相去不远,始听世英之述症。先后登楼,继察石舟之现状。予即笑而慰之曰:"此柴胡汤证也。乃病在少阳,解之易耳,其毋惊惧。"病者曰:"能不死乎。"予笑曰:"此证而死,则病而死者多矣。乃时医者流,不肯读《伤寒论》一书耳。"因书小柴胡汤 ① 一方,并无加减。令其服药时,先以生姜一二片,置口中嚼之使烂,庶姜汁遍及齿舌,使生辣麻之感。然后高举两手,后坐一人以扶持之,端坐而挺直。另请一人操

---

① 小柴胡汤方:春柴胡二钱五分,生黄芩三钱,西党参三钱,姜制半夏三钱,炙甘草二钱,生姜三片,大枣十枚。

匙以饮之,则可以不呕。定心静气约一刻钟,再缓卧于沙发上,勿令睡平。至半小时后,再睡平,任其安平睡去也。病家如予言,照法服之,果然一剂而痊。

2. 伤风转结胸证

第二条:妇人年近六旬,体质素丰,重感风邪。寒热甫退,即又伤饮食。因之胸脘及腹,均形胀满,两胁亦膨,按之硬而作痛,渐至不能平卧,挺胸伸颈,张口呼吸,此结胸实证也。与以大陷胸汤加枳实方,大挫其势,再以瓜蒌葶苈汤,肃清余孽。

有劳工韩小顺者,其姨母许氏,年近六旬,住于梵王渡路康定路口之某里。初为重感风邪,经医治后,寒热已退,而里邪尚未清肃,即急于饮食,且过常量。因之胸脘结痛,连及腹部,上则气逆满闷,下则大便不通,小便亦少。复延附近之医生,治之无效,韩乃延予往诊。予既入病者之室,见其倚卧于床栏上,背后垫以卷好之棉被,被上加以重叠之棉枕。病者挺其胸腹,倚于其上,心已知其不能平卧也。询其过去之病情,知为病中多食所致。按其胸腹,则处处作硬而痛,两胁亦然,膈间尤甚。舌苔则湿腻带黄。更觉心烦不安。诊其两脉,则沉而且紧。周身并无热候,手足反觉微凉。询其大便,已数日不解。乃断为结胸重证。但年事已高,不无顾虑,复思脉证均实,不得有所顾虑。即为之处方,以大陷胸汤加枳实主之[1],嘱其如法煎服。迨服药之后,果得大泻数次。每泻一次,则胸胁脘腹之满痛即轻减一次。至第三次泻下之后,病者已渐能平卧,即自动转侧,亦觉痛可自忍。及二煎服后,又续下两次,似已病去七分矣。次日复诊,见其效如此之速,予固心喜,而病家亦言谢不置。诊其脉沉亦起,不似以前之实而有力。察其舌苔,则舌尖已退,根上腻黄渐化,而中心亦宣而浮起。诚恐余邪未尽,再有反复,又顾及高年之体质,陷胸方不容再剂。乃仿傅青主方,以瓜蒌为主,合小陷胸汤及葶苈泻肺法。[2]继服两剂,而告痊愈。接服调理脾胃之剂,于是健康恢复矣。

3. 伤风汗多阳虚证

第三条:卫气素虚,皮毛不固,动则自汗,忽感风邪,始则恶风恶寒,继则寒热并作,头项强痛,腰臀酸楚,间以恶心,而自汗颇多。迟延两日,渐至手足微

---

① 大陷胸汤加枳实方:锦纹大黄五钱(酒洗),元明粉五钱(分冲),制甘遂二钱五分(为末),炒枳实五钱。上四味,先煎大黄、枳实。汤成,纳元明粉之半量,再温烊化,纳甘遂末半量,调匀服之。六小时后,服二煎,如前法。

② 瓜蒌葶苈汤方:全瓜蒌六钱,葶苈子三钱,制半夏四钱,炒枳壳四钱,元明粉四钱(分冲)。上五味,先煎四味。汤成,纳元明粉半量,再温烊化。服二煎,如前法。

撅,四肢亦微有拘急。投以桂枝加附子汤,一剂而瘥。

　　患者顾芝轩,年42岁,为劳动人民,佣工于菜市路一小茶楼中。其人卫气素虚,动辄有汗。皮毛既不固,且与炉灶相亲,热汤相近,其平日自汗之情况,已可想而知。此种体质,即《伤寒论》所谓"病常自汗出者,此营气和,卫不谐,卫气不共营气和谐"之体质。而其所任职业,亦足促使其自汗多也。于1950年3月间,以劳汗当风,忽患伤风之证。始则啬啬恶寒,渐渐恶风,但寒不热,约半日许,始渐翕翕发热。此乃体质较弱,故发热较迟,不似体质强壮者,其发热与恶寒同时并见也。他如头项强痛,腰臀酸楚,间以恶心,而自汗淋漓,较平时为尤甚。初病之时,以经济关系,未延医调治。至第三日,以病势有增无减,且增四肢拘急,屈伸不和,手足发凉,十指尤冷,此时始就予诊。入诊室之时,予见其面带垢晦,袖手缩足,人扶而进。坐定之时,又见头面颈项均自汗颇多,领围带湿,气息微喘。及诊其脉,则觉手已微凉,手指尤甚。手如此,足亦可知。细询其发病时日,知才三日耳。其表证指厥,必由自汗而来。其他症状,已如前述。综其全盘症状,太阳表证及卫虚末厥,必须一鼓而克之,否则顾此失彼,难保无肢厥脉沉之危险也。乃处以桂枝加附子汤[①],俟汗止热退后,再行调理。诸生问曰:"此证面带垢晦之色,颇似温病,而今用桂枝,何也?"予曰:"仲景之书,以证候诊断为主。而治疗之法,又以有某证用某药,无某证减某药。今恶寒与发热均在,且与头痛项强、腰臀酸楚并见。全为风邪表证,焉得不用桂枝。不似温病之面垢,但发热而不恶寒也,其认证在此。"诸生又曰:"桂枝附子汤方,原为不应大汗,而大发其汗,遂至漏汗不止之证而用之。今病者三日未治,根本并未发汗,何亦用此?"予曰:"汝等读书如此,难以与言医矣。大发汗之漏,与此自汗之漏,其汗不止,有何异乎?发汗与自汗虽有异,而漏汗不止则同也。既漏汗不止矣,安得不急用附子耶。且已手足微厥,四肢微拘,附子之用,更不可缓矣。"及至次日复诊,果已一药而瘥。诸生更大喜而服。为处以调理之剂,令服两帖,以扶正气。

(二) 伤寒

1. 夏令伤寒证一

　　第四条:时当夏令,妇人恶寒高热,头痛项强,体疼骨疼,周身无汗,脉浮而

---

① 桂枝加附子汤方:川桂枝三钱,京芍药四钱,炙甘草二钱五分,熟附片五钱,生姜一钱五分,大枣十枚。方出《伤寒论》,主治:太阳病过汗,汗出不止,阳虚漏汗证。

紧,微有恶心及气急,此真六月伤寒也。询其致病之源,系在电影场中,为冷气所逼。以麻黄汤加葛根、藿香主之。

友人杨达奎君,其夫人秦碧筠年41岁,于1942年6月下旬,忽患伤寒。予诊之,症状如上。心窃异之,因其非劳动阶级,何由致此。既询其致病之由。秦即详告云:"沪上风行一时之观世音影片,在沪光大戏院开映。闻其情节至佳,因于昨日晚场往观。时天气颇热,乃着云纱短衣而往。入场则冷气开放,凉爽如秋,意至适也。迨一小时后,身觉微凉,继则较甚。但以情节苦楚,为之心酸堕泪,欲罢观而不能也。直至终场以后,更觉寒矣。归时路远,又未步行,乘车而返。夜深途中人少,车快如飞,于是恶寒更甚矣。抵家即覆被而卧,始则恶寒不热,至四小时后,则寒热并作矣。再进则头痛项强,身痛骨痛,周身无汗,而亢热矣。若初微觉凉时,早出影场,必不至有此病也。"予既得其病情,且确为伤寒的证,不能因在夏令而概不用麻黄也。昔贤谓有此证即用此药,亦何惧哉。乃处以麻黄汤加葛根、藿香①,令其照法煎服,不必顾虑。时其夫杨君已回原籍,无人掌握服药事。其邻人有稍知药性者,谓"六月不可服麻黄,即便服之,亦只能三分之一,不可孟浪也。"秦从其商。服后微汗,但旋又复热而无汗,次日再延予诊。予颇讶之,再三质询,乃以实告。予当谢以不敏,令其再延他医。他医治之,仍然无效。至第三日,挽张士瀛复来延予,并为深致歉意。且云:"先生与杨君为好友,请勿计其妻不信任也。"予从之往,见其症状虽未变,而较有烦躁意。因将原方去藿香,加生石膏五钱。秦服之,一剂而汗出、热退、神安。后为之清理余邪,微和其大便,即告痊可。中秋将至,杨君由原籍回沪。备悉其事,特向予致谢意曰:"若不再服麻黄,辗转更换多医,设有不测,咎将谁归耶?无怪先生之不肯复诊也。"予笑颔之。

余按:夏月伤寒南医多有畏用麻黄者。先父此案,用麻、桂各三钱,见证准而药用精。非有胆识、经验者,何能奏此速效。其中初诊为施治关键,由于患者畏用麻黄,辗转失治,内渐化热。故二诊去藿香,加生石膏,既解表寒,复清里热。药随证变而不离仲景大法,颇为同行所赞服。

2. 夏令伤寒证二

第五条:夏令酷热,晚间当门而卧,迎风纳凉。午夜梦酣,渐转凉爽。至二时左右,觉寒而醒,入室就睡。俄而寒热大作,头痛骨疼,壮热无汗,渐至烦躁

---

① 麻黄汤加葛根藿香方:生麻黄三钱,川桂枝三钱,杏仁四钱,炙甘草二钱,粉葛根四钱,广藿香三钱。(按:第二方,去藿香,加生石膏五钱)

不安,目赤口干,气急而喘。此夏令急性伤寒也,大青龙汤主之。

友人邓汉城之侄,名一东,身体素壮,不易患病,于七月间忽病伤寒。时天气白昼颇热,至半夜后则转清凉。一东于晚间十时后,当门而卧,赤膊赤胫,只着一短裤,凉风拂拂,一梦如登仙矣。迨至二时左右,迎门风势更大,凉气逼人,身发寒战而醒。立即闭户入房,裹毯而卧,犹觉寒战不已。再加厚被,并饮开水一杯,约一小时,寒战始止。孰知再后不半小时顷而体温上升,愈升愈高。头痛体痛,周身无汗,扪之炙手。时渐天明,遂延医疗治。时医以荆芥、薄荷、豆豉、藿香等治之,丝毫无效。延至下午三时,汉城延予往诊,途中即告予以得病之由。既至入室,见其时寒时热,热多寒少,周身无汗,心烦不安,手足躁扰,气急微喘?自诉头痛如刀劈,百节如被杖。再测其体温,已至 41℃。脉亦洪大而浮紧。其病之重,可想而知矣。立为书大青龙汤一方。[1]主药生麻黄用四钱,川桂枝用四钱,生石膏用四两,他药准此比例。不用大枣,而易以鲜竹叶五钱。嘱配方回家自煎,并告以煎法。先煎石膏,次下诸药。煎成滤去汤上浮沫,满碗服之。必得大汗一身,乃可速愈也。予乃辞去。不意方笺送至药店,店员不敢配方,惊讶之极,曰:"此方剂量之大,从未见闻。现虽暑热炎天,石膏竟用至四两,已属骇人。而麻黄、桂枝,均用至四钱。当此时令,而服此方,岂不火上加油耶。此位大医师,必是昨晚醉酒,至今日尚未醒者也。"以方笺授来人,挥之使去。汉城得知,复亲来予所,问分量有无错误,并告知药店人员之言。予曰:"丝毫无误,此时医所不敢用,故彼未之见耳。"乃于方笺眉上写明:"此方由本医师完全负责,与药店无涉。"并加盖一章,以昭责任。使人再去配方,店员只得照配,并谓来人云:"但愿第二方明日再来。"盖半讥半惧之辞也。药既配回煎服,无何,烦躁更甚,一家惶恐,强自镇静。不半小时,而汗渐出,愈出愈畅。内衣尽湿,浸及被里亦湿。大汗约半小时,渐渐汗少。计汗出汗止,为一小时又四十分。而高热一退,诸病爽然若失矣。次日一东亲自乘车,来就予诊。告我服药后之情形,予心大快。又为处一清理余邪之方,兼通大便,使之照服一剂,毋须三诊也。一东即乘车至药店,告店员曰:"我即昨日服四两石膏、四钱麻黄之人也。"于是相与惊讶,均大赞服。然吾犹有言者。依予经验,麻黄汤证多,小青龙汤证次之,而大青龙汤证则较少。盖正伤寒之发于冬令,而化为大青龙汤证者颇少。间或有之,亦须至五六日不解,天寒忽然转温,化烦躁乃速,

---

[1] 大青龙汤方:生麻黄四钱,川桂枝四钱,生石膏四两,杏仁泥四钱,炙甘草三钱,生姜三钱,鲜竹叶五钱。原按:原方有大枣,去之,易以竹叶。

否则不易见。今一东化烦躁如此之速,盖是时令炎热之故。昔人谓:有是证即用是药,岂可不三致意哉。

余按:据先父临证经验,伤寒以麻黄汤证居多,小青龙汤证次之,而大青龙汤证则较少。他认为立方遣药总的原则应不避季令寒温,"有是病,用是药"。此两案均发于盛暑,前案为麻黄汤证,以其热甚兼有恶心等症,故加葛根、藿香。后案以其伤寒兼里热烦躁,属大青龙汤证。此方用桂枝、麻黄各12g、石膏120g,此数药用量显示先父运用经方的胆识过人之处。

3. 冬令伤寒证

第六条:冬令伤寒,发热无汗。重衾叠被,仍觉恶寒。头痛肢疼,背腰尤甚。以麻黄汤加羌、芷与服,再剂不效。询知煎法不善,几误病机,仍以原方如法与之,一剂而汗出即解。

友人邓汉城君,住北京西路宏文书店之楼上。于1940年冬月中旬,重感寒邪。初时恶寒发热即重,当延附近之中医,治之无效,改延予诊。予察其恶寒高热,虽重衾叠被,而犹啬啬不已。头痛项强,腰脊酸痛,四肢骨节亦然。扪之则皮肤干热无汗,切之则脉浮而紧。此冬月之正伤寒也,当处以麻黄汤加味方。[①]所以内加羌、芷二味者,以其体肥多湿也。意其必可以一汗而解。讵一剂不效,次日复诊,再剂亦不效。予觉药颇对证,然何以不效,世果有剪草席而冒为麻黄者乎?因令转延他医。邓因喉间微有疼痛,改延喉科朱子云诊之,服药依然无效。翌日午后,请杨星候君,复延予诊。察其病状如前,恶寒等表证仍在。因细询前日两次煎药之情况,讵其夫人龚志芳女士,嗫嚅[②]欲言而又止。予告以但说无妨,可设法补救也。龚因详告予曰:"第一日之方,系未遵先生之嘱,由药店代客煎药者,觉其药淡而不浓。次日因两孩吵闹,病人怕烦,我携孩外出,令娘姨朱妈煎药。不料朱妈又去洗衣,将药汤烧干,再急加水重煎。而又加得太多,故头煎服下一碗,还余下半碗之多。后再加入二煎服之,始终无汗,故不敢令汉城知。"今始密告我也。予闻之大笑,知其煎服未能如法之由。乃令速配原方,由予指导煎药。先将药置罐中,水泡半小时后(仍须多泡些时,因予不能久留也),即将炉火改小,慢火煎熬,渐至煎沸。约又二十分钟,药汤已浓。其色深黄而带棕色,予曰可矣。乃离火置地上,约两分钟,沥清乘热与服。

---

① 麻黄汤加羌活白芷方:生麻黄三钱,川桂枝三钱,杏仁泥四钱,炙甘草二钱,川羌活二钱五分,香白芷三钱,生姜三片。

② 嗫嚅:言语支支吾吾,样子胆怯。

予即辞去。服药不半小时,果周身觉热,而汗渐外出,终之淋漓不已。又半小时后,汗虽渐少,而约持续二小时之久,其汗乃止。一身寒热尽退。六小时后,再服二煎。又得微汗片时,病即霍然。后又服调理之剂两帖,恢复健康矣。

4. 冬令伤寒液少证

第七条:病者胃素不健,体质不强,表里津液不足,非盛夏则皮肤无汗,至严冬则小便颇多,故平素即大便干燥。忽患伤寒,予诊其发热恶寒,头痛肢痛,项背腰臀均觉痛楚,两目带红,而唇齿干燥。予以桂枝麻黄各半汤,服如桂枝汤法。一剂而缓汗解,再以小量之小承气汤,微和其里,便通即愈。

友人杨达奎教授,胃纳不甚强健,故体质不强。周身皮肤,干燥不泽。平素颇喜品茗,虽每日饮多,而小便亦多,故其津液显然呈不足之象。非至盛夏之时,则皮肤无汗。一至严冬之际,则小便更多。此所以肌肤索泽,而为大便干燥之因也。在1949年冬月下旬,忽患伤寒。始则啬啬恶寒,及四肢手足关节,均觉酸楚。而独皮处无汗,气息微喘,而微有恶心。经予诊之,断为正伤寒之候。杨君闻之,以为必用麻黄汤方,盖向知予治伤寒而喜用经方也。予曰:"以君之证,麻黄汤在所必用。以君之体质,素来津液不足,麻黄总嫌太峻,盖不能大发其汗也。予有一法,改用桂枝麻黄各半汤[①],服如桂枝汤法。即服药后,俟微有汗意之时,再饮热粥一小碗,使微汗缓缓外透。不可令如水淋漓,如此则病必除矣。"杨君然之,其夫人秦碧筠亲为煎药。如法服后,约半小时,果然微汗出矣,头面胸腹及四肢,均感微湿,而周身疼痛已较松。乃将预先煮好之热稀粥,以汤瓢与之。服粥后,微汗时间更为延长,先后约三小时,而寒热渐退,身疼立瘳。晚间续服第二煎,其病爽然若失。次日复诊,见其体温复常,毫无所苦,惟舌苔微腻。询其大便,因素来大肠津液不足,必隔二三日一解。今前后计之,已五日未解。按其腹部,脘口尚和,惟按其脐下少腹,微有硬痛耳。再为之处以小承气汤[②],量亦较少。令其煎服之后,只求大便一通,即停后服,目的在微和其胃肠,而不在大攻也。迨一服之后,大便果下燥黑之粪球数枚,夹以溏黏之半流动物,而表里均和而痊矣。

余按: 冬月正伤寒,用仲景麻黄汤法,效如桴应。我在1964年去河南许昌参加社教运动,冬令曾治两例较典型的伤寒病证,一例用麻黄汤原方,一例

---

① 桂枝麻黄各半汤方:川桂枝二钱五分,京赤芍一钱五分,生麻黄一钱五分,炙甘草一钱五分,杏仁泥三钱,生姜三片,红枣五枚。方出《伤寒论》。
② 小承气汤方:锦纹军二钱,川厚朴二钱,炒枳实二钱五分。方出《伤寒论》。

以其发热恶寒、头痛以颠顶部为尤甚,加用藁本10g,两例均以二剂治愈。先父治邓某案,疏方麻黄汤加羌活、白芷。由于煎服未如法,影响效验,遂重于指导煎服(方药置药罐中,生水浸泡半小时许,然后以慢火煎,渐至于沸;约又20分钟,药汤已浓,其色深黄而带棕色,离火约2分钟,过滤药汁与服),告痊。治杨某案,结合患者体质的津液不足及伤寒兼证所见,先以桂麻各半汤主治,热退症除,再以小承气汤微下而安。此属"先表后里"治法。然此案前后所用二方,先父尤注意煎服法,其小承气汤的用量为:大黄、川朴各6g,炒枳实7.5g。是为"小其制"。先父尝云:用仲景治伤寒方,要在辨证确切,并当审视患者之体质及兼症,以决定是否用原方或加减化裁与服。再者,煎服法易为医生、患者所忽略,是故"方"与"法"的合理应用是学习仲景著述的重要环节之一。

5. 伤寒谵狂蓄血证

刘某某,男,32岁。1959年10月初病伤寒,憎寒壮热,头痛如破。前医治以九味羌活汤加减,服后未见寸功。三日后,热势仍盛(39.8℃),薄暮有谵狂、妄笑见证,肢体厥冷而掌心有汗。切脉沉实而滑,苔薄黄、微腻,口渴引饮,便结数日,小腹胀痛、微满、拒按。诊为伤寒中焦阳明热盛,下焦郁热蓄血。治以桃仁承气汤加石膏、黄连、石斛方[①]。服后下血黏便颇多;三剂后,热退症缓,谵狂、妄笑均止。惟尚有低热(37.4℃),心中略有懊恼、微烦,以轻剂栀子豉汤治之二日,病获痊愈。

余按:此证初治不如法。伤寒热甚自中焦而转延下焦,并见蓄血之征。病属阳胜火极,胃腑热炽,故有壮热、渴饮等见症;下焦热甚血菀,乃现谵狂、妄笑等症;热深厥深,遂有肢体厥逆。"亢则害,承乃制",方以加味桃仁承气汤清其胃热,下其下焦蓄血,治重"热""瘀"二字,兼以濡养胃津。后用轻剂栀子豉汤者,因无可下之证,而微现烦热、懊恼,当续予泄热透邪,靖其余氛。

6. 伤寒少阳兼表,太少合病

樊某某,女,71岁。初诊于1962年春。自诉一周前受风寒后,始觉恶寒、发热,头痛,体痛,自服感冒成药数种(发汗及微下),均未获效。5天后,头痛、体痛虽除,但出现低热,寒热往来,头汗出,微恶寒,手足逆冷,胸胁痞满,心下微烦,食纳减半,口微渴,大便干结,三日未解,小便不利。诊脉微弦,苔薄白,

---

① 桃仁承气汤加石膏黄连石斛方:桃仁、丹皮、大黄、黄连各四钱,当归、白芍各五钱,芒硝三钱,生石膏一两半,鲜石斛一两。

咽微红。结合证脉,断为太阳、少阳合病。治以柴胡桂枝干姜汤加桔梗方[①],四剂而愈。

余按: 此例属太少合病,以表证更为突出。张仲景曰:"伤寒五六日,已发汗而复下之,胸胁满、微结,小便不利,渴而不呕,但头汗出,往来寒热,心烦者,此为未解也。柴胡桂枝干姜汤主之。"先父所治此例的病史、证候,与此条基本相合。他在《伤寒论新义》中将此条归入"少阳兼表证治法"之一,其病理、病机及证候,明示邪在半表半里之间,兼有太阳表证。"但头汗出"为津液不足,阳虚于上;患者渴而无呕吐之征,则知非里热。成无已指出:柴胡桂枝干姜汤有"解表里之邪,复津液而助阳"之效。先父指出此例有咽痛、微红,乃热结于阳明之通道,须防其传入于胃,故加桔梗合方中之黄芩、生甘草以清热利咽。关于此方之干姜,先父认为用量宜小,因须防伤寒日久有化燥之势。此方因有天花粉、黄芩润燥清热,于干姜亦起制约作用。方药的组成其综合疗效,体现了仲景制方之妙,配伍之精。故临证当用干姜时,似不必过于踌躇。

先父生前精研《伤寒论》,注重实效验证,主张"因证立方,师古寓创"。"师古"是辨证论治合于大法的必备基础;"寓创"须有精深的学术素养和丰富的医疗经验,加之力求思虑精审、不泥于古,这是后人变化、发展先贤治法和提高疗效的重要条件。

(三) 湿温

1. 湿温化燥证

第八条:夏令酷热,患生湿温,经医久治不愈,渐至谵语神糊。予诊其热度颇高,自汗不已,胸闷心烦,舌苔腻而灰黄,小便黄赤,大便转燥。疹瘔隐于皮下,而不能外达。予以大黄黄连泻心汤合三仁汤与之。一剂而便通热减,疹瘔外透。再剂则瘔密如珠,疹则疏少。终以竹叶石膏汤合黄连解毒汤法加减,以竟全功。

患者刘庆生,住曹家渡忻康里,年52岁。于1942年夏末,患生湿温伤寒。初经他医治之无效,延及旬日,渐至谵语神糊,合家惊惧,谋之于窑货店主刘裕昌。盖裕昌店主与刘为兄弟行也。因荐予往诊,时在抗战胜利之前三年。予

---

① 柴胡桂枝干姜汤加桔梗方:柴胡四钱,桂枝二钱,干姜一钱,天花粉一两,黄芩、桔梗各三钱,牡蛎、生甘草各二钱。

至该里，见赌台林立，烟馆亦有数家。盖予过比户之门，非呼卢唤雉①之声，即吞云吐雾之气。予自忖，今来鬼国矣。及入病家之门，登楼入室，则病者卧床上，亦置一付烟具，始知病者亦芙蓉城主②也。予乃为之诊察。热度颇高，自汗不已。盖病候与天时之热，及房间之小，有相因而至者，故使其自汗多也。据自诉胸闷异常，心烦特甚，口渴而不欲多饮。察其舌苔，则湿腻而灰黄，扪之粘指。此即湿温固有之苔也，而不易化燥，即湿为之耳。询其小便黄赤，大便在前一星期，则软而不畅，此三四日中，则大便未解。此湿与热并之邪，渐将化燥也。细察其胸背皮肤，似有白痦隐于皮下，但不明显。红疹虽有，但亦不多。诊其六脉迟缓，与体温之高不相应，此湿温固有之脉象，乃诊断上之一大助也。予因忖度其情，湿温当通大便之时，不能不通，不过不能大下耳。此时虽未全化燥，但大便已三四日不解，若不通利，则反有造成肠出血之危险。设大肠之湿，全从热化，而致大便燥结者，则又当大下矣。乃为之处方，以大黄黄连泻心汤合三仁汤法③，加减与之。令服一剂，告以用药之意。迨服后果大便得解，黏腻而酱黄，小便亦较多。二煎服后，大便又解一次，黏腻如前。次晨视之，皮肤之白痦，已渐透出，而扪之硌手矣。原有红疹，颜色亦较鲜艳。至下午复延予诊，询其胸闷已较减，心烦亦较安。乃将原方锦军减为一钱，加炒僵蚕二钱五分，再服一剂。④大便又解一次，小便转为淡黄，而量亦较多，心烦已除，惟胸闷未清。至三诊之时，为之去锦军，减川连，令再服二帖。⑤于是诸症大减，而胸闷亦解矣。至第五日复诊，见其险象已除，余邪未清。改以竹叶石膏汤合黄连解毒汤法加减⑥，连服二帖，热即退清，表里均和。再处以调理本元之方，以扶其病后之虚羸焉。

2. 产后湿温化燥证

第九条：妇人产后，患生湿温，胸闷热高，头痛肢疼，中西医治之，均无效

① 呼卢唤雉：卢、雉为古时赌具上的两种颜色，此处泛指赌博。宋·陆游《风顺舟行甚疾戏书》诗："呼卢喝雉连暮夜，击兔伐狐穷岁年。"
② 芙蓉城主：宋人传说石延年、丁度死后为芙蓉城主。故苏轼《芙蓉城》诗有："芙蓉城中花冥冥，谁其主者石与丁"之句。后因以"芙蓉城"或"芙蓉馆"代指亡故人所去之乡。
③ 大黄黄连泻心汤合三仁汤方：锦纹军二钱，川黄连一钱，生黄芩三钱，飞滑石四钱，杏仁泥三钱，生姜仁五钱，白蔻仁二钱，制半夏三钱，粉葛根三钱，鲜竹叶三钱。
④ 再诊方：即前方锦军减为一钱，加炒僵蚕二钱五分。
⑤ 三诊方：即前方去锦军，减川连为七分。
⑥ 竹叶石膏汤合黄连解毒汤法加减：鲜竹叶三钱，生石膏二两，制半夏三钱，炙甘草一钱五分，上川连七分，生黄芩二钱五分，生山栀二钱，生薏仁三钱，炒粳米一酒杯。

果。渐至化燥,神昏谵语,时或笑妄,胸部有疹,大便四日未解,舌上断津,撮空已见。姑以泻心汤合承气增液法,加生石膏、葛根、山栀与之,一剂而谵语、笑妄及撮空均止,舌上津回,再剂即神识清明而转安。

1953年夏季,上海城内果育堂街育德里18号,有张姓妇陈瑞娣者,年24岁。于产后十八天,患湿温伤寒,初延中医,以豆豉、豆卷等治之无效。复延西医注射青霉素,前后八针,依然无功。渐至化燥,神昏谵语,此时延予往诊。予见如此重症,且有撮空之象,问知大便四日未解,扪其舌上,业已断津。乃告知病家,危险已十有七八,因征得病家之同意,为处一方。以泻心承气增液法加生石膏、葛根、山栀主之。① 与服一剂,大便连下四次,如酱如胶,恶臭异常,身有微汗。次日较为好转,谵语不作,撮空亦止,舌上津回,延予复诊。依原方酌减分量,再加连翘三钱、花粉三钱,连服一帖,大便再解三次,神识立转清明。后再处调理之方,数服而愈。

当其初处方时,病家问:"何以须如此凉下耶。"予曰:"产妇在十八天以前无病之时,未有不食荤腻补品者,如蹄膀、鸡、鱼、桂圆、大枣等。未病以前,胃肠积垢,仍在其中;既病之后,中医以产后体虚,不敢用凉下之药。西医以泻下之药能引起肠出血,亦不敢用泻下剂。故抗生素虽极对症,而肠胃积垢不去,犹寇盗入主人之室,今注射青霉素,徒以粮资盗寇耳。"病家乃大赞服。于此可知,每一病症当前,初时不愈,则必有复杂之变症。若徒恃一二种药品,而不能应变处方,以施疗治,乃属劳而无功也。且抗生素之制剂,其作用端在抗菌,一则能妨碍病菌之营养,一则能管制病菌之活动,而使之日暮途穷,渐渐消灭,但并无直接杀菌之能力。然处方目的,对于排泄病菌,并未计及其确定之方,此亦西药疗法之所短也。

余按:此方重在"凉下"。以询知得病之源,系产后食荤腥较多,胃肠积垢,致便秘、昏塞。又因其产后湿温化燥,故以生地、石斛、芦根等增液润燥。配伍精契,主治明确,方药照顾相当全面。属于用仲景法结合后世法的一个较典型案例。

3. 湿温肠出血证

第十条:湿温病延两周日,热度颇高,忽发肠出血证。肛门血出,涓涓不止,体温渐见降低,周身苍白,面无血色,气息微促,手足厥冷,脉沉细而数,扪其胸

---

① 泻心汤合承气增液法加石膏葛根山栀方:生石膏三两,粉葛根四钱,川黄连一钱五分,生黄芩、川大黄、元明粉、生山栀各三钱,鲜生地五钱,鲜石斛三钱,鲜芦根一支。

腹四肢,亦均发凉,而反赤膊赤足,若畏热者,询其欲得冷饮。先与以西瓜汁,次以白虎人参汤加芩、连、地、丹主之。

同乡旅沪之许长林者,年53岁,1943年患湿温伤寒。初未医治,至四五日后,始延闸北附近之医生治之。时医治外感病,通以豆豉、豆卷为首药,其他药味,不问可知。此顾亭林先生所谓"今之医师,其用药也,使人在于不死不活之间,迟延日久,而终至于死也。"可不惧哉。延至两星期,于夜间八时,忽然肛门出血,涓涓不止。再延附近西医,注射止血针药,仍然不止。延至午后十二时,始延予往诊。其儿媳来时,叩门声甚急,启门视之,则泪流满面,告我以来因,遂与同往。登楼诊视,则仰面而卧,周身苍白,面无血色,气息微促,不言不语,赤膊赤足,只着一短裤,满染鲜血。予问:"体温何时降低。"其妻答曰:"未下血前,终日热高,下午以后尤甚。今一出血,热度即行低降。"于是知其为湿温伤寒之肠出血矣。问:"下血何如此之多。"曰:"已换短裤两条矣,尚有旧布衬于下者,亦均濡湿。"再诊其脉,则沉细而数。两手均觉冰冷,因之再扪其胸腹及四肢,亦同样发凉。而病者则毫不怕冷,不盖被单。时虽当七月初旬,但在晚间小雨之后,至夜深气候颇凉,而病者四肢不收,亦颇若畏热者。病至此时,值得予之慎重考虑矣。正沉思间,忽触及《伤寒论》中,有一条文云:"身大寒,反不欲近衣者,寒在皮肤,热在骨髓也。"正此症矣。乃问病者曰:"欲饮冷乎。"病者初无一语,此时忽张目问予曰:"能冷饮乎。"予曰:"莫问能不能,先问要不要。"病者曰:"心中热煞,如何不要。家人不肯与我耳。"予令其妻速购大西瓜来。病者大声曰:"许我食西瓜,死无怨矣。"因为书白虎加人参汤,再加黄芩、黄连、鲜生地、粉丹皮四味。[1]配方人去,买瓜人来。立将西瓜剖开,以汤匙取汁与之。病者连吃数口,大呼称快,忽自起坐,夺瓜及匙,挖大块西瓜,连瓤啖之。七斤半重之大瓜,立尽其半,乃卧平称快不已。无何药来。令其先煎石膏,次下诸药,后下川连,俟药煎成,再将生地汁冲入,使病者服之。事有至怪者,当食西瓜之后,周身已渐觉转温,但尚未恢复至常温,病者已自觉肛门血少。迨服药后,不一小时,而血渐止矣,体温亦复常。予乃辞去。嘱病者"西瓜少服,其所余之半,再分三次可也。二煎至十时左右再服。"及出门,已至四时。不知东方之既白也。病者至十时,服二煎后,情形更佳,血不更出。但周身反又发热,

---

[1] 白虎人参汤加芩连地丹方:生石膏四两,肥知母四钱,炙甘草三钱,西洋参四钱,粳米一两,黄芩三钱,川连一钱五分,鲜生地一两(捣汁冲),粉丹皮四钱。原按:第二方加葛根四钱、大黄三钱。

仍欲西瓜。至下午四时,延予复诊。予察其热为中度,尚不过高。问"大便解否",曰"未也。"予乃将原方各中药,减量四分之一,再加粉葛根四钱、锦纹军三钱,期其表里两解。再令以西瓜续与之。并嘱"以病者之需要为准,即要食时与食,不要食时,不勉强之。"追服药之后,先得微汗,约二小时,而表热顿解。至夜间大便解后,里热亦除。据云,"其所下之粪,均为酱黑色。"盖瘀血与粪便俱下也。再服清理余热,佐以调理之剂,数帖而痊愈。

最后予有为读者告者,即湿温伤寒之肠出血,系肠中出血。由肛门涓涓而出,非是大便之时粪中夹血。如此险症,设不用西瓜与此方,宁不危哉。西医谓此症不可用泻下药,恐其引动肠出血。孰知此种肠血,均由不用下药而来。若早下之,则内热内湿有去路,绝无此险矣。前贤谓"医者意也",今人或谓此语似不合科学逻辑,设予诊病时,若意想不及,或不读《伤寒论》者,虽遇此症,而不敢用大剂凉下药,则病者必名登鬼录矣。

余按:先父诊治此病,打破了西医诊治肠伤寒的学术观点。西医认为肠伤寒不可用泻药,而先父则认为:"若早下之,则内热内湿有去路……"再者,先父在多年临证中,十分膺服天津张锡纯先生,对"衷中参西"相当赞赏。故先父在中医界,既是经方派,又有中西汇通派之称。

4. 湿温夹食重证

第十一条:中秋而行夏令,天气酷热,饱食荤腻,夜静露宿受寒。表里不解,化为湿温。高热自汗,气闷胸痞,心腹满痛,谵语烦躁。舌苔湿润腻黄。迭用清凉承气汤攻之,腹满不减。询知多食鸡肉,以清凉承气汤加苏子霜,攻之而愈。

南通刘辉庭之长子,年22岁,习业于上海西藏南路厚康祥布店。在1939年中秋之夕,店中高级职员,置别家晚宴,嘱学徒三人,将所有酒菜,尽量而食。盖秋令尚酷热异常,恐菜类留至次日,亦将腐坏而不能食也。于是刘等乃恣意饮啖,既醉且饱。刘则露宿于凉台之上,至天将明时,觉身寒而返卧室中。无何,即发热头痛。次日延医诊治,时医以薄荷、豆卷等治之不效。延已五日,始延予诊。予见其高热自汗,舌苔润黄,胸闷腹满,间以谵语。询知饱食荤腻,大便不解。断为夹食之湿温。且温病下不厌早。况如此大热大实之症乎,乃为之处方。清热用石膏、葛根、银花、连翘,化痰用花粉、瓜蒌、半夏、杏仁,祛湿用薏仁、滑石、佩兰,攻积用大承气汤全味。石膏以二两起始,硝、黄以四钱起始,名曰清凉承气汤。①连服两帖，只肤有微汗，便下黄水少许而已，而发热、胸闷、腹满仍如故也。乃将石膏加至三两、四两，硝、黄加至五钱、六钱，而大便仍为稀黄水，热仍不退，积仍不下也。予乃敬谢不敏，请其另延他医。刘父乃请西医灌肠，二日连灌二次，亦皆灌出稀黄水而已，而发热胸闷腹满仍如故也。复又延予，予乃胆量骤增，检出《伤寒论》之原文："腹满不减，减不足言，宜大承气汤"与刘父观之，以坚其信心。将石膏加至六两，硝、黄各用八钱，一帖不效，再帖又不效，大便仍为稀黄水耳，此时予亦感计穷。因惊叹曰：所食即是生铁，亦应攻之使下矣，何积聚如此之坚也。店中女仆忽曰："其他鱼肉不计，但肥鸡一只，已有大半在其一人之腹中。"二学徒亦证明女仆所言不虚。予闻此言，忽忆《中国医学史》中，节录《南齐书》褚澄治李道念食白瀹鸡子一案（即白斩鸡），以苏子一升，服之而愈。乃决将原方减味，加苏子霜与服。②嗣思若加苏子而果效，则为苏子之功耶？抑仍为硝、黄之功耶？将不得而知之矣。决将硝、黄改为五钱，另加苏子五钱。孰意一服之后，夜间即大下数次。如胶如漆，黏腻异常，恶臭不堪，最可怪者，夹有酒气。腹满仍不甚减。四日之间，续服四帖。积乃去其六七，嗣乃逐渐减量。又服三帖，宿垢去尽，渐思薄粥。再进调理之剂，而渐痊可。计是症经予诊治，十四日中，服凉下药十三帖。内石膏用四斤有余，硝、黄各用六两有余。昔人谓："有是症，即用是药。"又曰："有病则病受之。"观于此症，当益信而不诬矣。

（四）热病

1. 热病夹食重证

第十二条：夏令温热，旬余不解。大热无汗，烦躁不安，谵狂互见，唇焦齿垢，舌苔焦黄带黑，而有芒刺。大渴欲饮，便秘溺赤，身有疹瘩，大如绿豆。连进白虎增液承气，并令睡卧湿地，恣食西瓜。狂虽止而谵语仍作，便虽通而积滞不下，询知食鸭肉成疾。以白虎合增液承气汤加苏子主之，终加犀角而清之，其病始愈。

---

① 清凉承气汤方：生石膏六两，粉葛根六钱，净银花、净连翘、天花粉、瓜蒌各五钱，制半夏、杏仁泥、薏苡仁、飞滑石、佩兰各四钱，绵纹军、元明粉各八钱，上川朴三钱，炒枳实五钱。原按：此是第三诊所处之方，分量最重，系次第而加，但仍无效。

② 清凉承气汤加苏子霜方：生石膏四两，粉葛根、净连翘、天花粉、全瓜蒌、飞滑石各四钱，锦纹军、元明粉各五钱，川厚朴三钱，炒枳实四钱，紫苏子霜五钱。原按：此方服四帖后，再减量续服三帖。宿垢始去尽，接服调理之剂而愈。

粤人陈某,年23岁,在新闸桥北顺昌押典行中为学徒。于1940年6月间,患温热病,诸医不效,延已旬余。门人郭文忠为其同乡,介予往诊。予见其大热无汗,烦躁不安,谵语频作,唇焦齿垢,舌苔黄腻带黑,而有芒刺,大渴引饮,无时或休,大便秘结,小便短赤,身发有瘩疹,大如绿豆,与寻常之瘩疹绝不相同。予乃以白虎汤合增液承气汤①投之。石膏用至四两,硝、黄各用四钱,并令恣啖西瓜。然大便虽解黄水,而积滞不下。次日石膏加至五两,硝、黄各加至五钱,仍然如故。心计大肠之津液枯矣,正气惫矣。乃先为之注射灭菌葡萄糖1000毫升,然后仍进前药。并将石膏加至六两,硝、黄各加至六钱,而仍然解下稀水而已。再仿黄龙汤法,加党参三钱,并令卧于湿地,仍然无效。不独无效,且增狂妄,竟欲夺窗而走。乃于方中复加紫雪丹四分、石菖蒲三钱,连进两剂。狂虽止而谵语仍作,便时通而滞绝不下。予为计穷,曾嘱郭生致意病家,另延明哲。而病家以予认症的确,用药有胆有识,设再委之于时医,则必死无疑。力请续诊,虽有不测,决无异言。予见其小便赤黑如鸡血,如阿片之龙头水,虽将方笺置诸案上,而搁笔不能为一药。因前举诸方诸法,温热病之治法尽矣。踌躇半日,忽忆刘辉庭之子,方中加苏子霜②而愈。乃细询未病之前,曾食何荤腥。据店中同事云:"曾食鸭肉颇多。"予细思鸡、鸭是一类家禽,刘子食鸡肉成疾,治之有效。陈姓食鸭肉成疾,亦必有效也。乃以前方加苏子霜、莱菔子霜各五钱,促令与服。是夜即得积滞大下。其量颇多,如果酱、如鱼冻,成团成块,陆续下行。腹部稍软,舌苔渐退。四日中连进四帖,积滞去其大半,而小便赤污如故,烦渴不减。计先后所服石膏有四五斤之多,硝、黄各有五六两之多,大西瓜约食廿余只,而病仍如此不易清澈,诚出人意料之外。乃将前方分量略减,并加暹犀角六分,连进两帖,滞乃全去,小溲始清,渐思薄粥。接服调理之剂,又周日而安。

2. 热病神昏发厥证

第十三条:女青年初秋病热,初时恶寒发热,而旋不恶寒,但有热候。不慎

---

① 白虎合增液承气汤方:生石膏六两,肥知母四钱,炙甘草三钱,鲜生地五钱,鲜铁皮斛三钱,锦纹军、元明粉各六钱,炒枳实、全瓜蒌各四钱,炒粳米一两。原按:此亦第三诊用量最重之方,服之无效,转增狂妄。后加紫雪丹四分、石菖蒲三钱,狂妄虽止,而滞绝不下。

② 白虎合增液承气汤加苏子霜方:生石膏四两,肥知母四钱,炙甘草二钱,鲜生地四钱,鲜铁皮斛三钱,锦纹军、元明粉各五钱,炒枳实、紫苏子霜、莱菔子霜各四钱,炒粳米一两。原按:此方服后,即积滞大下。然仍烦渴溺赤,内热不清。后将此方稍减分量,加暹犀角六分,连服两帖,热始渐清。

口腹，更食糙饭。因之热度更高，达40℃以上。晚间忽然发厥，顿失知觉，少时转醒。医以退热剂投之，并注射青霉素，热不少减。予以一解四清汤与之，一剂热退，再剂热清而康复。

患者彭庚弟，女性，年才18，习护士业于广慈医院，星期日返家休息。时在1955年7月中旬，秋热如虎，初以纳凉冒风，已觉不适。次又糙饭黏食，更觉饱闷。始之以恶寒发热，至午后则热势尤高。后又转为但热不寒，头痛肢疼，心烦内热，晚间更觉烦躁不安。其父恐生变端，雇车拟送广慈医院。及扶庚弟下楼时，忽然发厥，神昏不语，此即西医所谓休克也。其父情急，立以电话通知医院，派救护车来接，无何车来，此时庚弟已醒转，舁①之上车。及至院中，命具急症手续。约一小时后，医师始为之诊察。当告庚弟父曰："病可无碍。以热高而发休克，此亦常有之事。为之注射配尼西林，内服退热之剂，即可渐愈，慎无惧也。"因即如法治之。病家以女习护士，求住院中疗养，院中以病床人满为辞。彭君无奈，只得要求俟续注一针配尼西林后再行返家。届时经第二次注射，并予以内服药数包，乃雇车挈之而返。迨返家以后，热度仍不少减，心烦口渴如故。次晨七时，延予往诊。予察其症状，并询知昨晨尚食糙饭一团，因而热度增高，而晚间即发休克者。因告之曰："此温热病也，以时计之，发热今已三日，有两足天矣，胸部必有隐隐之红疹也。"解衣视之，果然有少数颗粒，散在胸前，惟隐于皮下而不显。予告之曰："此证颇重，今为处方照服，如得下得汗而热退，则红疹亦退矣。如热仍不退，则红疹必续发而多，此即西医之所谓斑疹伤寒也。"因处一方，以一解四清汤②与之。并嘱药须自煎，方可有效，否则假手于药店之代客煎药，必无效也，因以煎法告之。予去后，病家照法煎服，一小时后，渐渐安静，身有微汗。约两小时后，大便又解，连解两次，肤汗更潮。至午后再服二煎，大便续解两次，于是热退七八矣。翌日晨，复延予诊。其父导予登楼，见庚弟已坐起整理书包。其父惊谓曰："汝刚热退，而又劳动精神，何可如是耶。"庚弟曰："两日后须小考矣，故予整理之也。"予闻此言，笑谓之曰："小考将来可补，身体康健第一要紧。汝不自记前日晚间之休克乎，慎勿过劳也。"

---

① 舁：yú，抬。

② 一解四清汤方：锦纹军二钱五分，炒枳壳三钱，生石膏一两，粉葛根、净连翘、净银花各三钱，杭菊花二钱，生黄芩、生山栀、块滑石（包）各三钱，鲜竹叶四十片。原按：以黄、枳下气通脐，以膏、葛清经脐，以银、翘、菊清上焦，以芩、栀清膈间，以滑石清膀胱，故名一解四清汤。

及诊察后,依前方酌为加减①,再服一剂而安。

余按:一解四清汤是经方与时方的巧妙结合应用。方以大黄、枳壳下气通腑;石膏、葛根清经腑,银花、连翘清上焦,栀子、黄芩清膈间,滑石清膀胱,故方名"一解四清"。全方配伍精契,药用专擅,融汗、下二法于一方。与疏风解表、清热泻下之防风通圣散(《宣明论方》)各具特色,立方遣药,寓"巧"于规矩之中。据先父告称,此方早年即运用于乡里,病重者,两天须煎服三剂,祛邪去病,药效迅捷。

3. 阳明热病传少阳证

第十四条:妇女于季夏之初,患生热病,医初治之以银、翘不效。见其有烦躁,治之以栀、豉,又不效。予诊其高热自汗,口干舌绛,大渴欲饮,周身肤带红色,犹如中酒,扪之热甚,烦躁不安,小便黄赤,诊其脉洪大而数。以白虎人参汤加花粉清之,而热退神安。迨三日后,余邪复传少阳,寒热往来,口苦咽干,两胁疼痛,心烦欲呕。复予以小柴胡汤加槟榔、藿香方,两剂而瘥。

八仙桥八仙坊有朱美珍者,年30余,于六月初旬,患生热病。初未延医诊治,及两日不退,渐觉加重,乃始延医。医以银翘散与之,一剂不效,再剂亦不效,改延一医。医以其烦躁也,与以栀子豉汤,而亦不效。其夫之友顾雨芝嘱延予诊。予登楼时,尚未入室,即闻病者大声曰:"能以冰水与我饮之,则谢天谢地矣。"予闻此言,已知为白虎汤证。迨入室之后,则室中四五人,环立相向。群慰之曰:"医生来矣,请医生诊治,冰水不可饮也。"予既坐定,察其面色及周身皮肤,皆现红色,犹如中酒之状,且白睛亦带水红。扪之则皮肤热甚,周身自汗湿手,烦躁不安。诊脉之时,因烦躁而三脱其手,六脉皆形洪大而数。问其"欲冷饮已几日焉?"曰:"前日已欲多饮,昨今两日尤甚,且欲饮冰水也。"其夫曰:"他医谓不可冷饮,饮之则大邪必遏于里矣。故不敢与之,而内子索之不休,奈何?"予曰:"如有冬令收贮之雪水,可以与之,惟此一时不易得耳。近已六月上旬,闻新西瓜已上市,可购而与之食也。"因令其先买西瓜,即为之处方。以白虎人参汤加花粉②与之,并令其先煎石膏,后下诸药,予即辞去。迨病者先食西瓜后,烦躁即觉减轻。次则如法煎药服之,身汗先多而后少,身热先增而后降,三小时后,降至平温,肤红亦渐退,烦躁完全不作。晚间再服二煎,则高枕一觉,

---

① 一解四清汤加减方:锦纹军一钱,炒枳壳二钱五分,生石膏六钱,粉葛根三钱,生黄芩二钱,生山栀三钱(杵),薤白头二钱五分,块滑石二钱(包),鲜芦根一枝。原按:此即前方去杭菊花,加薤白头,以竹叶易芦根,其他药量,稍有减少耳。

② 白虎人参汤加花粉方:生石膏三两,肥知母六钱,炙甘草三钱,西党参五钱,天花粉四钱。

明日其病如失矣。次日未延续诊，予亦不知其药后之情形。再隔两日，复延予诊。云："前日服药已痊，故未复劳先生。由昨夜起，忽又发寒热，恶寒之时，欲盖衣被，至发热之时，又去衣被。夜间及上午，如此反复，已三四次矣，得非又患疟疾病乎。"予知之曰："此无他，因上次一剂退后，阳明经余邪未清，复传少阳，似疟而实非真性疟也。设前次续诊，再服清理余邪之方。二剂，则无此患矣。"及诊其脉，弦而兼数，他症如上文所述。再为之处方，以小柴胡汤加槟榔、藿香①与之，两服而痊。后更处以调理之剂，续服以扶持正气焉。

4. 热病阳明经证

第十五条：妇人仲夏病热，初恶寒而旋不恶寒，延至四日，病势愈进。赤膊赤足，卧于地上，烦躁不安，反复颠倒，目赤肤红，犹如中酒，多汗如珠，大渴引饮，脉洪大而数，舌绛而干。先饮以西瓜汁，次进以白虎人参汤加花粉方。

上海羊尾桥有陈姓妇，年42岁。于五月端午节前三日，患生热病，此即《内经》所谓"夏至以前为病温，夏至以后为病热"是也。初为恶寒发热，旋即但热不寒，溅溅然自汗出。至第三日，大汗如洗，他医治之无效。第四日始延予诊。入室时，即见其仰卧于水泥地上。赤膊赤足，仅着一短裤，周身皮肤如中酒，目亦潮红，烦躁不安，反复颠倒，无片刻之宁。自汗如珠，滚滚不已，四肢微厥，而胸部扪之炙手，大渴引饮，欲得冰水以为快。诊其脉，则洪大而数，重按之则微芤。察其舌，则色绛而干，毫无润气。予知为白虎汤证。但处方配药煎药，尚须一相当之时间，乃令先购隔年西瓜，取汁恣意与饮之。为处白虎人参汤加花粉方②，并嘱其先煎石膏，次下诸药及粳米。俟米熟汤成，滤清与服。迨西瓜购来，取汁先与饮之，呼快不已，自汗即渐少。再服汤药后，不二小时，而汗出热退，烦躁渐停。续服二煎，得睡一夜未醒。次日晨，其病如失矣。

5. 热病发斑疹证

第十六条：夏令热病五日，发生斑疹，大小相杂，色红带紫，高热不退，自汗，心烦不安，口干作渴，欲得冷饮，舌绛而干，白睛发红，六脉洪大而数。厂医治之无效。予令先以西瓜汁饮之，次投以白虎人参汤，加葛、地、斛、栀。一剂而热退躁止，斑疹色淡。询其大便未解，心下郁郁微烦。再以竹叶石膏汤合调胃承气汤，便解热清而获愈。

---

① 小柴胡汤加槟榔藿香方：春柴胡、生黄芩各三钱，西党参四钱，姜制半夏三钱，炙甘草三钱，花槟榔、广藿香各三钱，生姜一钱，红枣十枚。

② 白虎人参汤加花粉方：生石膏六两，肥知母八钱，炙甘草三钱，西党参四钱，天花粉四钱，粳米一两。

曹家渡之三官堂桥北中华织造厂,有俞某者,为该厂厨房主持之工友。于1952年夏末,患生热病。中医谓,温病之发,在夏至以后立秋以前者为热病,盖以时令分也。初觉微有恶寒,旋即体温上升,而不再恶寒。数小时后,即高至四十度以上,头痛肢酸。当经厂医治之,无效。次日则口干作渴,觉内热如焚。第三日,则更增烦躁,反复不安。第四日,则身发斑疹,大小相杂,懊憹更甚。虽经医连用青霉素及氯霉素治疗,然病仍日增不已。至第五日,其厂中有工友某偶在裕昌窑货店购物,谈及此证,云将改送医院。裕昌店主告之曰:"此必伤寒病也,非延余医师治疗不能速效,且必有把握也。"某工友回厂,取得俞姓工友及厂中同意,来延予诊。当予步入厂中,经过诊疗室前时,内有白衣使者四五人,见予入内,目逆而送之。予既登楼,至病者之室,见病者卧于床上,赤膊短裤,反复不安。见予入内,则强自镇静。诊其左脉,则以右手抚胸,诊其右脉,则以左手抚胸,其心烦可知。而脉则洪大而数,舌则干燥而绛,目则白睛发红,赤丝缭绕,肤则斑疹相杂,色红而紫。并询知口渴不休,欲得冷饮,其表里之热可知。予令先购一大西瓜,取汁与之。乃为之处方,以白虎人参汤为主,加葛根、生地、石斛、山栀。[1]令如法煎服一帖。并告病者已无碍,安心服药可也。迨一服之后,病去六分。次日复诊,见其向之高热已减,烦躁已安,周身之疹色渐淡,而不似前此之紫红矣,诊其两脉亦渐平。惟病者自诉,觉心下尚郁郁微烦。询其大便有几日未解,答云:"已四日不解矣。"再察其舌,则中尖及边沿之绛色,已较转淡,惟根部薄腻,而带燥黄。乃改以竹叶石膏汤合调胃承气汤[2]。尽大剂白虎之后,有改用竹叶石膏之可能,在清凉之中,有兼用微利之必要,故以此两方合用之耳。服药之后,大便果解,而诸症悉除,舌根黄色退清,而思食矣。三诊之时,嘱以竹叶、石膏、薏仁三味,煎汤当茶,饮之三日。另以香砂六君子加神曲、麦芽,以益气和胃焉。

6. 小儿热病剧吐证

第十七条:小儿四龄,患生热病。烦躁反复,时时呕吐,药不下咽,热势颇高,周身无汗,肌肤炙手,目赤口干,唇焦齿垢,口气喷人,脘口拒按而痛,大便不通,手足微厥,医易六七而无效。因令卧于湿地一宵,呕吐即止,身有微汗。更以承气增液法加葛根、黄芩、石膏主之。

---

[1] 白虎人参汤加葛地斛栀方:西党参四钱,生石膏四两,肥知母六钱,粉葛根五钱,鲜生地六钱,鲜石斛、生山栀各三钱,炙甘草二钱五分,炒粳米一两。

[2] 竹叶石膏汤合调胃承气汤方:鲜竹叶一两,生石膏二两,麦门冬(去心)四钱,潞党参三钱,锦纹军二钱,元明粉二钱(分冲),炙甘草二钱,炒粳米五钱。

上海顺昌路蔡生南君之幼儿,才4岁,庶出,爱之愈恒。素喜杂食,家长不知节也。忽于四月底患生热病,时已在夏至后矣。故中医学说不称温病,而称热病也。一日,有友人马顺康介予往诊。甫登楼,即见其家人,皆泪流满面。予见床上病儿,片刻难安,烦躁反复,时时呕吐,虽少饮开水亦吐,额上有汗,而颈下全身皆无汗,扪之肤干炙手,目赤口干,唇焦齿垢,口气喷人,按其脘口作痛,手足反现微厥。闻其时日,曰:"才四日耳。"问其大便,曰:"四日未解也。"问前医与服之药,情形如何,曰:"点水已不能下,少饮水且呕吐不止,何况于药。"问西药服过否,曰:"诊过中西医六七人之多,药不能下,故均不效耳。"予沉思有顷,即问蔡君曰:"汝夫妇尚要此孩否。"蔡君垂涕泣曰:"吾儿焉得不要,先生是何言耶?"予曰:"汝若不要汝儿,则吾有一法试之;汝必要汝儿,则吾丝毫无法矣"。蔡曰:"先生出此奇言,有何意耶?"予曰:"令郎之病,以剧呕不止,而药不下咽,若呕止则有办法矣。今有一法,恐君不肯照行耳。然而不用予言,则断然危矣。"蔡君问何法。予曰:"汝果不要汝儿,可将伊置之地上,以泥土地为佳。但上海无泥土地,可将水泥之地上,以水冲之使洁。再以大毛巾濡湿,置水泥地上。将汝子抱置其上,任其反复,使过一夜。至明晨再看其情形如何也,然恐汝心不舍耳。"蔡曰:"此何意耶?"予曰:"此时病急,不是讲医理之时,信否随汝也。"有顷,蔡忽呼仆曰:"来来,如余先生言,速为办来。"于是仆人将灶间内水泥地洗刷一清,再将大毛巾濡湿,置于其上。蔡即抱儿仰卧之,初尚反复身体,一刻钟后,已烦躁渐减矣。予去后,即不知其情况如何。次日上午九时,又延予去。蔡即欢然告予,谓"睡至夜间十时后,即不再呕吐,身有微汗,热亦渐退而安眠,直至此时,神识大清,尚得无碍否。"予视危机已去,脉象已较平,乃处增液承气加葛根、黄芩、生石膏[①]以治之。大便解后,奇臭难当,复得微汗。再剂减量与服,大便续下数次。表里热清,而病遂霍然。

他日蔡君问予曰:"先生之治,曾救小儿之命。然其医理,可得闻矣。"予曰:"今可告君矣,夫炭置炉中,燃之片时,则成灰矣。若将已燃之炭,置于潮湿土地上,片时即熄,而炭则依然为炭也。何哉?盖地上潮湿之水气,被炭吸收,而炭中之火气,又被湿地吸收,水火之气,成交换作用,故火熄矣。令郎之症,亦犹是也。温热内传,与胃家实合而为病。中脘不通,胃气为逆,因呕吐不止。热与实不去其一,则呕吐不止也。然药已不下,其将听其死耶。故不得已用此

---

① 增液承气汤加葛根黄芩石膏方:润玄参二钱,大麦冬(去心)二钱,细生地三钱,锦纹军一钱五分,元明粉、粉葛根各二钱,生黄芩一钱五分,生石膏六钱。

一法。断为热实之证,故敢卧之于冷湿地也。果然一卧而热退,热退而呕止。再用承气汤夺其早成之实,合增液法,救其将竭之阴,故之效耳。君如要此爱儿,不肯弃置于湿地,则必不可救矣。"蔡君惊骇叹服。一时传为奇治云。

7. 妇人产后热病一

第十八条:妇人产后热病,迅即化燥。面绯目赤,口唇燥裂,舌苔焦腻,而环边紫绛,欲食冷物,烦躁不安,时或昏糊谵语,脘口拒按,胸有隐疹,皮肤干燥,大便不通,小溲短赤,已见呃逆,以白虎承气增液法加减主之。

王姓妇,年 26 岁,住上海市城内三牌楼。于六月间,产后发热,久久不退,诸医罔效。延至二十余日,始延予诊。病者面绯目赤,口唇燥裂脱皮,舌苔焦腻,而边缘紫绛,津液干枯,口干欲饮冷水,时或谵语昏糊,烦躁不安,脘口拒按作痛,腹部较软,胸部红疹,隐而不透,皮肤干燥不泽,额上或有汗出,热甚耳聋,大便多日不解,小溲短赤,胸内如焚,手足微冷,已见呃逆。予见此状,觉毫无把握,既属产后,且又正衰邪盛,用药诚大难事。迨遍阅诸方,只桑菊、银翘、豆豉、豆卷而已。然当危急之时,决将产后两字置之度外。为书一方,以白虎承气增液法加减①与之。并嘱另以好西瓜汁与之多饮。此方服后,大便得下二次,恶臭黏腻,莫可名状。然硝、黄不敢多用者,以正气虚也。大便既解,呃逆顿除,皮肤有汗,热势渐减,神情亦转安静,且能略进米饮。次日为之略为加减,续服一剂。大便又下二次,并解赤头蛔虫一条。于是神情完全清明。后又续进清理余邪、扶持正气之剂,旬日而告痊矣。

8. 妇人产后热病二

第十九条:妇人产后三日,患生热病。住所炎热,因之身热更高,而日晡尤甚,自汗昼多而夜少,口渴欲得冷饮,脘口拒按作痛,舌苔黄腻,询之曾食荤腻,滞于中脘。以白虎承气泻心法加减主之,并嘱迁一清凉之地,病家忽略予言,终至成败血症而亡。

顾雨芝妻何氏,年 32 岁,亦于六月间分娩。第三日即发热恶风,他医治之无效。延至第八日,始延予诊。病者家中为一老虎灶②,煤灶之气,熏蒸满室。屋既狭小,病者又卧于一阁楼之上,举头即是屋顶,闷热异常。病者则周身有汗,昼甚多而夜较少。盖上为日晒,下为炉蒸也。其一切症状,并不如前者之甚。

---

① 白虎承气增液法加减方:生石膏三两,肥知母、鲜石斛各四钱,鲜生地一两,天花粉六钱,生黄芩三钱,生山栀四钱,大麦冬三钱,锦纹军、元明粉各二钱,炒粳米一两,鲜芦根三两,生梨汁一杯(冲服)。

② 老虎灶:上海人所言老虎灶,指烧卖饮水的店铺。

惟有时昏睡,有时烦躁,热势日晡尤甚,口干作渴,亦欲冷饮,脘口则拒按作痛,舌苔黄腻。问之则产后二三日,曾食荤腻、桂圆等品,浊腻滞于中焦故也。予乃为之处方,又白虎承气泻心法加减①与之。并令另以生梨汁或荸荠汁,少少与之。如服药见效,明日复诊,若或不效,最好送至医院。盖予恐病者住所太热,服药难见功也。次日未见进退,复将前方加减与服,依然如初。予乃决定送入医院,得一空气清凉之地,或可早愈也。不意病家忽略予言,未入医院,又延他医治之。迁延旬日,愈治愈危。复延予诊,此时在产后已二十余日矣。予见其昏糊更甚,顽热不退,自汗不止,眼珠上耸,脉细数之极,决为之注射葡萄糖,以增其液。待针头刺入静脉,观其回血,已如酱油水矣。知毒已入血,乃告以不治。后未三日而亡。

原按:综上两证观之,得一结论焉。此两人之病,前者重而后者轻。然重者生,而轻者死者,住所有关系也。前者住于一甚高之空屋内,空气较佳,无溽暑炉灶以益其邪热,故用药得以应手奏功。后者居于一炉灶之上,屋顶之下,阁楼之上,上下交蒸,自汗太多,故虽用凉药,而不易见效,此其致死之一端。且产后二三日,即进荤腥、桂圆等品,病已发见,犹以为产后体虚而补之,此亦其致死之一端也。

(五)温病

1. 秋温恶候叠见证

第二十条:秋温重候,医投桑菊、银翘,渐至神昏谵语。终之旬日以降,十恶之候已见其五:撮空也,捻指也,循衣也,摸床也,直视也。他如谵语渐变郑声,舌燥终至断津,更无论矣。饮之以西瓜汁,注之以葡萄糖,灌之以白虎承气增液汤。一剂大泻而热减,再剂续泻而神清,终以竹叶石膏汤合凉膈散完全收功。

在抗战后之第三年,有陈姓者,忘其名,以苏北沦陷,来沪求生。依其戚张士隐君,住于现建国中路之天成里内。日作小工,夜晚归来,只能糊口而已。于秋八月间,忽患温病。初以为小病无碍,且又经济困难,未延医治。四五日后,即见化燥。口干齿垢,舌腻唇焦,神昏谵语,阳明实热之证也。此时始延医治之,医以银翘、桑菊合栀豉之类以治疗之。再剂不效,盖症重药轻,车薪杯水,

---

① 白虎承气泻心法加减方:粉葛根三钱,生石膏二两,肥知母、天花粉各四钱,石菖蒲、生黄芩、生山栀、连翘各三钱,生大黄二钱,鲜竹叶一把。

其何能济。如此延及旬日，而险象环生。如撮空、捻指、循衣、摸床、直视等十恶之症，已见其五，其险恶可知。其戚张士隐君，固如齐人焉，而有一妻一妾；又如汾阳焉，而更儿女众多，故经济亦难顾及。迨证危至此，医辞不治，乃不得不为之设法，另求他医，以尽人事而已，乃延予往诊。予既入室，由张君导至一小阁楼上，抬头颇低，光线暗黑，即开电灯诊视。见其一切症状，如上所述，亦即辞以不治。张君固强之，且谓予曰："即用药无效，不幸死亡，不怪医生也。且其妻在苏北原籍，若不幸而亡，其妻亦必怪予不为穷亲戚尽力治疗，先生幸为我图之。"予亦无奈，即再为之细加诊察。见其烦躁与昏沉互见，尚未完全昏沉也。询其小便赤涩而短，尚未完全津竭也。重按其胸腹，亦知皱眉，尚未完全失知觉也。询其有无呃逆，据云偶则有之，时间不长，测知胃气尚未全绝也。至于舌上断津，燥裂口臭，更无论矣。当即对张君曰："此阳明实热之证。延至此时，下亦死，而不下亦死。君既如此要求，予为医者，亦当尽最后之力。此王孟英先生所谓'与其坐以待毙，莫如含药而亡'。陈君之证，若非恶症十有其五，犹较有把握，故不敢作豪语曰必可脱险也。"乃先令购一大西瓜，取汁以汤匙饮之，再为之处方。以白虎承气合增液法①，酌用大量，令配药速回。随又以葡萄糖之溶液 1000 毫升。为之施行静脉注射，以增其血液，以强其心脏。约 40 分钟，注射完毕。盖一小阁楼上，施行注射，亦必须席阁板而为之。迨注射以后，药亦配来。立令煎与服之，予即辞去。服药之后，不三小时，即觉病者腹内雷鸣，无何即大泻于卧席之上。初为燥硬之干球，继为黏稠之黑粪，如酱如胶，挑之成带状，其黏如是。续服二煎，一夜间连解大便四次。翌晨视之，而人之神识渐清矣。张君喜极，于上午十时，复延予诊。予见病者神清，气息亦较静，目睛已转白，胸腹部亦较和软，惟重按之，仍有疼痛。舌上津液已回，但未十分润泽。口中热臭已减，小便已较多，然黄赤如故。呃逆已除，完全不作。再饮以西瓜汁，已觉清凉适口，而知其味甘美也。乃令将原方稍减分量，再服一帖。病更好转，已思食粥汤。三诊之时，以竹叶石膏合凉膈散②清解余邪而安。

2. 秋温昏谵腹满证

第二十一条：秋温旬日，口干齿燥，舌苔焦黄，大便旬日不解，腹大满而喘，

---

① 白虎承气汤合增液法方：生石膏六两，肥知母五钱，炙甘草三钱，锦纹军、元明粉各六钱，炒枳实四钱，鲜石斛五钱，鲜生地、炒粳米各一两，鲜芦根一大枝（去节）。

② 竹叶石膏汤合凉膈散方：鲜竹叶一两，生石膏三两，麦门冬（去心）四钱，潞党参三钱，炙甘草二钱，川大黄三钱（酒洗），净连翘四钱，淡黄芩三钱（酒炒），栀子仁三钱，炒粳米一两。

按之如石,时或谵语,时或昏沉。以重剂大承气汤加青皮、莱菔子主之。

长寿路英华里,有李姓者,年46岁,患秋温病旬日,他医治之无效,嗣延予诊。病者仰卧床上,腹部满如覆釜,平面视之,腹部高于胸部约二三寸。气息微喘,按之如石,满腹皆痛,脉实而有力,口干齿燥,舌苔焦黄,而热度反不高。询其致病之由,据其家人告予:"在十日之前,某夕其友人家有喜事,伊去应酬,既醉且饱,远道乘车归来。当夜发热恶寒,次日寒退,而热则更高。诸医罔效,延至今日,热反不高矣。"询其大便,不解已旬日,病后即未解过,且谵语、昏沉,间代而作。问其撮空、摸床等恶候有否,答曰:"尚未有此。"予察其体质壮实,且腹部高于胸部,可以大下,更不可迟缓。乃书大承气汤加青皮、莱菔子两味①。大黄、元明粉各用一两,川朴、枳壳各用五钱,青皮三钱,莱菔子四钱。次日未延续诊,予颇怀疑。抑病家不敢服耶?抑服之而愈耶?或服之而毙耶?又恐药量过重,为他医所攻击,心中不能释然。四五日后,有其邻人来就诊者,欣然告予曰:"前日李姓之病,服先生药一帖,大泻而愈。如此重病,方未再剂,先生真神医也。我即李姓介绍来此就诊者也。"予闻之,心始帖然而安。

3. 秋温外热中寒证

第二十二条:妇人七月病热,延已旬余。自汗口渴,高热谵语,周身酸楚,舌苔黄腻带焦,小溲短赤,大便干燥,心烦不安,胸中痞闷。以白虎合泻心汤法,加滑石、木通主之。服药得下后,诸症悉退,独热势不减。续与银、翘、芩、连、花粉、滑石等品,不效。察其欲得热饮,改以附子泻心汤加葛根、干姜,一剂而热清矣。

船主王同庆之妻,年35岁,于七月初旬,患生热病。以船泊于上海叉袋角之苏州河岸,即延附近之医师,治之无效。后延旬余,病势渐进,如上文所述,改延予诊。时天气颇热,俗所谓秋老虎也。予见此状,索阅前方,知为"二豆派"所误(时医每以豆豉、豆卷为首药),乃以白虎合泻心法加滑石、木通②与之。一剂而诸症大减,再剂而诸症悉除,惟有热势不减。乃续予以连翘、银花、黄芩、黄连、花粉、滑石等品。依然无效。续延予诊,病者忽问其夫索饮开水。夫告之曰:"汝枕边有一杯开水,其忘之耶?"病者以手扪杯曰:"此水已不热,改取极开之水方佳。"予扪其杯,则颇有七分之热度。王即为之改换开水,而病者饮之,

---

① 大承气汤加青皮莱菔子方:锦纹大黄一两,元明粉一两(分冲),川厚朴三钱,炒枳壳五钱,细青皮三钱,莱菔子四钱。

② 白虎合泻心汤加滑石木通方:生石膏三两,肥知母四钱,炙甘草二钱,粳米一两,锦纹军三钱,川黄连一钱(另炖冲),黄芩三钱,块滑石三钱,木通二钱五分。

似不觉其烫口者,此时予心知其故矣。盖自汗病久,已早伤津,而对证用药,又不得不用白虎合泻心汤加味法。待清之下之以后,其里热虽去,而里寒生矣。急为之处方,以附子泻心汤加葛根、干姜①主之。加葛根者,以表尚有真热也;加干姜者,以里实为真寒也。待此药服后,一剂而痊,表热退,热饮亦止矣。接后调理之剂,以善其后。

再按:此案颇耐寻味,先清后温,随证施治,变化颇妙。

4. 春温痰火发狂证

第二十三条:春温不解,邪热入于营血,身有斑疹,色紫黑,肌肤炙手,内热如焚,唇焦齿垢,舌苔燥黄。初则谵语神糊,继则发狂乱走,如见鬼神,甚或攀窗登屋。以大承气汤去厚朴易瓜蒌,加石膏、葛根、黄连、连翘、胆南星、石菖蒲主之。名曰豁痰承气汤。

患者胡永年,年45岁,于三月间患温病。经医治之无效,于第五日即发斑疹。上述症状,次第而见。此乃大实大热之证。延至旬日,渐见发狂,四处奔走,如见鬼神,作叩拜顶礼之状,甚或殴人詈骂。其妻请强有力者两人,挟之登车,来予诊所求治。予知为狂者,温言以慰之。病者神情稍安,忽跪于地,对予作礼拜状,予更笑容和声以拽之坐。诊其脉沉数而有力,肌肤炙手,胸部尤其,周身斑疹烂然,色带紫黑,唇焦齿垢,舌苔干燥而焦黄。询其大便,已六日未解,小溲短赤。予即告慰病者,令两人先送之回家,其妻留取方笺,盖恐其有发狂之意外也。因为之处方。以承气汤去厚朴,易全瓜蒌,加生石膏、葛根、黄连、连翘、胆南星、石菖蒲,以芦根为引。②其所以去厚朴者,嫌温燥也;易瓜蒌者,能陷胸膈之痰也;加石膏为斑疹所必需;葛根为脑脊及阳明热邪所必用;黄连、连翘之清心凉膈;南星、菖蒲之豁痰开窍。盖证情如此,不得不用此重剂也。服药之后,大便连下两次,如胶如漆,肤有微汗,神情较静,狂态大减。次日延予出诊。其妻恐其外出也,乘其睡时,将房门上锁,来予诊所。待予至时,开锁推门,则室内无人,病者不知所往。于床下觅之,亦不见。正惊讶之间,忽闻屋上瓦作声,其妻取高凳,立于其上,推天窗视之,则病者固坐于屋上也。其妻唤之,予亦温言以唤之,始含笑入窗而下。予再为之诊察一过,见身上斑疹,紫黑

---

① 附子泻心汤加葛根干姜方:熟附片四线,锦纹军二钱,上川连八分,生黄芩三钱,粉葛根三钱,炮姜炭三钱。

② 豁痰承气汤方:锦纹军五钱,元明粉五钱,炒枳实四钱,生石膏三两,全瓜蒌六钱,粉葛根四钱,川黄连一钱五分,净连翘四钱,胆南星四钱,石菖蒲三钱,鲜芦根一支。原按:此方次日减量少许,加鲜生地一两,鲜石斛四钱。

色已减,而较红润,舌苔亦退去大半,肌热亦大减,表如此,里可知矣。因为之各药减量少许,再加鲜生地、鲜石斛以凉血增液。再剂之后,大便续解三次,其狂状若失,而神识清明矣。后再处以清理余邪兼扶正之品,而病遂痊。

余按:豁痰承气汤,是仲景承气法的变化运用,其主治之重点在于"热""狂"等症;方药的针对性突出"痰""火"二字。先父创用此方,系以承气汤去厚朴,易全瓜蒌,加生石膏、葛根、黄连、连翘、胆南星、石菖蒲,以芦根为引。疏方之用意在于避用温燥之厚朴,易瓜蒌以陷胸膈之痰;加石膏以退热清斑;葛根清阳明,黄连、连翘清心凉膈,南星、菖蒲豁痰开窍;竹叶既有引经作用,复有清心除烦之效。须予注意的是,用此方控制病势,便解热衰后,方药增损应注意减用承气诸品药量,加入太子参、北沙参、生地、石斛等养正益阴生津之品以善其后。

5. 妇人春温狐惑病证

第二十四条:妇人冬令进补,春节时,寒热喉痛,经医注射白喉血清,喉痛减而腹痛又作。医谓伤寒兼腹膜炎,治之久而不效。渐至手足发冷,时静时躁,唇青齿燥,口有恶臭,阴道有恶液流出,医辞不治。予承其乏,姑拟泻心合增液承气汤法,冀作万一之望,一剂大效。终以气忿,而绝食伤生,殊可惜也。

有顾盛氏者,于冬季常进补品。以桂圆肉及大枣肉,共蒸成膏服之,所服甚多。至次年正月初四日,忽发寒热,喉痛大作,求治于西医。医谓白喉也,注射白喉血清,而喉痛顿减。一二日后,又变为腹痛,寒热颇甚,大便多日未解。乃进前同孚路某医院求治,医断为伤寒而兼腹膜炎。盖此时腹痛之甚,手不可近,硬固如板,小溲黄赤,思食冷物,但热不寒,热度颇高,以腹痛之故,呼号烦乱,不可终日。病家又拒绝开刀,医除用退热剂外,兼以冰囊罨敷于腹部(按此法不可用),以冀消炎止痛,别无他法。日复一日,病者愈形疲惫,绝口不食,欲眠而不得片刻安枕,如此一星期。最终手足发冷,时静时躁,唇青齿燥,口有恶臭,阴道有似带之恶液流出。医者辞以不治,病家征得该院之同意,延予诊之。予亦知其不治,只好见证用药。以其补益太过,大便旬余未解,热蒸于里,灼烂内腑,乃至如此,因书泻心合增液承气法[①],促令与服,作万一之希望。是时索饮冷水,予令购生梨之大者一枚与之食。无何食尽,呼快不已,一家皆喜。又约二十分钟,又呼胃中难过,格格欲吐。吐出之物,夹有咖啡色之腐败物,此确

---

① 泻心合增液承气汤方:锦纹大黄三钱,元明粉三钱(分冲),上川连一钱五分,生黄芩三钱,润玄参一两,连心麦冬八钱,鲜生地六钱,鲜石斛四钱。

为胃烂之征。但吐后则又觉舒适矣。进药之后，一夜大便未解，腹中有时更痛。直至次日上午 10 时左右，大便始通，解下黑色如酱之粪，夹有结硬实之粪球甚多。一解之后，病者神恬气静，而安卧矣。腹部亦较为柔和，不似前此之板硬。其夫以妻病大转，乘其熟睡而返家，一则清理积务，再则稍事休养。盖旬日以来，病者常常呼号，其夫伴之，亦不得安枕也。后病者恨其夫不告而返，以为寡情而盼其速死也。乃痛哭流泪，绝药绝食。次日夜间，病又转剧。伴者促其夫来，劝其服药，绝不启齿。又隔一日，终于昏糊。阴道及肛门内，流出恶臭之水，如黑豆汁，如屋漏水，此即《金匮·狐惑病篇》所谓蚀阴、蚀肛之狐惑病也。不二日而亡。嗣予闻之，甚恨此病之未竟全功，而又悲夫此妇，以补益致病，以气忿而伤生也。

（六）食中

1. 老年夜眠食中证

第二十五条：媪年已过六旬，忽患昏糊不语，如睡眠然，似无痛苦。医以中风及痰厥治之，不效。询知三旬以来，食量倍常，膳毕即睡，忽发此证，乃食中也。决以大承气汤下之。小瘥。因易医复延两旬，不死亦不得生。乃改服蓖麻子油，兼行灌肠法。大泻而苏。

合肥路之柏芽村 30 号，有陈媪者，年 62 岁。于 1934 年 10 月间某日晨，其家中人人都起，而陈媪不起。其媳唐氏，至床前呼之亦不应，推之亦不动，始知其神昏不语矣。观其情形，似无痛苦，如睡眠然，惟喉中觉略有痰声。其子陈如年，急延医为之诊治。医以中风及痰厥治之，三易其医，数日无效。盖口不能开，药难下咽也。嗣延予诊。予察其脉息颜色，未犯绝象，乃细询未病之前有无他故。如年曰："予母在未病之前，异常健啖。一日三餐，尤以晚膳为最多。食必二三大碗，约近两旬，日日如是。且最奇者，晚膳后立即就寝，人谓其不易消化，强之少坐片时，然后再睡，而予母不听也。至前日忽患此疾，今已三易其医矣，皆无效也。"予细思之，此必食积为患也。状如中风，在中医书中，名之曰食中，亦类中之一种也。乃决以大承气汤加莱菔子[①]下之，但因口闭难开，服未尽剂。泻只一次，其量亦不甚多，恶臭难闻。神识虽有时清醒，但旋又昏糊。病家复延他医治之，均无效果。盖药难下咽，灌之大不易也。如此不言不

[①] 大承气汤加莱菔子方：锦纹大黄五钱，元明粉五钱（分冲），炒枳实四钱，上川朴三钱，莱菔子四钱（研）。

动,仅有一息者,计二十一日,不死亦不得生,乃复求予诊。予以其迟延已二十余日,且年过六旬,不敢用药,只答以尽人事而已。乃以灌肠器行灌肠法,久之大便未通。乃复以大量蓖麻子油,用开口器开口灌之。不三小时,而腹鸣大泻。泻出之粪,如黑酱,如车轴油,如痰状,如鱼冻,其中夹有黑团,坚不可碎,恶臭不堪。由此大泻之后,神识渐转清明,手足略能屈伸。问其病已二十余日,不言不语,汝知之乎? 则陈媪茫然不知也。后仍续服蓖麻子油两次,泻清肠垢,乃思饮食,于是庆更生矣。吾国医书所谓塞者通之,盖亦自然疗法之一例耳。

原按: 此方如当时设法多灌,必可得下而愈,不致多延两旬。后改服蓖麻子油者,恐年高病久不胜也,而服之果效,亦侥幸耳。

2. 青年饮冰食中证

第二十六条:天时炎热,晚场观影。边食冰淇淋及棒冰,枵腹归来。进食油炸蛋饭,睡后无何,忽然不语。医以中风、痰厥或中恶治之,不效。询得其情,断为食中,以大承气汤加瓜蒌、干姜主之。

曹家渡有刘裕昌窑货号,其小主人年 25 岁,毫无前驱症状,于夜间二时左右,忽然昏糊不语。当时延附近医生治之,或云中风,或云痰厥,或云中恶。至日间下午四时,五易其医,丝毫无效,乃飞车延予往诊。予入病者之卧室,见其父母妻子,皆流泪满面。因诊病者之脉,沉实而有力,身体四肢如常,不厥不热,一如常人。呼吸略粗,而鼻微带鼾声,与常人睡眠无异。以手扳其下颌,亦随手而开,无牙关紧急之痉象。使予无从知其病原,惟按其脘口,则颇满硬。因问其妻曰:"夜间得病,汝何由知其不语,始于夜间二时左右乎?"曰:"昨夜伊随友人某君,同至金城大戏院看电影。因腹中饥饿,又恐夜间戒严(时在敌伪时期),回至家中,命我为备夜膳。食毕即就寝,时已十二时有余矣。始尚言语、翻身,至二时余,我询其欲饮茶否,则已不能语矣。"予闻所食何物,及食之多寡。曰:"猪油炒饭一大碗,另加油煎荷包蛋二枚。以其饥甚,故多与之也。"予曰:"请招其友来。"无何友至。予又问曰:"刘君昨与阁下同去,可有其他饱食否。"其友曰:"别无他物。只有在戏院中,频呼胸热口渴,伊一人曾食冰淇淋两客。散场后,又食棒冰三支,即各归家。"予曰:"病情得之矣。"立书大承气汤加瓜蒌、干姜与之。大黄、芒硝各用至八钱,川朴四钱,枳实六钱,全瓜蒌一两,加干姜三钱,以温通其脾胃之阳。[①]并嘱其速服,迟恐气闭不救。病家无法,只得照服。予归来后,则不能安枕。次日上午十时,复来延予。曰:"昨日下午六

[①] 大承气汤加瓜蒌干姜方:大黄八钱,芒硝八钱,川朴四钱,枳实六钱,全瓜蒌一两,干姜三钱。

时灌药,幸得缓缓灌下。至八时大便一次,依然昏糊。九时半又大便一次,其量甚多,病者旋即清醒。告以昏糊已一日夜,则如梦初醒,茫然不知,今晨更觉清醒矣。"予闻之大喜,立即偕与俱去,至则合家欢忭,病者亦含笑道谢。予即细为之诊察,改用调胃承气之轻剂,加理气和中之品,以清其根株。并告以"此病名食中,因先饮冷,而大暴食,大伤脾胃,因而不能蠕动。胃家如此之实则气闭,气闭则交感神经失其作用,影响于脑,故完全失其知觉。非风非热,故不痉;非虚非寒,故不厥;非上焦有痰,故呼吸不喘哮。此亦宿食之证,《金匮》未言,而后世方书曾言之矣。所见不多,故医家能言之者亦少,即或遇此证,其不当中风痉厥治者亦鲜矣。设问诊及腹诊稍一疏忽,则不明病原,药剂妄投,病者之生命危矣。"病家皆大叹服。但此食在胃脘,而用下法,此亦为医者之权变。至如瓜蒂散之催吐,是否亦能治此等食中之证,非予所知。总之宿食在胃,神识清明,有泛恶欲吐之势,则瓜蒂散又为不易之方也。

再按:此案以承气法加干姜,寒热并用,下其冷积油腻宿食,颇有妙义。

(七)腹痛

1. 寒结腹痛证一

第二十七条:妇人忽然腹痛,颇为剧烈,手足发厥,渐渐肢冷。医断为急性盲肠炎,或能蔓延成腹膜炎。验血结果,白血球增加至 13 000。促病者入院开刀,病者不可。予由闻问两诊,得知为荤腻杂食成病。且满腹皆痛,痛无固点,脘腹拒按,手不可近,欲吐不吐,大便不通。以大承气汤加桂枝、蒌霜、焦楂、姜制半夏主之。

有龚志芳女士者,其夫邓君,服务于商界。在抗战胜利前一年重九节之日,龚女士忽然腹痛,势甚剧烈。邓君立以电话请林医师来诊,盖林为邓君之友也。无何,林至。经诊察之后,告邓君曰:"腹痛忽然而来,四肢冷,非急性盲肠炎不能致此。但我还不敢肯定,再请我老师会诊,方可决定。"邓然其言。林去无几何时,与其师某医同乘汽车而至。后经两人再三诊断,谓"十有八分为急性盲肠炎,而更有蔓延成腹膜炎之可能。须再验血,方能确定。"当即为之注射"消治龙"药水一支,又抽血少许,置药箱中,相偕飞车而去。一小时后,林医师复来。说明"据验血结果,白血球已增加至 13 000。如再不断增加,便有十二分之危险。最好速送医院开刀,不过此证危险性大,不能十分保险,须经签字,方可施行手术。"邓君闻言开刀,即有惧意,而龚女士亦再三拒绝。即请林医师先回,容合家商量决定后,再通电话,于是林医师乃告辞而去。总之,此症经过明确之反复诊断,其为急性盲肠炎,更有蔓延腹膜炎之趋势。须经剖腹之手术而割治之,毫无疑问矣。当邓君聚集子女及家人等讨论此开刀问题时,而病者仍然拒绝。且曰:"既不保险,我宁可死去,决不开刀。"其子女多人,亦不敢相强,邓君更无主张。其子文涛,幼曾从予习古文辞。忽提议曰:"何不请余老师一诊,惟余老师为中医,不知内服方亦能有效否。"邓君同意。文涛立来延予,并告我以前医诊断之况。予既入门,其长女迎来,低声告予曰:"昨天日间,我母已身倦不舒。我父于晚间六时宴客,我母于此时曾食荤汤泡饭一小碗,两个肉圆子,以及猪肝、虾子等,夜间腹中即有微痛。今日重阳,我母不自小心,又食重阳糕少许,因之腹痛加甚,且已呕吐两次矣。"而女佣虞妈,亦同时证明所食之非虚。予未诊病,已由闻诊而得其情。登楼之后,见病者面无人色,口唇发青,四肢发冷。按其脘口及腹部,均大呼疼痛。予曰:"现仍有欲呕之势否?"曰:"仍有欲呕不呕之势也。"予曰:"大便解过否?"曰:"大便已三日未解矣。"予令其仰面而卧。试将两腿伸直。病者勉从予言,伸直两腿,并非如盲肠炎状,其右腿不能伸直。又按其盲肠部。问曰:"此处痛否?"曰:"痛在满腹中,不定在此处也。脘口以下,经过脐部至少腹,处处皆觉痛也。"再诊其脉,沉实而有力。予即告病家曰:"照中医看来,此满腹之痛,并非盲肠炎,盲肠部有压痛点,而右腿必不能伸直。此是简单之寒滞作痛。如肯信予言,一帖中药,可以好转,三剂收功。不必忧惧也。"因为之处方,以大承气汤加桂枝、蒌霜、焦楂、姜夏[1]主之。病家照法煎服,时已夜11时矣。初服之后,腹中犹时时作痛,无何腹内雷鸣。至二时许,大便畅解一次,而腹痛顿减其半。连服二煎,至四时又解大便一次,五时许又解一次,垢腻俱下,疼痛全无,四肢完全转温矣。至上午八时复延予诊,予见如此好转,私心辄喜。再按其腹部,已大转柔和。然重按之,尚有微痛也,知为余滞未清。再将硝、黄酌减其量,佐以降气消痰之品,令再服一帖。次日再进香砂六君子一帖,于是完全治愈矣。

最值得注意者,即任何腹痛,医便认为盲肠炎或腹膜炎,随便开刀剖腹,总觉武断。若此种寒滞腹痛,果经开刀,而割去盲肠或蚓突,其将何以善其后乎。故吾中医之望闻问切不可废也。

2. 寒结腹痛证二

第二十八条:劳工饥饱不时,内伤饮食。加之汗后当风,脘腹受寒,以致发

---

[1] 大承气汤加桂枝蒌霜焦楂姜夏方:锦纹大黄四钱,元明粉四钱(分冲),川厚朴二钱五分,炒枳实三钱,川桂枝二钱五分,瓜蒌霜二钱,焦楂肉五钱,姜制夏三钱。

生腹痛,渐渐加剧,外无寒热。痛极之时,额流冷汗,四肢微厥,曾发呕吐数次,其量不多。医断为急性腹膜炎,开刀费重,难胜其任。予诊其脉,沉实有力,与大黄附子汤合甘草干姜汤。一剂而便通痛减,再剂而滞尽身和,终以调理之剂。又二剂而痊。

患者段大柱,系一劳动工友,住京江路平房中。在1948年9月间,段之邻人顾云龙,于深夜冒雨乘车,来予诊所叩门,其声甚急。启门询之,则告我以段姓急证,来请出诊者,于是相偕登车而去。将至其门,即闻病者呼痛之声,刺入耳鼓。及入病者之房,见病者身体屈曲,作虾儿状态,两手自抚其腹,重则号叫,轻则呻吟。额上有汗,扪之清冷,轻按其腹,则痛不可近,而少腹为尤甚。询其大便,已四日未解。诊其两脉,则沉实而有力。察其舌苔,则厚腻而微干,尖白根黄,而中则白而带黄。扪其周身,则毫无热度,而四肢微厥,手足较甚。断其为寒结无疑,非温下之不为功也。因再询其致病之由,据其妻代述颇详。谓"段为劳动工人,惟因工作关系,时常饥饱不均。饿则饥肠辘辘,饱则大腹便便。于前日曾取得工资,购买猪头肉及螃蟹食之,又加饮酒数杯,身有微汗。食后于门前少立,开怀当风,不片时即觉身凉,而阖户就睡。至后半夜,即觉腹痛而醒,愈痛愈剧,曾发呕吐两次,痰涎与食物并出,但所吐之量不多。翌日晨,即至平民医院就诊。据医生断为急性腹膜炎,非施行开刀手术不为功。询其手术费几何,则其数之大,又非我等劳动阶级所能负担。即回家延中医诊治,服药均无效果。延至今夜,因腹痛之极,曾发厥两次,故情急谋于顾君,而于深夜烦先生也。"予得其追述之情况,更坚信心,以温下为得。望闻切三者,既得其大概,加以问诊,则得其全盘病理矣。乃处以大黄附子汤合甘草干姜汤[①],嘱如其法煎服。设药后而仍发呕吐,则呕出亦佳。如不呕吐,则必于三小时内,可以得下。迨一下之后,必渐转安静矣。病家如法煎与服之,初则泛泛欲吐,及服至一半,则反较平。待全服后,倚卧片时,已不欲呕,始行卧下,而腹犹阵痛不已也。半小时后,觉腹内与周身,较有温感,痛亦略轻。至二小时又十分钟,果觉腹内作响,渐至转动下行,肛口忽迫,不片时而大便解矣。先下干燥之粪便,继下干燥之粪球,终下黏腻之污泥状物,于是疼痛立减其半。至翌晨续服二煎后,又解大便二次。则黏腻较深,黑污较减,然尚夹有小核之粪粒也。下

---

① 大黄附子汤合甘草干姜汤方:生大黄五钱(酒洗),熟附片五钱,北细辛一钱,炙甘草三钱,炮姜炭三钱,生姜五片。按:再剂之方,少减大黄、姜、附之量,去细辛,加木香、砂仁、槟榔、枳壳。

午复请再诊,将前方减量,加行气之品,再服一帖,于是腹痛全除。接服调理之剂,扶持正气焉。

3. 气滞腹痛证

第二十九条:病者患慢性腹痛,久治不痊,延及年余。发时则隐隐作痛,并不剧烈,且无固定痛点。大便则时硬时溏,或若酱色,一日一二次不等。断为饮食不调,肠道浊污气滞,以阿魏香槟丸主之。

学生顾玉初者,于1942年,曾在前上海中医专校读书一年,予时任教务主任。后以日寇进占旧租界,决将医校停办,以示不屈于敌伪。顾生遂停学业,其父兄皆以商业起家,因令其改习漆业于金陵东路某漆号,于是弃医就商矣。光阴荏苒,在抗战胜利之第三年,患生腹痛症。初则水泄,继经治疗则转溏,腹痛由重而转轻,以为可以不药矣。且工作繁忙,即偶有微痛,遂亦置之,洵至月余不痊,乃惧而求医。投以理气之剂不效,投以通腑之剂又不效,投以温补之剂不效,投以温散之剂而仍不效。医固不一其医,治亦断断续续。时经一年有半,而腹中隐痛之疾,依然如故。嗣乃就诊于西医,经详细诊察之下,谓有慢性腹膜炎之疑,或有慢性盲肠炎之可能。但诊断在疑似之间,难于肯定,必须开刀剖腹,而求其病灶以割除之。其父兄固不同意,而顾生更加拒绝。一诊断不明,不敢尝试开刀;二因店中事忙,难于多日住院,遂决然出院。在此彷徨无计时,忽忆及予为过去之老师,乃车就予诊。予详询其既往症,遍阅前医诸方,而皆不效,心亦怪之。知此慢性腹痛症,其肠道不清,浊污沾滞,其由来久矣。根蒂既深,补之不能;病及年余,攻之不可。复思阿魏之品,有除垢解毒、调整肠道之功,此可以一试之矣。乃为之处方,药仅三味,制成胶囊丸剂。因阿魏味臭难服,故用此囊也。丸为阿魏、木香、槟榔所制成,名曰阿魏香槟丸[①]。丸药制成后,告以服法。每日早晚各服一次,每次一粒,开水送下,或早中晚各服一粒。讵顾生服丸三日之后,腹痛渐减,时行浊气,恶臭异常。大便亦爽,而更臭不可当。连服旬日,腹痛顿除。迨停服二三日后,痛又微作。予令再连服之,是根株尚未尽也。连服二十日之久,再停药试之,于是腹痛不作矣。由此知阿魏之功,在以臭攻毒,而清利肠道也。

余按:阿魏香槟丸主治之证,多因饮食不调,肠道污浊气滞所致。君以阿

---

① 阿魏香槟丸方:真阿魏八钱,广木香、花槟榔各四钱。先将阿魏切成小粒,如小豆大,置微火上烘干。因其质黏硬,若不烘干,不易研碎也。次将木香、槟榔研成细末,共置大乳钵中,慢慢研之,使成极细末。用西药房中二号胶囊,分装约150~160粒。每日分早晚二次服,或早中晚三次服,每服一粒,开水送下。

魏,辛温治心腹冷痛,以臭攻毒,并擅消积、清利肠道。《本草纲目》载昔贤曾用此药配合木香、黄连以治痢取效者。此方则以阿魏合木香、槟榔,其所以用香、槟,意在消滞行气。全方药只三味,治类验方之"出奇制胜",取精效宏。

(八) 水臌

1. 重笃水臌证

第三十条:年过四旬,患生水臌胀证。两足俱肿,腹大如鼓,脐部突出,肿胀上至两胁,气急而喘,小便不利,口干而燥。经医放水三次,旬日即又复肿。盖放水取效一时,必须温复肾阳,乃能小便自利。主以傅氏决流汤,一剂而水利斗余,三剂肿消大半,间以香砂六君。再以原方减量,数服而痊。

时在抗战之前二年,有患者张姓,盐城人,年四十余岁,为仁济医院工友,患生腹水,即中医之水臌胀证也。渐至腹胀如鼓,症状如上文所述。经该院医师为之放水,以套管针刺入腹部之皮下深层,放出水量颇多,腹胀立消,至为爽快。但日常饮食所需,多有水分,不数日间,肿又渐至,约旬日而复肿如初。经医师再行放水,其立消如前,而复肿亦如前。后经三次之放水,而仍如前状,于是医师技穷,而患者大惧。时有其同乡人徐汝楫者,为该院助理医师,张因与谋之。徐君问曰:"汝愿中医治疗乎?"张曰:"求愈病耳,何问中西。"徐乃介绍至予所,详告以前之病情及治疗之经过。予稍一沉思,以吾中药方剂之治水臌证者,或效或不效,独《傅青主男科》中之决流汤①未曾试过。且此证经医院医生放水,服药未能见功,若不以峻剂投之,恐难获效也。因其肿胀反复,且势颇重,恐原方量尚不足,特增量与之。且其时肉桂价昂,病者力有不逮,特将肉桂减量,而另加桂枝与之,令其照法煎服。次日张又乘车自来复诊。下车时,予见其体较减轻,步履较健,面欣然有喜色。迨入室后,即告予曰:"昨日服药,不二小时,即小便一次,其量颇多,而解时亦颇爽。又二小时,继服二煎。一夜之间,连解小便五次,每次畅爽。今腹肿已大减,而脐已不突矣。"因解衣以腹部示予,视其腹皮已略起皱,予亦大喜过望,因此方为第一次之试验也。因令连服二帖,隔日再行三诊。即隔日果来,见其下车时,身体便捷如常人。再告我以服药之情形,觉每次小便,腹壁及膀胱收缩力加强,故小便之爽利为病后至

---

① 决流汤:黑牵牛子四钱,制甘遂三钱,上肉桂一钱(另炖冲),川桂枝三钱,车前子一两。原按:方出《傅青主男科》,原方丑、遂各二钱,肉桂三分,车前同,无桂枝,今因证重,故改其制。

今所未有,饮食亦日渐加多矣。因为之将原方减量,再处以香砂六君子汤①,扶持脾胃,即以此两方相间服之,共八帖而痊。此予来申开业之第五年,即1935年事也。

自此方试验成功后,凡遇水臌胀证,皆以此方治愈。盖此方之组织,大有经方之遗意。以丑、遂行水治其标,以肉桂温阳培其本,药味少而效力专,此所以效如桴鼓也。

再按:余无言先生所用此方此法契合水臌病机,阳气不到之处,即是水停之所,主以温阳化气,即《金匮要略》所言"大气一转,其气乃散"。然此方所用牵牛子、甘遂毕竟为逐水猛药,故当遵《内经》"大积大聚其可犯也,衰其大半而止"。所以间与香砂六君子汤,攻补结合,以收全功。余瀛鳌先生临证采用此法加味,治疗肝硬化腹水所致水臌,亦收良效。

2. 慢性水臌证

第三十一条:妇人年过五旬,患生水臌。初不甚剧,治之时或轻减,时又增剧,延及年余,渐渐深重。小便短赤,腹大如鼓,胀至两胁,脐窝突出,两腿肿如象足,有时心悸。与以傅氏决流汤,以其胃弱,间以香砂六君子汤,加桂枝、猪苓,两余月而渐痊愈。

患者张媪,年55岁,原籍苏北涟水。于1952年初患胃弱,脘腹饱满。继则发生水臌。由腹部及下肢渐渐肿起,延医治之,时减时重,如此延至年余,饮食更少,知为水臌也。节减水量,而口干特甚。以久治反复,来沪就医。因其子其媳,均在沪也,住于梅园路之平房中。适有其邻人在阳伞厂做女工者,因肝胃气痛及月信不调,经予治愈者,因介之来诊。予察其症状,如前所述。见腹部青筋暴露,脐窝突出颇甚,气息不平,两胁虽膨胀,而胁以上则不肿,胸可见肋,上肢亦瘦削而不肿。以指捺其腹部及下肢,则指痕宛然,下陷不起。心忖此妇年事已高,且因久病年余,决流汤在所必用。但量宜稍减,且须间调胃之药,不能如体壮者之求速效也。乃为之处方如次:一为傅氏决流汤②,一为香砂六君子去人参加猪苓、桂枝③。令其先服第一方以开其流,两帖之后再服

① 香砂六君子汤方:广木香三钱,缩砂仁六分,姜制半夏三钱,土炒白术三钱,潞党参三钱,广陈皮二钱五分,炙甘草二钱,云茯苓三钱,生姜三片。

② 傅氏决流汤方:黑牵牛子三钱,制甘遂二钱五分,上肉桂八分(另炖冲),川桂枝二钱五分,车前子八钱。

③ 香砂六君子去人参加猪苓桂枝方:广木香三钱,缩砂仁八分,姜制半夏三钱,土炒白术三钱,云茯苓三钱,木猪苓三钱,广陈皮二钱,川桂枝二钱五分,炙甘草一钱五分,生姜三片。

第二方一帖,以培其本,恐其不任攻伐也。至第四日再来复诊,则肿势已较减矣。据病者自述,第一日服药之后,夜间小便即较多。平均计之,约三四小时,即须小便一次,初时色尚黄赤,继则赤色较淡。第二帖服后,小便通利如前,其解时之距离亦如前,但小便只黄而不赤矣。第三日服第二方,觉精神较佳。予见治已获效,嘱病者安心静养,摒去思虑,年事已高,病又年余,只求缓效,但求不反复也,病者颇以为然。令其照原方再服三帖,若继见功效,可于第四日间不服药,盖恐病者服药已多,见药而生厌心。病既获效,则久病之体,服药又可不必太急。治至第五日,病者复来,面色更见好转,水肿续有消减。据述服药之后,向来大便干燥者,则渐转畅爽。至昨日大便爽后,今则胃纳亦较佳矣,予亦大喜过望。因其水肿已大减,即将牛、遂二味稍减其量。胃纳已渐佳,即于第二方香砂六君子中,仍加入党参三钱,加强扶助正气。其初去人参者,盖恐胃气未复,不能大补也。今胃气已复,故仍加之。令其服药如前,但间药改为二日,二日后再服如前。再间药二日,至愈为止,不必再来矣。病者去后,约三阅月未来,料其必已痊愈。一日复来就诊。据述前次连服药三个周环,病已痊愈。不知近旬日来,何以复又腹肿。予察其别无异状,肿势亦未甚,令其照前方再服。以理推之,再服四个周环,必可痊愈。并嘱其再戒慎口腹,不食荤腥。另以山药煮烂加白糖食之,以健脾益气,脾气健则消化佳,消化佳则正气足矣。后照服食之法,果竟全功。

(九)奔豚

1. 妇人产后奔豚证

第三十二条:妇人产后受寒,素来体虚,时有白带。及至产后三日,劳作菜圃中,每疲极坐地,因之感寒腹痛。气由少腹上冲,时聚时散。医以恶露未尽治之,不效。发时则气上冲心,粗如小臂。咬牙闭目,肢厥如冰,旋又自行消散。试以桂枝汤加桂枝,不效。再以桂枝汤加肉桂,一剂知,二剂已,三剂全平。

在未述本案之前,特破吾书之例,首述本病之研究。盖此证虽不多见,然临床偶有遭遇之者,若不知其治,则为医者之过矣。此证名曰奔豚,分见于《伤寒》《金匮》中。其云:"发汗后,烧针令其汗,针处被寒,核起而赤"者,此为病源之一例。又云:"必发奔豚,气从少腹上冲心",此是病状之特征。但征之实际,往往不因针处被寒而起,多由少腹直接受寒而起者。执是以观,是受寒为其主因,不无疑义。夫寒者,无形之气也,扪之而不得其状,视之而不见其形,吾人少腹之受寒者,其病状亦各有不同。有腹痛而便秘者,有腹痛而水泻者,有膀胱气滞而小便不爽者,有经停而少腹结痛者。此奔豚之气,从少腹上冲心,不过受寒症状之一耳。然其或有或无,忽痛忽止,果何故耶?推其原因,是体内之正气与寒互争,所起之纷扰现象也。比之于少阳病之寒热往来,正复类似。盖少阳病之寒热往来,亦邪正相争所造成。正胜邪,则发热;邪胜正,则又发寒。奔豚证之气忽上冲,是寒胜正之表现;气忽消散,是正胜邪之结果,故成此忽发忽止之局面也。

至后世医家,违反仲景原意,不作寒断,谓是肾之积气,而引用桂枝加桂汤。亦谓为伐肾邪、泄肾气,真不可解矣。究竟与肾何关,胡言乱道,自欺欺人。后世以少腹一切病证,皆责之于肾。此必脉法所谓尺以候肾、肾主下焦之说以害之也。

奔豚一证,西医书中无类此详细之记载,如歇斯底里之妇人,腹中有积气冲动,名之曰歇斯底里球。但彼为神经系统病,与此症又完全不同。然细考之,或即西医之风气疝痛(Colicaflatule-noa)。其症状为腹部膨满、紧张、压痛、嗳气、腹鸣、矢气等。但未说明有忽作忽止之症候。然以奔豚气、风气疝痛两病名观之,皆有一气字,则近是矣。其他病证,则与此不合。前哈尔滨医学专门学校校长阎德润氏,以西医立场,推测此证。其言曰:"胃病中与此症状相似者,则为特发性胃扩张,或胃肌衰弱症。此症为胃小弯居于正常位置,而大弯则下达于脐旁以下之少腹。此乃胃中有液体及空气存在之征也。"不知胃扩张及胃肌衰弱之症状,与此病截然不同。此症来去飘忽,有如鬼祟。忽然而来,则腹中奋起一条,有如木棒;忽然而去,则腹部立即濡软,一如常时。不似胃扩张及胃肌衰弱症,为慢性胃病,常常腹部膨大也。是阎氏之推测,根本即不能成立,盖此症实不在脏器之实质中者也。

予于奔豚一证,往昔曾治愈数人。均用桂枝汤加肉桂,药到病除,如响斯应,此得于庭训乃如是。然未敢以加桂枝一法,而以病家为试验品也。抗战前一年,予任中国医学院教授时,曾与同道争论此点,乃欲一穷其究竟。适有赵姓妇,年四十余,以产后三日,即劳作于菜圃中。时或坐于土地之上,体虚受寒,始则阵阵腹痛,继则气由少腹上冲。群医以为恶露未尽,多用行瘀散结之品,不效。其痛益剧,发则其气暴起,由脐下直上冲心。粗如小臂,硬如木棒,病者则咬牙闭目,气息俱停,手足发冷。如此约四五分钟,腹中积气四散,气息复旧,神情渐安。一日夜中,要发七八次至十余次不等。延已一星期之久,始延予诊。

予决为奔豚证,因欲试验加桂枝一法①是否有此能力,乃用桂枝六钱、芍药四钱,他药准此比例。与服一剂,不效。再剂,亦不效。而病者则痛更加剧,体更惫甚,米饮且亦不进,予思不能再以病者为试验品矣。乃将桂枝减为四钱,与芍药等量,加顶上肉桂五分,嘱令将肉桂另行炖冲与服。②迨一服之后,其痛大减,脘腹之积气四散,时时嗳气,或行浊气。继服二剂,其病若失。

予经此试验,适足证明桂枝无此能力。读者之疑,可以决矣。盖桂枝气味俱薄,散表之力为专。肉桂气味俱厚,温里之力为大。今用桂枝以代肉桂,何济于事乎。

余按:此案以临床实践证明,仲景治奔豚之桂枝加桂汤,并非加桂枝,而是加肉桂。因"桂枝气味俱薄,散表之力为专;肉桂气味俱厚,温里之力为大"。适宜于奔豚"里寒"之病理。处方时当用上肉桂五分(另行炖冲)。至于桂枝汤的用量,此方中桂枝、芍药各用四钱,炙草三钱,生姜二钱,红枣十枚。先父善用经方,临证时每多结合现实病况以化裁古方,富有探索精神。桂枝加桂汤的阐介,对读者如何学用先贤的学术经验有一定的启发。

2. 青年体弱奔豚证

第三十三条:青年身体素弱,面色晦黄,偶因腹部受寒,不时作痛。始则腹内雷鸣,自觉气动;继则隐隐作痛,脐下悸动,或左或右;终则忽然上攻,气冲胸脘,时作时止。发则手足发冷,额有惊汗。以桂枝汤加肉桂与之,四剂痊愈。

有淮安东乡扒头桥赵庶华者。旅居于沪。其子年方19岁,身体素弱,面色晦黄,若蒙垢之状。饮食只及常人之半,不耐风寒,稍感即病,不能多食,强谷则亦病。故父母对之极为重视。在1948年秋7月间,赵子忽发奔豚之证,如上文所述。发作之时,脐下觉有气起,渐渐直上冲胸,痛连胸膈,甚则咬牙闭目,气息俱停,额有凉汗,两手两足均发冷,口唇及指甲发青蓝色,约二三分至四五分钟。忽又积气自散,气息复旧,手足转温,额上汗收,痛苦顿除。如此时作时止,每日六七次至十余次不等,医药罔效。举家惊惶,视为怪病。庶华乃谋之于其戚李锡颐君,李令就予诊之。予一见知为奔豚,当以温言慰其父子曰:"此证古医书载之,时医不读古书,故治之不能有效耳。"且期其必愈,以精神疗

---

① 桂枝加桂枝汤方:桂枝六钱,芍药四钱,炙甘草三钱,生姜二钱,红枣十枚。原按:桂枝汤原方,桂枝与芍药其量相等。此用芍药四钱。桂枝六钱,超出之二钱,即为加重之量。连服二剂,毫无效果。

② 桂枝加肉桂汤方:桂枝四钱,芍药四钱,炙甘草三钱,上肉桂五分,生姜二钱,红枣十枚。原按:此方一服之后,其痛大减,冲气渐平。继服二剂,获得痊愈。

法坚其信心。为处桂枝加肉桂汤方①，令其如法服之。即次日赵携子来，复就予诊。欣欣然有喜色曰："果如先生言，一服之后，已见减轻。而发作时亦较短，次数亦减少矣。"因令其照方再服一剂。至第三日，将原方去桂枝加茯苓、白术②。连服两剂而安。

（十）百合病

劳工百合病证

第三十四条：劳动工人，重病之后，身体惫极，正元难复。其症状，一如《金匮》百合病条文所云"百脉一宗，悉致其病也。意欲食而不能食，常默然，欲卧不能卧，欲行不能行，饮食或有美时，或有不欲闻食臭时，如寒无寒，如热无热，口苦小便赤，诸药不能治，得药则剧吐利，如有神灵者，身形如和，其脉微数"。且多一症状，音哑不能出声。经用百合地黄汤加味主之。四阅月始痊。

患者詹龙臣，高邮人，为某厂之劳动工友，住中山北路建民村。于1954年春季，患生伤寒。其后病虽去，而身体惫极，正元久久难复。即有百合病之后遗症，此即西医所谓续发性神经衰弱症也。经医治疗，均无效果。后经厂医检验，云系钩虫为患，致体弱难复。即用杀钩虫之药及下药与之内服，孰意一下之后，不但体力愈不能支，且立增音哑，不能发声。詹君懊伤不已，深惧死期之将至。时已至六月，詹之戚杨星侯君，介就予诊。予细询病前之经过，更细察现在之症状，全盘与《金匮》中百合病之征象相同。惟多一音哑，为《金匮》所未有。且知为用下钩虫药而有此证。于此时也，不得不慎重考虑矣。盖病久体虚，不能速效。设病者信心不坚，或不能宽假时日，则必至中道更医，功亏一篑，所谓行百里者半九十也。乃先以精神疗法，坚其信心。次告以必须半年之久，方可完全获效。并将《金匮》原文及诸家注解，以及予之《金匮要略新义》示之，期其必愈，坚其信医之念。因遵仲景法，为之处方如后。计四易其方，均以仲景百合地黄汤为主，以加味之品为辅。连服两月，较有进步，而喉音渐响。此时已至八月，新百合已下市。因令之再食新百合，每晨、夕各煮一碗，加白糖食之，以代点心。药则每连服三帖，停药二日。如此四阅月，遂完全告痊。厂中见其病已痊愈，促其早日上工，病者犹有惧心，询之于予。予令其再休养

---

① 桂枝加肉桂汤方：桂枝三钱，芍药三钱，炙甘草二钱，上肉桂五分，生姜一钱五分，红枣六枚。

② 前汤去桂枝加茯苓白术方：芍药三钱，炙甘草二钱，上肉桂五分，茯苓三钱，白术三钱，生姜一钱五分，红枣六枚。

一二月，厂方疑其狡猾，复令就厂医诊之，为之证明，乃为有效。讵厂医检验，仍谓其有钩虫，再度令服杀钩虫及泻下之药，病者勉从之。不料一服之后，泻下四次，而前证复作，全盘如旧，音亦复哑。厂中令改就上海市第十一人民医院诊之，医谓有梅毒之疑，病者力白其无，遂忿而出院，复求予诊。予觉再度反复，不同前证。在无可奈何中，仍用前精神疗法，使病者去其惧心。再为之处方，依前加减，令其安心服之。迨服之既久，亦即缓缓收效。又凡三易其方，而渐痊愈。直至1955年6月，身体及声音乃全复常态。此病之难治，若不依仲景经方，变而通之，其不濒于危殆者几希矣。盖此病之治，如战争后之破屋残垣焉，主在抚辑流亡，助其缓缓修补及建筑，不在于攻敌。盖此破屋残垣中，已无疾病之大敌也。今将诸方全案，列之于后。

初治全案：

詹龙臣，1954年6月6日初诊。

劳丁苦力伤气，加以病后失调，正元难复。消化则影响胃肠，喘息则累及肺脏，久久未愈。其间时轻时重，洵①至神经衰弱，心绪不宁，坐卧失序。一如《金匮》百合病篇之所述，且经误下失音，此大虚之证也。拟方缓以图之，屏去思虑，知命乐天，乃有可为。

蒸百合四钱，生地黄五钱，带皮芪（蜜炙）三钱，怀山药四钱，云茯苓（朱衣）三钱，大麦冬三钱，红枣十枚，陈小麦一两（先煎）。

1954年6月27日二诊：前进百合地黄汤加味之方，渐有向愈之机。饮食较多，声音微响，面色亦较佳，惟大便干燥，此津液未复之故，不足为虑。拟方再求进步，佐以食疗。俟食复津回而便爽，则诸症可悉去矣。

蒸百合四钱，生地黄四钱，带皮芪三钱，柏子仁三钱，怀山药三钱，南沙参三钱，大麦冬三钱，陈小麦一两（先煎）。

1954年7月23日三诊：进剂渐见好转，面色较华，步履亦较健，惟声音尚未全复。近日来舌苔稍厚，中夹浊滞，大便仍觉不爽，拟方再求进步。

南沙参三钱，带皮苓三钱，肥知母三钱，怀山药三钱，带皮芪（蜜炙）二钱，火麻仁三钱，土炒白术三钱，大麦冬三钱，杏仁泥三钱。

原按：此时新百合已上市，即令其日以百合煮烂，加糖食之，早晚各一次，故方中未用蒸百合。

1954年8月7日四诊：原为久病神经衰弱，经治之大见进步。惟近数日来，

---

① 洵：文言副词，实在，确实。

天气炎热,新秋尚有暑热之邪,胸中烦热痞闷,治当舍本治标。

香薷二钱,制半夏二钱五分,槟榔三钱,神曲三钱,藿香三钱,蔻仁一钱五分,蒌皮三钱,苏梗三钱,花粉三钱,生姜两片,竹叶四十片。

原按: 此方连服三帖,新感邪去。仍接服第三方,至十月初,而病愈音复。

再治全案:

詹龙臣 1955 年 2 月 14 日初诊客年重笃之百合病,即神经衰弱症,久病不愈。经用百合地黄汤加味方,渐见好转,约四阅月而愈。惟久病体弱,正元尚未十分恢复。近以他医谓有钩虫,用杀虫药及下药,病又反复如初,又变失音。拟方再求合辙,惟一再药误,恐较前为难治耳。

蒸百合四钱,生地黄四钱,大麦冬三钱,远志肉二钱五分,朱茯苓三钱,带皮芪(蜜炙)三钱,酸枣仁三钱,陈小麦一两(先煎)。

1955 年 2 月 29 日二诊:进剂幸渐转平,夜眠亦较佳,饮食亦较多。惟两腿尚觉无力,大便软溏,喉音未复。拟方再求进步。仍宜屏去思虑,事事乐天,则更易见功。

蒸百合四钱,生地黄四钱,南沙参三钱,远志肉二钱五分,补骨脂三钱,淡玉竹三钱,酸枣仁三钱,朱茯苓三钱,带皮芪(蜜炙)三钱,陈小麦一两(先煎)。

原按: 此方连服至四月底,体渐复元,喉音渐响。至五月中旬,音亦完全复旧。

(十一) 久疟

乱型久疟证

第三十五条:病者初患感冒,继转疟疾。五易其医,均未获效。且病者有阿芙蓉癖,延至半年,体愈不支,后即任之而已。但此后虽不觉重,而病型渐乱,发无定时。如此又延半载有余,饮食更少,羸弱不堪。予以首乌故纸汤,二服而病减食增,六服而完全治愈。接服补中益气汤,恢复健康。

在 1941 年,时予任上海中医专科学校教务长。有女生翁帼英者,家住浦东三菱塘。其父初患感冒,继转疟疾。经浦东附近医生治之,五易其医,而久久不效,因之厌医厌药。此后即偶尔就医服药,亦继续不常。且其人壮年,即有阿芙蓉癖,体失丰腴。此时年已五旬余,患疟至半年之久,其羸弱之情,可想而知矣。如此而任之者,又数阅月。病状虽不见重,而病型则错乱无定矣。即有一日一至者,有二日一至者,有三日一至者,亦有五七日一至者,或有一日间二三至者。自病型一乱,而发作之时间,则无一定。久而久之,虽发时已渐轻,然而不能止也。如此又数阅月。前后计之,共有一年零七个月之久,体惫愈甚,饮食更渐减少,仅以芙蓉膏及稀薄粥,为维持生命之要素矣。翁生于放秋假时,回至浦东,即劝其父来沪就医。父以不信医,故却之。即至将放寒假,翁生又函劝其父,来沪试行医药。俟考试完毕,偕同返家。经叠函苦劝,方始就道。至沪后,翁生即请予诊。其未来之前,翁生已详告予,即临床诊视,骨瘦如柴,腹凹如舟,呼吸亦较微弱,白睛发青,肤干脱皮。舌质色绛而不泽,且根部中部,均现黑色,知其肾阴固亏,而阿芙蓉更灼其津液也。询其发作之情况,则依然如前所述。乃决定为方,因定名首乌故纸汤[1],令服两帖再诊。并以温语慰之,使其信医,而精神振作,始有补于服药也。迨两帖服后,于两日间只发作一次,但极轻微,且时亦颇短,饮食渐佳。惟大便未得畅解,干燥异常。因于方中加淡苁蓉及全当归,以熟附易肉桂。[2]连服四帖,便爽食增,而寒热亦从此绝迹矣。复思此时可以大补矣,再为之处以补中益气汤[3]。令服十帖,以扶正气。父女喜出望外,果然寒假大考完毕,相偕返回浦东,欢度旧历新午矣。

余按:久疟患者,首乌为上选之品,明·张介宾"何人饮"即以首乌为君。孙一奎《赤水玄珠》治阴虚久疟,热多寒少则以"何首乌丸"补而截之。此方亦遵古法,君以制首乌养阴而补截疟邪;由于患者肾阴虚兼及于阳,故佐补骨脂、附片、熟地、萸肉以温肾益阴,术、苓、炮姜炭以健脾温中。全方突出截疟,兼益肾、脾之虚。病期近二十个月之久疟,十余日竟获痊愈。

(十二) 哕病

1. 气郁食滞哕证

第三十六条:少年气盛心愚,事非其罪而被责打,午餐未毕忍忿就睡。因之食滞中脘,气逆胸膈,发生呃逆,此《伤寒》《金匮》中之哕证也。五日不愈,询之大便未解。与以调胃承气汤加味方,一服而便利哕止。再剂而膈快胸宽,药未三剂,霍然而痊。

丹徒人王炳臣者,住沪南大木桥之瓦平房中。此房地产乃其戚金君所有。

---

[1] 首乌故纸汤方:制何首乌六钱,破故纸四钱,大熟地三钱,熟附片三钱,炮姜炭二钱,山萸肉三钱,云茯苓四钱,土炒白术四钱,姜、枣引。

[2] 首乌故纸汤加减方:制何首乌六钱,破故纸四钱,大熟地三钱,上肉桂八分,炮姜炭二钱,山萸肉三钱,淡苁蓉三钱,当归身三钱,云茯苓四钱,土炒白术四钱,姜、枣引。

[3] 补中益气汤方:西党参三钱,炙黄芪三钱,土炒白术三钱,炙甘草一钱五分,全当归三钱,广陈皮二钱五分,绿升麻一钱五分,春柴胡二钱,生姜三片,红枣五枚。

王君儿女众多，贫不能自存，来沪相依。金君即令其住于平民村中，为之代收租金，以度其清贫之生活。时在抗战前一年之某日，王以收来之房租数元，置之案上屉中。至午饭完毕，再取时，已不翼而飞。问其妻彭氏及诸儿，皆云不知。王以长子大槐，已18岁，有窃取嫌疑，指为伊取。而大槐不承其罪，云："父事太烦，或别处遗忘"。时其子午餐尚未毕，王在盛怒之下，饱以老拳。其子因气忿而睡卧不起。迨至傍晚，即发生呃逆。初则时断时继，继则终日不停，非至夜间疲极睡去，则呃逆不能稍止。然间一二小时，又因忽发呃逆而醒。中经医疗，均未获效。病者苦之，而其父亦转怒为愁矣。嗣乃延予诊治。既至病家，由王妻彭氏告予以详情，知由气郁为患。因察其舌，则尖虽白而根已燥黄。询其大便，则病五日，即五日未解。诊其脉，则微弦数。扪其肤，则微有热，按其腹，则痛而微满，他无所苦也。再索阅前医之方，则甲医用丁香柿蒂，乙医用代赭旋覆，然而均不愈也。因告王君曰："前方之所以不效者，非病邪为之，乃气郁为之，乃郁气夹停食为之，故其用理气降逆之药不效也。盖食后被责，肝郁而逆脾，脾虚滞于运化，脾气不输助于胃，故胃亦失职，而不能司消化之权也。治当疏肝醒脾以调胃，乃可愈矣。"因为之处方，以调胃承气汤加广郁金、春柴胡、焦白术、鸡内金四味。[1]一剂而大便畅解，呃逆即停，腹胀亦减。再剂则大便续解二次，膈爽而胸部亦宽，时时嗳气，渐觉知饥思食矣。令服薄粥三日，戒慎口腹，勿令其再反复也。病家遵嘱，而获痊愈。

然有为读者告者，即此方之治，并不神奇。在经方中，此常方耳，此常法耳。惜时医不读《伤寒》《金匮》，以致不解其理，不用其方。《金匮》呕吐哕病篇不云乎："哕而腹满，视其前后，知何部不利，利之愈。"今病者因气闷而致郁结，因停食而致不消，食气相搏，合而为病，且大便不解五日，此后部不利之证也。因以调胃为主，佐以疏肝醒脾，而成相需相济之功耳。用之果然有效，仲景岂欺予哉。

2. 痰滞结实哕证

第三十七条：高年稍觉违和，并无寒热，胸脘作阻，气闷颇甚，医治无效，渐至食不得下。延及半月之久，体惫神糊。按其脘腹，满硬且痛，时有呃逆。舌苔灰黄厚腻，小便黄赤。询其大便，已旬余不通。断为结于中焦，有气闭之险。拟以黄龙汤加瓜蒌、苏子、莱菔子、木通主之。

---

[1] 调胃承气汤加柴郁术金方：锦纹军、元明粉各三钱，炙甘草二钱，春柴胡二钱，广郁金三钱，焦白术、鸡内金（炙）各三钱。

有陈阿汇者,年69岁,住志丹路甘泉一村。其子女皆劳动工人,家境颇宽,此古稀之老人,坐享其成。老人年事虽高,而向少疾病。在1954年11月间,初觉身体小有违和,并无寒热外感之候。只觉胸脘气闷作阻,时轻时重,如嗳气则较宽,此时尚能勉强行动。厂医治之无效,延他医治之,亦无效。渐至气不得嗳,胸脘满闷更甚,食不得下,只稍饮白开水而已。体惫神糊,卧床不起。其家属闻厂中其他工人言,延予诊之。时在12月4日下午,距起病时已半月矣。登楼入室,见病者平面仰卧,气息已微喘。诊其脉,沉细而弦。察其舌,苔满腻黄而干。扪其腹,满硬而痛。问其大小便,则病已半月,只于旬日前解得少许,小便初为深黄,近则黄赤也。询其有无呃逆,则于两日前已有之,约二三小时发一次,若断若续也。询其有无谵语,则于夜间偶有之,声低而语乱不清,心知此为呓语,而非谵语矣。盖谵语属实,呓语属虚也。且在七旬之人,呓语其宜也。不独老人之呓语为险症,即壮年之呓语,亦危证也。何况呃逆已间作,胃气将闭而绝矣。因为踟蹰者片时,盖处方须周详考虑也。当告以"病之危险,已达极度。依病论之,不得不下;以年论之,下之颇险,故其难在此。姑拟一方,试之何如。"病家同意,遂为之处方。用黄龙汤方,再加益气、降气、祛痰之品。[①]令煎成汤满碗,以徐徐灌之。如头煎服之,四小时后,大便不解,则连服二煎;如四小时前已解,则二煎于翌晨服之,其伸缩在此。盖不得不下,而又不得不顾全其体力也。并嘱大便每解一次,须看一次,看其干湿如何,夹杂如何,色泽如何,次数多少。使明日复诊,用药之增减有把握也。即至登车南返时,沿途已灯火万家矣。次日下午三时,果有电话来请复诊。当询其大便解否,曰已解矣;神识清否,曰尚未全清也,予即再度前往。细察病者之神情,已较为清晰。其家人告予以服药后之情形,曰:"自昨晚九时服头煎,至十二时后,大便始解。初则干硬异常,其色黑,夹有稠白之痰状物,着于其上。二次所解,则为球状之粪块,与酱色之糊状粪夹杂而下。至今晨天将明时,又解一次,均为糊状粪便。七时左右,始服二煎。午前午后,又各解一次,但色仍黏稠如酱也。神识虽未全清,然呓语呃逆已不作矣。予再诊其脉,沉已较起,而细已较大,知已有转机矣。因将前方之党参去之,易以茯苓、白术,去木通易以滑石,并去瓜蒌、苏子

① 黄龙汤加瓜蒌、苏子、莱菔子、木通方:锦纹军三钱,元明粉四钱(分冲),川厚朴三钱,炒枳实四钱,潞党参四钱,生地黄四钱,全当归三钱,全瓜蒌三钱,苏子霜三钱,莱菔子霜三钱,均木通二钱五分。

霜,令其再服一帖。①第三日复延三诊。则神识完全清明,已自能翻身转侧,舌苔退去大半。询其大便,已转淡黄,小便已较清畅,略思米饮矣。因嘱病家以薄粥及藕粉,与服旬日,禁食他物。由少而多,不可过量,否则必致食复也。再为之处以清理肠胃、益气生津之方,而获痊愈。

(十三)头风

1. 儿童头风重证

第三十八条:儿童九龄,初病头痛,继愈加剧,他无所苦,厂医治之无效。痛之间歇时间更短,发则头不能举,卧床作嗜眠状态,唤之则神识尚清,与昏睡又不同。嗣入医院诊疗,内服注射四旬而无效。更于头侧开刀,注入药液,不但无效,痛更加剧,改延予诊。详问既往症状,断为头风。投以羚羊清肝汤,一剂知,二剂减,六剂痊愈。

陈姓工友,住杨树浦路鸿德坊内之平房中。有独子年方九龄,初患头痛之病,无大寒热,以为常事,未加注意。经三四日,渐觉加重,始延医疗治。数易其医,而皆无效。即就厂中劳保医师诊治,打针服药,两皆无效。而痛之间歇时间则更短,发作时则如钻如刺,头不能举,倒于床上,成嗜眠状态。惟此嗜眠状态,不是昏睡状态,只是因头痛而头不能举,只好著枕睡眠耳。唤之则亦强应,问之亦觉明白,与昏睡之不省人事者不同。在头痛间歇之时,或较轻之时,强之倚卧,亦可倚卧一二刻钟。强之饮食,亦可勉食半碗至一碗稀饭。二便亦调,惟大便或隔日一解。总之他无所苦,惟有一头痛之顽固症状而已。唯是独养之子,父母珍爱,可想而知。乃法外设法,改入金陵中路某医院住院疗治。在几位医师联合诊断之下,经验血、验便、验尿后,依次用药疗治,以及注射、电疗,均无效果。住院一月有余,病儿之父母,因厂中工作颇忙,只好隔日到院看儿一次。不独医药及住院费可观,即车费一项,因路远亦觉不支。在一月有余中,已用去旧人民币 100 余万元,而病则依然如旧,丝毫未减。其后经治医师得病家同意,为之作最后疗法,以冀作背城之战,所谓成败在此一举也。其法于病儿头部右旁脑盖骨与颞骨之合缝处,将皮屑割开,用某种药水,由骨缝中注入脑膜,再将头皮缝好。经过一夜,至第二日,头痛不但不减,反而更形加重。医师仍欲作第二次脑膜注射,而病家信心已失,坚决不肯,随请出院。医师无

---

① 再诊方(即前方加减):锦纹军三钱,元明粉三钱(分冲),川厚朴三钱,炒枳实三钱,云茯苓三钱,焦白术三钱,莱菔子霜三钱,生地黄三钱,全当归三钱,飞滑石三钱。

奈,遂令其填写自愿出院书,签名盖章。乃出院返家,以待其子之死亡。鸿德坊之楼房中,有韩师母者,闻知病儿未愈,已由医院归来,前往询问。见病儿如此情形,因贡献意见曰:"大医院中既治之未愈,汝之独养子,将听其死耶。何不请中医一治,治之而有效,则拾到一个儿子,设治之不效而死,汝夫妇是为父母者,亦算尽到最大之人事,而对得起这无知孩子。"病儿之父母,同接受其意,由韩以电话招予往诊。予既至病家,备询过去之情形,细察现在之症状,以及开刀之处,逐一看过,觉甚无把握。当即告之曰:"此头风之证,若未经开刀注射脑膜,则较有希望。今既经过注射,且又痛更加剧,脑膜是否受伤,不得而知。即使有法治疗,亦只一试,以尽人事而已。今为处一方,先服一帖,有效则再招复诊,否则听之而已。"后思肝热为此症之源,息肝风、清肝热者,惟羚羊角尚矣。因以羚羊角为主,为之处方如后,名曰羚羊清肝汤①。所以配以石膏者,因羚羊角价贵,贫苦之温热病者,每以石膏代犀、羚,且能清表里之热。配以葛根者,因葛根能清解经枢之热也。他如丹、地之平肝凉血而泻伏火,天麻之疏肝通脉、除诸风掉眩,僵蚕之散风轻升,蝉衣之除风散热,各有专长,相因为用。并令其先以冷开水服下羚羊角粉之过半,一刻钟后,再服下汤药。并嘱汤药只须五六分热即可,不可太热,恐减低羚羊角效力也。过四小时后,再服二煎。仍是先服羚羊角粉之小半后,再服下汤药。于是病家至达仁堂配方,照法再服。次日上午十一时,忽接电话,即病儿之父,告知服药之后,情形好转,头痛已减十分之三,嗜卧状态亦稍减,精神亦较为清醒,大小便增多自动解过,能食一碗米粥,下午还请复诊。予闻之,心喜无量。下午复至病家,病儿正在睡觉。轻轻唤醒,睁开两眼,似乎目光亦较佳。问其头痛减否,儿答:"已减轻矣。"问其有无其他苦楚,儿答:"别无苦楚,头痛一愈,我无病矣。"予心暗喜过望,知是羚羊角之功。便告知病家,病情确已好转。如能逐渐进步,不再反复,便可高枕无忧矣。乃于原方上再加香白芷二钱、甘菊花二钱,令其如法再服。至第三日上午,陈姓自来予所。告我病情更减二分,扶坐于床上,时间可以较久,两眼睁开时间亦较长,不似以前,唤之则勉开两眼,开过则眼又闭合,此方真灵。惟是羚羊角太贵,每分三万元,六分便是十八万元。两月来已所费不支,而此两剂方子,便靠近四十万元②。现借贷为难,如之奈何。予因劝告之曰:"经济是你的

---

① 羚羊清肝汤方:羚羊角粉六分,生石膏二两(先煎),粉葛根三钱,粉丹皮三钱,干地黄四钱,明天麻一钱五分,炒僵蚕三钱,净蝉衣一钱五分。原按:此方至再诊时,减羚羊角为四分,加香白芷二钱、甘菊花二钱。

② 按:至1955年始发行新币,改一万元为一元。

问题。照病情而论,既已大见减轻,此后羚羊角可减少为四分。药既对证,予可不去复诊。速服二剂,病再轻减,羚羊角可再减为二分,以完全治愈、一点不痛为止。病不见效,予不劝汝。病既见效到如此地步,切不可功亏一篑也。"陈某欣从予言而去。此后人既未来,电话亦未通,病之好坏,不得而知。后又一月有余,韩师母偕一李师母,带其孙儿来诊。入门即欣然告予曰:"前月陈姓之儿,为先生六帖羚羊角,治愈大医院不治之证矣。"予再细询其情况,即陈姓回家以后,东借西贷,先减羚羊角为四分,再减羚羊角为二分,共服四帖。连前共六帖,完全就痊矣。

2. 青年头风重证

第三十九条:船厂工友,患生感冒。诸症退后,独遗头痛不痊,时减时剧。厂医治之,多日无效。改就仁济医院门诊,内服注射,亦未见功。发则头痛目眩,间歇时较轻,夜间常至失眠,病者苦之。嗣就予诊,断为头风。治以清肝凉血散风汤,五次加减,两阅月而始痊。

患者阴景琢,年24岁,住中兴路397弄,为造船厂工友。在劳动汗出之时,致患感冒。寒热头痛,肢节酸楚。嗣经厂中劳保医师治疗,寒热已除,肢酸亦痊。独遗头痛之候,久治不效。特向厂中请求,改送仁济医院诊治。院中以病房人满,令其每日门诊。内服注射,亦久久不痊。前后约三月有余,不但毫无寸效,且头痛更形深沉,有时如钻如刺,有时减轻,呈间歇之候,稍有精神刺激,立即疼痛如初,甚至牵及颈项,下连肩背。以致饮食渐少,大便亦干燥,小溲更深黄,病者自分难愈矣。时劳保医院,尚无中医参加,在外就诊,厂中不予负担。有季子甫者,与阴某为同乡。询知其久病未愈,介就予诊。并告予以治疗不效之经过,且云:"在外延医,不就指定之医院,则厂方于医药费用,即不肯负担。且患者父老多病,家中人口众多,向外借贷为难"。予乃细察其现在症状,详询其既往症状,知非用羚羊角决不为功。告知病家,亦颇以为苦。无已,为其酌处一方,定名清肝凉血散风汤①,令服两帖,再来复诊。讵服后约减百分之十,盖见效甚微也。因于原方加藁本、白芷,令其再服两帖。②此两帖服后,痛又减百分之十。总之较前为减轻,尚不能大见减退也。然方已对证,是乃毫无疑义,因令续服四帖。并告以病近四月,根蒂已深,但求缓效,而不反复,即

---

① 清肝凉血散风汤方:夏枯草三钱,粉丹皮四钱,生地黄八钱,生黄芩四钱,生石膏二两,粉葛根五钱,川羌活三钱,甘菊花四钱,冬桑叶四钱,净蝉衣三钱。

② 再诊方:即前方加藁本三钱,白芷四钱。

可达治愈之目的矣。迨至四帖服后,而病者觉似减非减,惟大便不爽如前。因于方中加锦纹军一钱五分,目的使大便通畅,导热下泄,必可稍减也。^①乃服药之后,大便果爽,而头痛果减,巅顶及后脑,痛几减去一半。即全盘计之,约减百分之五十也。惟两太阳即鬓部仍觉未减,且时聂聂作痛。因于原方去大黄、羌活、藁本,加白蒺藜三钱、春柴胡三钱、龙胆草二钱。^②令其连服三帖,两鬓痛亦大减。至复诊之时,则见病者入门,已去其包头之巾,而健步笑容而入。予谓诸生曰:"阴姓头痛已大减矣。"诸生曰:"何以知之?"予曰:"见其头巾已去。故知之也。"及坐定问之,果然,于是相与大笑。略再诊察,即将原方诸药减量,去龙胆、柴胡,加茯苓、白术以益气。连服五剂,而完全就愈。^③

原按:此证于二月中旬就诊,至四月中旬始痊。

余按:此例头风为全头痛,据临床辨证,治当祛散风邪、清泄肝热为主,兼清肺胃之热。故以夏枯草、丹皮、生地清肝热,养肝肾之阴;黄芩、石膏清肺胃热邪;葛根升阳,治头项引痛;羌活、菊花、桑叶、蝉衣散风止痛。其后加减方中用生锦纹者,以患者大便欠爽,用之以导热下行,此属"上病下取"治法,在临床实际应用方面是较为常用的。

(十四)痉病

1. 儿童食积痉病

第四十条:八龄儿童,身体素壮,学校归来,顿然发热。至下午四时,忽发急惊病证。角弓反张,项背均强,两目上窜,手足拘挛,牙关紧急,欲呕不出,口角流涎,有时行脑膜炎之疑。予询知其端阳之节,食角黍(即粽子)、鱼肉颇多。此食积胃脘,酿生内热,反射于脑也。以硝黄蒌葛汤一下而愈。

镇江蒋鹤龄中医师,寓于贵州路镛寿里,夫妇年近五旬,只庶出一子,爱逾拱璧。时年8岁,在小学二年级读书,身体素壮,活泼而顽皮,课外活动,更不逮言,故素平不易致病也。在端阳佳节之次日晨,以包车送至学校,尚无丝毫病象。至十一时,校方以电话通知蒋医师云,其子发热头痛,速来包车接回。蒋即自乘车往,抱之而归。自己诊察后,即投解表退热之剂,不效。再服二煎,仍不效。延至下午四时许,热度更高,头痛神糊,而又时或烦躁。至此时期,忽

---

① 三诊方:即再诊方中,加锦纹军一钱五分。
② 四诊方:即三诊方中,去锦纹军、羌活、藁本,加白蒺藜三钱,春柴胡三钱,龙胆草二钱。
③ 五诊方:即四诊方中,去龙胆、柴胡,加云茯苓四钱,焦白术四钱,其他诸药,为酌减分量。

发急惊之状，如上文所述。一家惊惶失色，延予诊之。蒋即问予曰："此时脑膜炎颇有流行，吾子得非是证耶。"时予年才三十，见其身体颇壮，知为健啖之儿童，且为独子，平时杂食必多。因按其脘腹，则儿知拒按，膨满而硬实。询其日来所食何物，据蒋师母告予，谓"因节在端阳，三日前已食角黍。早晨及下午，皆以角黍为点心，中午及晚餐，皆有鱼肉鸡鸭及火腿，等等。因其素来健啖，故未之禁。即今晨上学时，尚食角黍两大枚、一小枚，其他枇杷、荔枝，更无论矣。中午前车接归来，下午即病变如此，先生其救我爱儿。"予闻其言，知为食积胃脘，腑气不通。不通则闭，闭则酿生内热，循经反射于脑，因而致痉。若不急攻其胃家实，则痉必不止而殆矣。因思《金匮》痉病篇有以大承气汤治阳明痉病之法，今可师仲景之法以治之。因拟硝黄蒌葛汤[1]，令其速服无疑。蒋从予言，立令配方灌之。讵初灌之时，吐出痰涎颇多，夹以少量不消化之食物。稍停再灌，缓缓灌至二十分钟，始将头煎灌下。后不二小时，大便即解，如胶如酱，此时痉象已减。再隔半小时，又解一次，于是神识清醒，痉象全无矣。次日再延复诊，全家称谢至再至三。又将前方减量，加和胃及清热之品，两帖而安。

余按：硝黄蒌葛汤系大承气汤之加减方。针对患儿阳明热痉之燥、实、痞、满病证。方用生大黄、元明粉、枳壳、瓜蒌以通腑泄热；黄芩、竹叶、葛根以清热生津；焦楂肉合莱菔子兼有清化痰涎之功。此方虽以通腑、清热为主，但峻下而不失于保阴津，承气而兼能护胃气。制方配伍，体现了先父善用经方化裁的临证特色。

2. 妇人惊恐痉病

第四十一条：妇人气郁，中心窒闷，神思别有所注。忽惊喇叭震耳之声，大惊走避，热汗满身，心跳肉瞤。迨惊定汗收，即觉头昏脑胀，渐至恶寒发热。次日即热甚谵语，烦躁不安，反复颠倒，口干欲饮，齿垢唇焦，舌色紫绛，两目均红。再次日则忽发痉象。与以白虎合泻心汤加葛根、瓜蒌、远志、石菖蒲，一剂而得汗得下，谵祛痉除。再剂而热退神清，烦停渴止。终以凉膈散合增液法，两剂而痉。

有刘守书者，充电车公司查票员，生活小康，时而深夜迟归。其妻王氏，疑其别有金屋也，每瞷[2]良人之所之，然终无所获。而刘已知之，亦不向其道破。

---

[1] 硝黄蒌葛汤方：生大黄三钱，元明粉四钱（分冲），炒枳壳三钱，全瓜蒌四钱，粉葛根三钱，生黄芩三钱，焦楂肉四钱，莱菔子三钱，鲜竹叶三十片。

[2] 瞷：jiàn，窥视，偷看。

一日，其妻知下班时间，刘必随车归公司，乃往公司前门较远之道旁候之。但候之颇久，心急意烦。当此心思别有专注之时，一切声息，均不入其耳鼓矣。于途旁踱来踱去，低首而思。有另一汽车飞来，胎轮声响，而彼不之觉也。迨车将飞至，司机者见途旁不让，诚恐招祸，立按起喇叭。王氏忽惊此声，仓惶逃避至路旁。道上之汽车，已一掠而过，犹闻汽车司机工友之詈骂声也。王氏无奈，只得返家。沿途犹心跳不已，抵家后饮泣啜泣。无何，即恶寒发热，头重脑胀。至次日，即转烦躁不安，反复颠倒，神糊谵语，如见鬼神，不得一刻宁。口干齿垢，而唇焦脱皮，大渴欲饮，而舌色紫绛，两目红如中酒，目睛转动呆滞。如此情形，似应延医治之矣。然妻则恨不延医，夫亦忿而不理。再至第三日，则热极上冲于脑，忽发痉象，头项强直，手足拘挛，牙关亦紧，两目上窜。症至此时，其夫始延予治。予既得其病之前情，迨诊察之后，断为由惊惧而皮毛开，由皮毛开而风邪入，由风邪入而寒热起，而迅至化热，由风邪所化之热，与肝郁之内热，合而上攻，于是痉象作矣。再参合其口干欲饮，烦躁热甚等种种症状，乃决为之处方。以白虎汤合泻心汤以清之泻之而除其热，加葛根、瓜蒌根以清其经腧之热，加远志、石菖蒲以镇其心中之悸，必得之矣。[①]服药之后，大便连下三次。在大便第一次下后，皮肤即继续有汗。三次下后，发热即大减，而痉象亦逐渐减退。翌晨刘君视之，痉已全止，而病者熟睡矣。迨一觉醒来，神识已清。无何，索饮粥汤少许，更觉安静，惟热仍未清。第二诊时，即将大黄稍减，又服一帖。大便复下三次，黄黑色已大减，热全退清，而心烦、口渴全止矣。至第三诊，既恐其余邪未清，再行复发，又虑其热痉伤津，须养阴液，乃改以凉膈散合增液法以为加减[②]，而两面顾及之。连服两帖，神恬气静，津液已回，向之口干舌绛，齿垢唇焦者，均一一复旧，而病愈矣。

复思痉病之治，《金匮》已示汗下之大法。用泻心汤而不用承气者，因其热极而腹不满也，应避厚朴之燥；用蒌葛而不用桂枝者，因其但热而不恶寒，应避桂枝之温也。然此方之剪裁，仍以《金匮》之大法所启悟。至后用增液法者，因王氏生儿已多，气血向感不足，加之肝郁之久，阴分早伤，今不得已，而用清凉泻下，病去养阴，又在所必须矣。至《金匮》奔豚篇中，有该病自惊恐得之之明文，予初尚疑之，今观王氏之痉病，亦由惊恐而得，更信仲景先师之不我欺也。

[①] 白虎汤合泻心汤加味方：生石膏三两，肥知母四钱，炙甘草二钱，锦纹军三钱，生黄芩三钱，上川连一钱，粉葛根四钱，瓜蒌根四钱，远志肉三钱，石菖蒲二钱。

[②] 凉膈散合增液法方：川大黄二钱（酒洗），元明粉二钱，净连翘三钱，淡黄芩三钱（酒炒），炙甘草一钱，生山栀三钱，润玄参三钱，大麦冬三钱，鲜生地四钱。

（十五）恶寒

阳虚恶寒证

第四十二条：病者日日恶寒，他无所苦。居平之时，人衣单而彼衣夹，人衣棉而彼衣裘。即盛夏之时，亦终日啬啬恶寒，必行走于烈日之下，上晒下蒸，皮肤有汗，乃不恶寒。入室片时，又复恶寒矣。夏夜必覆薄棉之被，冬令之重衾叠裘，更可知矣。询之病近四年，脉微沉迟。投之以崔氏八味丸，不效；投之以甘草干姜汤，又不效；投之以桂枝附子汤加肉桂、干姜方，仍然无效。后过一年余，忽以气中而亡。

患者张廷干，住闸北鸿兴路，业老虎灶，有恶寒之疾。近四年之久而不愈，由同业王杰夫介就予诊。据病者自述，其恶寒之疾，并无任何诱因，系由渐而来。初觉身有微寒，以为受凉冒风，以姜汤服之数次，若愈若不愈。即有时不恶寒，有时复又微寒。因他无所若，遂亦置之。如此约月余，渐觉寒甚，始就医求诊。一医无效，再医亦无效，三医仍然无效。于是中医不效，改就西医，内服注射，久之亦无效果。其间有间药一二月者，盖诸药不效，恨不服药耳。如此者药近四年，依然恶寒也。再后则恶寒更甚，虽至盛夏之时，亦复如此。必奔走于烈日之下，体力劳动，上为日光之直射，下为地热之反射，乃可稍稍有汗，而恶寒得解。如一至室中，稍静片时，则又啬啬恶寒矣。炎酷之夏夜，必覆以小棉被或毛毯，冬令寒冷之时，必重衾叠被、羊裘大衣，然犹恶寒不已也。予因为之诊脉，觉微沉迟，尺部觉较更沉，其他毫无病象。询其家庭状况，乃知固如齐人焉，而有一妻一妾者。然妻妾均无出，告予之时，犹深伯道①之感，予乃慰之。断为肾亏无疑，并戒其年过五旬，节欲为要。盖纵欲则精气衰，节欲则精气盛，俗所谓寡欲宜男也。因令至胡庆余堂，购崔氏八味丸②服之。少服恐难生效，必加量服之；短期恐亦不效，必长期服之。病者如予言，每次服五六十丸（梧桐子大），每日早晚各一次。服至两月，依然无效，复就予诊。予令一日三次，再服一月。然终服如未服，毫未减轻。三次复诊时，予以其未见寸效，因思脾胃阳虚，或亦致此，遂以甘草干姜汤试之。依仲景方法，炙草用六钱，干姜用

---

① 伯道：晋·邓攸的字。唐·元稹《酬乐天东南行诗一百韵》："士元名位屈，伯道子孙无。"后以"伯道"代指无子嗣。

② 崔氏八味地黄丸方：熟地黄八两（九蒸、捣烂），干山药四两，山茱萸肉四两，白茯苓三两，牡丹皮三两，泽泻三两，上肉桂一两，附子一两（泡去皮脐）。研为细末，炼蜜为丸，如梧桐子大，每次服三十丸，每日早晚各一次，温酒下。按：此方曾服至60~80丸。

三钱,速服十剂,亦不效。再将甘草加至一两,干姜加至六钱,续服五剂,仍不效。①而患者心仍不死,必求我再为设法。当此之时,予颇觉技穷。沉思至再,因想及恶寒之证,其病在表,表阳之虚,再因里阳之虚,或合而致此。乃为之勉处一方,以桂枝加附子汤再加姜、桂,且其量亦重。②令服五帖,不效。令续服五帖,以瞻其进退,过旬日后再来,仍然丝毫无效也。予以迭治不痊,乃坚谢不敏。盖最可怪者,即服药改用三汤,始终服如未服。若谓不对证耶,则必致引起其他反应,而此则反应无之。谓为药对证耶,则又何以大量不效,久服亦不效。故此病未愈,为予终身一大憾事。此一大疑团,中心蕴结,近三十年而不解。然此后廿余年中,如张某之病,亦未见过第二例。复思一般医者,每有治验记录,而治不验者不与焉。予今特破向来之例,纪我之治不验者,以告医界同人,深恨学识浅薄,经验未丰,尚希知者有以教之。

(十六)善饥

急性善饥证

第四十三条:青年学生,体质中等,忽患善饥之证。一日六餐,每餐均属多量,通常饭碗,约有十八碗之多。询之他无所苦,惟饱食二三小时,即觉饥肠辘辘,不能忍也,而大便仍然如常,举家骇极。予询知,曾踢足球而跌仆一次,然不能肯定为病原。姑以十全大补汤去肉桂、加黄精试之,二剂而减,四剂而安。

在抗战之前二年,沪南陆家浜有戴君如者,其长子求学于民立中学。每日晨八时到校,中午归来午餐。一日,十时余,即快步回家,向其母索食。曰:"不知何故,腹中饥饿异常,任何食物,其速与我。"其母诧曰:"汝今晨曾食粥三碗,大饼油条各一,何以两小时后,即饥饿若此耶?"戴生曰:"我亦不自知。今趁第二课后,休息之时来家,快上第三课矣,其速与我。"其母以昨日剩余之饭,用大碗盛之,加以开水,即与之食。此一大碗,约有寻常之两碗。食毕匆促而去,盖学校距家颇近也。至中午归来,仍呼饿极。适其父亦归,闻状亦大惊异。立命取来饭菜,一家同桌而餐。戴君目睹其子之食饭,迥异常时。饭送入口,亦若不甚咀嚼,唇舌略动,即下咽矣。计其平常饭碗,连食满满四碗。食毕已将近一时,又匆匆上学而去。讵至三时三十分,忽又返家,索食如前。中午饭多余剩,

---

① 甘草干姜汤方:炙甘草一两炮,姜炭六钱。原按:此方为第二次加重之量。

② 桂枝附子汤加肉桂干姜方:川桂枝五钱,京芍药五钱,炙甘草三钱,生熟附子各四钱,上肉桂一钱,炮姜炭三钱,生姜三钱,大枣十五枚。原按:此方生熟附子并用者,冀其温里兼达表也。

又急与之。立食三碗,掷箸起去。及至五时返家,仍然索食。食至两碗,其母因止之曰:"儿今一日间食量非常,姑自行克制之。稍待至六时,又晚餐矣,届时再食可也。"其子乃勉从之。即至六时晚餐,又食饭两碗,啜粥三碗。戴君固为惊异,经再四思之,他无病状,此或偶然之事。即至次日,仍然饥饿如初,与昨日之情形,丝毫无异。至下午五时,挈其子来就予诊,告予以昨今两日之事实。诊其脉无异象,不过微大微数,不足以为病脉耳。询其昨晨到校,曾与同学赛踢足球片时,因抢球曾被推踢一跤,但毫无损伤。视此情形,亦不足为暴食如此之多之诱因。征之中西书中,虽有善饥症之状,不过时时觉饥,量稍增多耳,亦不如此之特甚。若以全日计,约有十八九碗之多也。询其两日来大便如何,则又不见增多,亦如寻常。其食之渣滓,从何道而去耶?予沉思至再,不能得其病情,且亦从未见过,戴君则促予设法。予思暴食至如此之多,其有需要,必有所不足。不足即是虚,虚即当补。补之之方,气血兼顾,则十全大补汤尚矣。然内有肉桂之温,在大病后之需温补者,必须用之。今戴生非病后之可比,决为去之,另加黄精以实之。[①] 盖本草载黄精一品,有久服不饥之效,此真所谓"医者意也。"予今以意为之,亦自觉可笑。遂以意立方如次以与之,令服两帖,以瞻其效否。讵意服药一帖后,即觉小效。续服二帖,即觉大效。连服三帖,其饥饿之感,则戛然而止矣。后戴君偕子来谢,笑谓予曰:"虽云我之爱儿,若朝朝吃饭如此之多,则吾月薪所得,只供伊一人吃饭矣。"相与大笑。

再按:消谷善饥,世医多以胃火炽盛治之,此案以善饥为虚,则求补立法,真意料之外,却在情理之中,精妙!

(十七) 麻疹

1. 麻疹夹食重证

第四十四条:三齿幼女,先之以长途啼哭,风邪袭肺,继之以荤腻杂食,脾胃大伤。四五日后,忽然发热,而患麻疹。次日热高如灼,肌肤干燥无汗,疹忽隐伏,气息喘促,目赤面绯,面带紫暗,舌苔厚腻燥黄,大便不通,小便赤色,渐至牙龈腐烂,口出恶臭,烦躁不安,已呈绝象。投以泻心承气合增液法加味方,大泻而转安。嗣以药未续服,终成败证而殇。

[①] 十全大补汤去肉桂加黄精方:西党参四钱,焦白术四钱,云茯苓四钱,炙甘草三钱,大熟地四钱,川芎三钱,全当归四钱,炒白芍三钱,炙黄芪四钱,蒸黄精五钱,红枣十枚,生姜二钱。

予之此稿，曾刊于《世界医报》（张赞臣与予合编），病而殇者，即予之第三女也。今当写此稿时，回忆三十年前之情况，如在目前，犹觉心酸肠折也。女名玖儿，年才三岁，聪明异常。时予充本县第三区小学校长，学生唱歌，儿仿效之，与风琴合拍，音节不讹。先严慈以下，无不爱之。适予姨母来予家，亦颇钟爱。因姨弟早亡，无有孙息，迨返家时，必欲偕玖儿俱去。先严慈及予均不可，而内子反乎为母之常情，抱女置姨怀，促之发车而去。先慈亦以姨无嗣，不忍拦阻，心纵不舍，而亦无如之何。执意车行不数里，玖儿不见亲人，始则四顾寻望，继则啼哭不已。虽经姨母哄骗，仍然哭不绝声。当日野风亦大，土车行程十八里，始至其家。立以糖果杂食，罗置其前，哄之食以止其啼。五日之中，凡一日三餐，以鱼肉荤腻之品啖之。或一经啼哭，又以糖果杂食甘之。此时之病根已伏矣，而孰知之耶。至第六日晨，姨母忽乘车而至。抱玖儿下车入室，面有愁容，蒙儿以巾。予合家一见，知儿必病矣，惊询之，果然。察其症状，如上文所述，并将儿携去后之情形，详细告知，而深自悔，不应将儿带去也。当时儿送至后，立即随原车而去。先严诊察后，立即处方与服。一剂不效，再剂亦不效，渐见严重。盖先严以爱孙女心切，反而不敢用重药，此亦人之恒情也。予心颇急，看此实火之证，热已内陷，昏谵并作。其他症状，均险象环生，如上文所述。忽思王孟英之言曰："与其坐以待毙，不如含药而亡。"乃急书泻心承气合增液法加味方[1]大剂，而密与之，不告先严知也。待服药之后，神情甚安。不数小时，大便即通，泻出恶臭污秽之粪甚多。体温大降，牙龈不腐，口臭亦大减，周身皮肤，已转润泽。察其面色、耳纹、指纹、舌苔，却为病退之征，略思饮食，似病已去其七八者，合家欢忭[2]。先严旋戒予曰：汝用此方，侥幸治愈此孩，亦大幸事，但慎勿过剂，过犹不及也。予是时以得失心太重，颇然先严之言。当日只与梨汁藕粉汤等品，神情绝佳。嗣思此孩，连日来进苦水已多，决至次日再加减一方与服。夜间亦甚安，次日上午亦然。约至下午三时，忽又觉烦躁，体温渐炽。予大惧，急照前方原量与服，不意丝毫无效。夜间更甚，牙龈复烂，口中复出臭气。虽连服前方，皆无寸效。症状时时加剧，延至第三日夜间，添喘而殇。

予以转机之病，忽大反变，中心痛切，莫可名状。以后凡遇疹毒热甚，不能外出，转而内陷者，辄重用前方与之，甚或加犀角、羚羊尖，连服数剂，均获救

---

[1] 泻心承气合增液法加味方：上川连一钱，生黄芩三钱，生大黄三钱，元明粉三钱（分冲），大麦冬四钱，鲜石斛五钱，鲜生地五钱，生石膏一两，金银花四钱，净连翘四钱，生梨汁半茶杯（冲），鲜竹叶五十片。

[2] 忭：biàn，高兴，快乐。

治，无一死者。是亦死了一个女儿，添了一个经验，才能救了多少小孩。如次列两条，皆其佐证。独惜吾女之病，造之于他人之手，而吾女之殇，夺之于己掌之上。至今思之，犹觉有余痛也。

2. 麻疹热厥险证

第四十五条：六龄儿童，患生麻疹，医药罔效。三日即内陷，烦躁不安，两目发青而上窜，鼻道干燥灰黑，而鼻翼煽张，舌苔满腻燥黄，而边缘紫绛，口出恶臭，周身亢热无汗，大便不通，小溲短赤，扬手掷足，指纹青紫，扪其心部，热甚炙手，而手足发冷，此所谓热厥也。先令委儿于泥土地上，次与泻心承气增液法加味方，大泻之后，皮肤通汗，一剂知，二剂已矣。

同乡人谭焕文，夫妇年过四旬，始生一子，爱之愈恒。时在1929年初夏，予初来沪设诊。谭以予为内外科，故儿初病时，未延予治。经他医连治三日，均无效果。至第三日，忽然内陷，症状如上文所述。其戚左姨谓："与其坐以待亡，不知延余医师以药试之，观其后果如何。"谭然之。予既至，见症状如此，顿感心酸。盖忆及予玖儿之证，与此儿相伯仲也。正诊察间，谭之老父，即病儿之祖，曳杖而至。大声叱焕文夫妇曰："儿已将死，奄奄一息，何必费钱费钞。医生岂神仙耶，请医生速去，不必将有用之钱，用之于无用之地也。"予闻其言，去留两难。适有乡人在侧，扶谭父外出，并对之言曰："老人家对儿女则可，当医生如此发言，则医生大难堪矣。"此时谭夫妇向予道歉，请为设法。予稍凝神，乃为之处方。案上载明证属危险，姑拟一方，聊尽人事而已。后列之方药，则为予数年前亡女玖儿所服之方也。[1]并嘱令将病儿置于泥土地上，任其反复，再续服此方，予即辞去。迨一服之后，不三小时，大便畅解，黑垢异常，热臭之极。继则皮肤通汗而润泽，热度渐减。服二煎后，又解大便两次。热势更减，烦躁渐安，目睛之青色，指纹之紫色，均渐减退，舌苔亦退其半，鼻翼亦不煽张矣。次晨复延予诊，予心大慰。心记玖儿之病，以停药一日而伤，今不可再蹈覆辙矣。乃将原方减量约三分之一，令再服一剂。大便续下三次，第三日续有轻缓，已略思粥汤矣。乃将次日方再减量与之。并与以粥汤、藕粉及稀薄之牛奶等，每三小时一次。在一星期内，以粥渐加稠，且莫多食，禁食他物。盖积滞方去，恐伤脾胃，而余火复炎也。

---

[1] 泻心承气合增液法加味方：上川连一钱，生黄芩三钱，生大黄三钱，元明粉三钱（分冲），大麦冬四钱，鲜石斛五钱，鲜生地五钱，生石膏一两五钱，金银花四钱，净连翘四钱，生梨汁半茶杯（冲），鲜竹叶五十片。

予之所以用此方,认为发疹是一事,夹证是一事,最须看清。此儿之证,其夹证与予玖儿相同。即独养子之过爱,平素必多杂食,此为一般人之恒情,而病根已伏于此矣,故敢用此大剂耳。所谓置之死地而后生,岂不然哉。然死一稚女,救活他孩。喜乐与悲伤,真难明也。

3. 麻疹喘促险证

第四十六条:七龄儿童,仲冬患生麻疹。医用清凉透托之方,不效,而身热如焚。至第三日疹色渐暗而内陷,唇焦舌燥,苔腻异常,胸部炙手。大便则一日稀薄,二日黏腻,三日不通。脘口按之作痛,气息喘促,鼻翼煽张颇甚,鼻道干燥无涕。以泻心承气增液法加石膏、羚羊角主之,一剂转,二剂平,三剂痊矣。

盐城人徐怀清,住羊尾桥西梅泉里,有子女各一。女九龄,子七龄。先是女患麻疹,而继传其子。女轻而愈,子重而险,证如上文所述。三四日间,已五易其医,嗣延予诊。予见其症状,与谭子仿佛,惟肺热太重,恐不用羚羊角,因而遗误,则亦予之过也。因询其病前日常所食,则亦如谭子之无节。乃为之处方,以泻心承气增液法加生石膏、羚羊角[1]。令其先以冷开水,服下羚羊角粉,次服汤药,以观其效。徐即如法服之。下午三时服药,约至四时,气息即较平。五时余,大便即解,黏腻黑污,如胶如酱,但量尚不多。至七时续服二煎,八时后连解大便二次。便色已转深黄,较之黑污已减轻矣,气息大平。次日复诊,察其热已大减,皮肤润泽,疹点复又透出,色红而微带紫,虽不甚多,而胸背四肢,点点可数,约有四五十粒。予知腑气一通,肺气已开,故皮毛亦开,余邪外透,此大佳事。因减羚羊角为三分,令其再服一剂,便色渐转淡黄,于是诸症悉退矣。后再服清理余邪、扶持正气之剂,而告痊可。

再按: 麻疹喜透发而恶郁伏,郁伏之因不外清下过早、内夹积滞,或体虚内陷。清下过早者,托之使出;内夹积滞者,下之使出;正虚内陷者,补之使出。治疗之法务使表里通透,邪热外散。然而兼有正气不足者,又当扶正,益气养阴。所谓补者,即扶助正气之谓,当审其气血阴阳偏虚之处而为。此节三案,均为麻疹兼有积滞内陷,故予清其郁热、下其积滞合法治疗取效。

---

[1] 泻心承气增液法加石膏羚羊角方:上川连一钱,生黄芩三钱,生大黄三钱,元明粉三钱(分冲),鲜石斛五钱,鲜生地五钱,生石膏一两五钱,净连翘三钱,天花粉三钱,羚羊角粉四分,生梨汁半茶杯(冲),鲜竹叶五十片。

（十八）痘疮

1. 痘疮实热险证

第四十七条：痘疹不起，实火内结。他医误进温补，延至五朝，头面碎密，胸腹稀少，舌苔干燥，唇焦出血，鼻干无涕，肌肤灼热，扪之炙手，以致腠理不开，痘难外出，大便不解，烦躁不安，谵语神昏，大渴引饮，奄奄一息，生死反掌。姑以犀羚泻火汤主之，得此大剂凉下，腑通肺开，皮毛亦开，痘立起发而赶浆，终脱险境。

阜宁顾允卿之子，年13岁。于9月出痘，20日见点，始延甲医某治之。甲医见痘不起发，用参、芪、归、芎、肉桂、僵蚕、炮甲、皂刺、桑树虫之属，以温补烘托之。至四朝依然不起，热度更高，次延乙医某诊之。乙知甲医之误，改进活血化毒清热之剂，如红花、紫草、大贝、知母、连翘、石膏之属。无如该乙医胆小，石膏虽用至一两，奈因病重药轻，且又泥于活血，故仍不能见效。乙医复托人转告顾君曰：“此死症也，我无疗治之法矣。”顾君一闻此言，其伤悲焦急为何如，此第五朝之情形也。时予出诊于他方，顾君急以长途电话招予回。予诊之，见其颜面碎密，犹如蚕子，唇下成饼，两颐及额下，只有绿豆大五六粒之亮壳痘而已，胸腹甚少，背部亦不多，两臀成片，均如蚕子，而不成为痘，腿以下更无论矣。肌肤炙手，唇焦裂口，咽喉疼痛，舌苔焦裂断津，鼻腔燥而出血，大渴引饮，谵语神昏，奄奄一息，予观此情形，随问曰：“在未发热、未见点之前，曾食何物否？”顾君沉思少顷，忽曰：“先生不问，予几忘之矣，发热前曾食蟹也。”予又问曰：“曾服何药否。”顾君急取甲医及乙医方笺与予。予审视一过曰：“乙医之方，虽未完全到窍，然尚无害大事。甲医之方，实误之矣。但予既来，当处一方，以尽人事。服不服主权在君，好与否我不负责，君能许我，我即处一方，否则予不处方也。”于是得顾君之一诺，为之处方，以犀羚泻火汤 [①] 主之。顾君取方笺，至药肆购药，适甲医过而见之，讶问曰：“此方杀人之方也，令郎之痘症，补托之尚恐难起，何能凉下？一用此方，岂有不痘毒内陷，而早送其生命者耶。”顾君无法，复延乙医商之。乙医对予所处之方，不加可否。盖乙医虽知予为撒手一着，而究以一派凉下、分量太重为畏途。复又延予，请三人会商办法。予既至，

[①] 犀羚泻火汤方：乌犀角（冲磨）一钱，羚羊角尖（磨冲）六分，生石膏四两，生大黄三钱，上川连二钱，生黄芩三钱，银花一两，净连翘五钱，生山栀五钱，鲜生地一两，鲜石斛一两，鲜竹叶五十片。活水芦芽五两，熬水煎药，先服犀、羚，冷开水下，次服汤药。

先聆甲医之教言,次予起谓"此症热炽之极,脏腑热燔于内,肌肤热灼于外,痘为热灼,焉能外出。犹之久旱不雨,地质干燥,毫无润泽之气,又为暴日所蒸晒,谷何能生芽长发。必须倾盆大雨,气候转凉,土质沾润,谷方可生。此孩之痘症,势亦同此,非用大凉大下之剂,清其内外之实热不为功。且其发热之前,曾食蟹,下药更不可不用。夫如是,热度减退,腠理始开,毛窍始透,痘乃可出。此乃实热证,如怕服凉下之药,命恐不旋踵矣。"语毕,予即兴辞而去。予去后,甲医亦去,临行复告病家曰:"此方万不可服,下喉即死。"甲既去,有顾君之友施赵卿者,谓顾曰:"我虽不知医,今见予医师之方,有胆有识,决非无经验之可比。病已至此,生死一发,不妨一试,死马当作活马医也。"乙医亦漫应曰:"别无他法,只好一试而已。"于是乃决定服予方。待磨成羚羊角粉,至服方时,已至夜深十二时矣。次晨黎明时,顾君扣门入,欣欣然喜曰:"昨夜服药后,至四更时泻一次,天将明又泻一次,解下污垢燥黑之粪不少。腹中似尚未清,但高热已见减低,痘亦陆续外出矣,烦再诊之。"予偕之去,见痘果外出,为数不少,色转红活,不似以前之焦枯,热已较减,而昏谵亦不作。诚转机矣。予乃将前方中之犀角一钱减为五分,羚羊角六分减为四分,仍令先服之。另为之注射握姆纳丁(Omnadin)两针,以增加体内蛋白质,使其抗毒力加强。至第三诊,又减大黄至一钱五分(次诊、三诊在六朝)。第五诊除去大黄,第六诊除去犀角、羚羊角,减石膏为二两,其他诸药,逐渐酌减分量(五诊、六诊在七朝)。直至第十诊,方除去石膏而不用(十诊在九朝)。

计此孩先后所服石膏,约有三斤之多。后至十三朝,日晡寒热,有如疟状,知为元气大伤,故呈此疟状。予乃改以保元汤为主,佐以清余热、解余毒之剂,数服而痊。

2. 痘疮虚寒险证

第四十八条:幼儿初发微热,继则感染天花,出于肤面。医初用炮甲、皂刺,嗣用党参、黄芪,然均无效。至四朝不见起发,改用清凉,证立转危,奄奄一息。予察其面现苍白,身体瘦弱,知为失乳,询之果然。急以温阳益气汤托之,是夕喃喃不安,次日晨,痘果起胀矣。

阜宁有葛剑吾者,充县立师范教师。其幼子才三岁,初发微热,继则感染天花。但虽已见点,不见起发,延医治之。医用炮甲、皂刺之属,不效。继用党参、黄芪之品,又不效。至四朝仍不起胀,乃改用清凉之品,则一变而为不能食,迅至奄奄一息。葛君大惧,急延予诊,意其万一希望也。予既偕去,途中即告予前此之医药过程。既至入室,察其子面色苍白,身体瘦弱,气已咻咻若不相续。问曰："此孩素来失乳否？"曰："然。因乳汁不充，改以乳粉代之，故小儿营养不良也。"予察其体温尚较常温为低，且手足发凉，痘形有内陷之势，知为又虚又寒之证，又加误用清凉，当然更变危候矣。予急告葛君曰：此孩恐难保矣。若手足不厥，气息不见咻咻，尚较有把握。今既如此危险，难处方矣。葛君惶极，仍求予处方，即不效而殇，绝无异言也。予于无可奈何之时，勉为处一温补内托之方，因定名曰温阳益气汤①，令速多灌之。生死关头，于今夜卜之，如服药之后，能于夜间转机，阳气一回，体温渐渐增高，手足渐渐转暖，咻咻之气一平，则痘自可出，而命可保全矣。否则不过明日午夜，必致危矣。且看服药之情形如何，予即起辞而去。当日晚间服药在七时左右。头煎分二次服，每二小时一次。至十一时左右，再服二煎，亦间二小时，更服其余。至夜半后，次晨三时余，渐觉微烦，而体温亦渐增高，手足亦渐暖矣。但仍喃喃不安。再次则身有微汗，渐则安静。次晨视之，痘粒已起胀矣。至十时复延予诊，予见状大喜。即以原方去川芎，加云苓、甘草，连服一帖，而痘势更形起发。至第九日，浆水赶足而竟全功，此亦幸而得全也。

（十九）漏经

1. 多年漏经证

第四十九条：妇人以产后失调，患漏经证。所下不多，时断时续，或昨有而今无，或朝无而夕有，日以继月，月以继年，诸医罔效。他无所苦，嗣则绝药不治，亦无进退。延经十二年之久，试以地榆苦酒煎，四剂而瘥。

唐家湾有钱连源者，为苏北永兴集人，旅沪多年。其妻年当32岁时，以产后失调，续患漏经证。虽所下不多，而断续不已。延医诊治，数易其医，而均无效。如此一年有余，所费颇可观。以其下血不多，或昨有而今无，或朝无而夕有，遂忿恨而绝药，于是不信医矣。年复一年，延至十二年之久，病者已四旬有四岁，而病依然如旧。其时予初来沪开业。予戚有韩荣光者，与钱为友好，因介就予诊。钱当拒之曰："老年医生，专门妇科，且久治不愈，少年医生必不能治。此病已十二年之久，病根深矣，治必无效。"韩因强之曰："余医生为予之戚，汝为我之友，必不以诊金计者。治之而效，是其应有之责，治之不效，汝之所费亦

① 温阳益气汤方：上肉桂五分（炖冲），炮附子一钱，炮姜炭五分，潞党参三钱，绵黄芪生炙各一钱，土炒白术二钱，秋桔梗一钱，炒僵蚕一钱，全当归二钱，川芎一钱，生白芍一钱五分。原按：此方服后，次晨痘即起涨。因去川芎，加云茯苓一钱五分，甘草生炙各五分，而竟全功。

无几,盍一试之。"因来就予诊。予闻悉其状,并索问前方。钱曰:"方在十年之前,因其不效,早已付之焚如矣。"予思前医之方,必复方也,因思以单方试之。曾记《医宗金鉴·妇科心法》中有地榆苦酒煎①一方。姑一试以瞻其效否。因为处方如次,嘱其如法服之。每剂分早晚二次服,计四剂八服而痊。钱夫妇大喜过望,偕韩君同来致谢。揖余而告曰:"先生处方,价极廉而效极大,内子已霍然矣,感恩无极。"予告之曰:"此方载在《金鉴》妇科中,予亦未尝试过。因推想前医之方,必为复方,我若行其故道,亦必无效,故用此单方也。不意其效如此之速,是真单方一味,气煞名医矣。惟一般时医拘于复方汤头之旧习,不屑用此不值钱之单方耳。今既有效,予愿偿矣。"后予于丁氏《化学实验新本草》中,见亦载此方,惟方名地榆酽醋方②,系译自东瀛医书,煎法亦少异。所谓酽醋,即苦酒也。后照法施于他人之患漏经者,亦有良效,特并存之如次。

2. 产后漏血证

第五十条:妇人产后,始则恶露不清,继则漏血不止。量虽不多,断续不已。医以止血剂注射之,而弥月后,依然如旧。改延他医治之,亦无效。予知在产前数月,殇其三岁之幼子,投以清肝养血汤,五剂而痊。

有宏道中学校长廉建中者,与予为文字交,订翰墨缘。其妻惠毓明女士,亦书画俱佳。在抗战期间之第六年,以孕已足月,觉有腹痛,乃入其友人叶某私人医院,平安产一男孩。约一星期后,恶露应清而未清,时有少量血液,断续下行。医察其血色正常,且不夹恶露中之半腐败物,乃为之注射止血针药,每日二次至三次,均无效。再增量注射之,亦无效。乃易药以注射之,仍然无效。如此弥月不愈,医告以可回家休养,且其量不多,可无碍也。病者无法,只得返家。改延他医,续治旬日,不愈亦不增剧。盖其夫妇为教育界人,受西方文化影响,不信中医也。某日下午,予以事往访廉先生。坐谈片时,始知其夫人已生产一男孩,当致贺辞。廉又蹙额而告予曰:"内子产后,今已四旬左右,而漏血不止,何耶? 中医有妙法否,敢请一诊。"予询其病之情况,试为诊之。他无所苦,量虽少而始终断续不停。因思其数月之前,曾殇其三岁之次子,父母之心,人皆有之,而妇人爱子之心,甚于丈夫。且殇子为时不远,中心蕴结,肝郁不舒。今当产后,恶露虽清,而血因肝郁,逼而从下漏矣。因笑谓之曰:"汝夫

---

① 地榆苦酒煎方:地榆一两,陈醋六两。煎滚,再慢火熬片时,次晨空心,炖温服之。原按:《金鉴》妇科中,此方醋无分量,予酌定之。

② 地榆酽醋方:地榆根一两,酽醋半斤。用砂锅煮至四两,候十二点钟,滤渣,每服一两至二两。

妇脑筋至新,故自始至终,未延一中医疗治,故予不得与于其列。今始询及于予,予试为处方,可一瞻其效与否也。"乃握笔为书清肝养血汤方[1],令连服三帖,再作加减。并阴告廉先生,以有肝郁之因,而有漏血之果。孰意三服之后,即见减少。再服二帖,即告痊愈。廉先生夫妇大喜过望。后隔月余,惠女士自绘白头枝上双楼图一幅,廉先生自书七律新诗一幅,裱好送来,以作纪念。在白头双楼图上,惠书"白首怀思"四字。廉之七律一幅,其辞曰:"廿年风雨许知音,当代名医凤所钦,志在活人宗仲景,学堪传世迈千金,文章旧价宏仁术,桃李新荫满杏林,一药山荆欣病愈,用伸感谢志微忱。"

余按:此方方名已明示制方之旨。此谓"清肝",实寓疏肝解郁之意;所谓"养血",亦兼活血、止血之功。鉴于主治者重视溯因辨证,立方遣药不拘成法,并取得速效,方治颇堪借鉴。按八法分析,清肝养血汤清、补并用,兼现和法。对肝热血虚的经漏、痛经、不孕症等妇科病证,以及内科之慢性肝炎、轻度脑血栓等病,均可以此方加减论治。

再按:清肝、养血,乃治崩漏正本清源之法,崩漏甚者,可佐棕炭二两,止血于危急之秋,每多立效。

(二十) 阴挺

妇人阴挺下脱证

第五十一条:贫农妇人,产后三日,即往田间工作。饥饱不均,劳动过度,忽少腹坠重,阴门胀急,如将产状,渐至阴挺下脱。经日医施还纳手术,外施以托子宫器护持之,静卧三周日,不效。予以大剂补中益气汤与之,三剂则升而不坠,六剂则其病如失。

沪东之引翔乡,有陈姓贫农之妇人,于八月间产一男孩。因田中秋收在即,至第三日,便往田中劳作。田虽距家较近,然田中劳作数小时,又须返家为小儿哺乳,往返频劳,且又食无定时,饥饱不均,产后营养,更无论矣。晚间即觉少腹坠重,而次日仍照常田中工作,于是腹坠更甚,阴门胀急,忽然阴挺下脱,渐大如瓠,几如男子之癫疝焉。先经中医治之,无效。嗣即送至引翔医院之平民诊疗部,时在抗战之后五年。此引翔医院,为日人所创办,经日医施行还纳手术,外以托子宫器托之,再施以三角巾之紧束,令其静卧一星期,虽大小便亦

---

[1] 清肝养血汤方:粉丹皮四钱,春柴胡三钱,夏枯草三钱,干地黄五钱,京赤芍三钱,当归身三钱,紫丹参三钱,广郁金三钱,佛手柑三钱,姜、枣引。

仰卧于床上,以粪器承之,并为之内服及注射补剂。一星期后,试去托子宫器,令其下床步行。奈行未数步,又觉腹内坠重,陈妇惊惧,告之曰医。立命仍卧于床,续行疗养两周日。过两周之后,依然不效。陈农偶与安乐坊之刘训才谈及,因改就予诊。予以阴挺之症发于产后,其因气血双亏,毫无疑义。医书中虽载之,而临床遭遇较少。当与气虚脱肛同其治法。令其解裤视之,则翻出之黏膜,有数处之磨破。询其大便,则云干燥异常,他无所苦。乃决以补中益气汤①大剂与之,方中党参、黄芪及当归分量尤重。盖病已二十余日,非大补气血不为功,且大便干燥,当归又为润肠之剂,故重用之也。并嘱其连服三剂,再来复诊。过三日之后,病者又来,下车入门时,步履较健,两腿已不开张,询之果有效矣。当大便未润时,小腹仍胀,即再剂后,大便频爽,则少腹即不坠矣,因连连称谢不已。后再为之略减其量,续服三帖,即恢复健康,其病如失。以函告予,予恐有反复,函嘱再服三四帖。其服否虽不知,而后未再来,其彻底痊愈,可想而知也。

再按:补中益气汤用于补中升举时,少佐枳壳,可使升降有序,浊降清升,收效每佳。

(二十一) 疔疮

1. 疔疮走黄险证

第五十二条:妇人患生指疔,初则肿若纺锤,溃烂出脓,腐臭不堪,痛楚几绝。延及半月,旁又增生,红肿蔓延,迅至手腕至肘关节,皆发赤肿。再二三日,手掌、手背、手腕等处,又溃穿十余处,此疔毒走黄也。与以疔疮丸,连续大泻而痊。后试之于痈证,其效亦良。因易其名曰痈疔百效丸②。

予当少壮之时,初业医于乡里,兼充三区小学校长。适有邻村邓藻芳之妇,年41岁,患生疔疮,来就予诊。第察其患,原在左手中指中节,蔓延至手掌手背手腕,又破溃十余处,连及小臂亦有浮肿,有更将蔓延之势。而破溃处,脓水之恶臭,红丝之蜿蜒,殊可惧也。询其起始情形,则谓初于中指腹部,疼痛肿胀,渐至化脓,继则手指背亦肿,形若纺锤。经外科专家李某治之,内服外敷,均无

---

① 补中益气汤方:西党参五钱,炙黄芪六钱,炙甘草四钱,土炒白术四钱,广陈皮三钱,全当归五钱,炙升麻三钱,春柴胡三钱,生姜五片,大枣十枚。方出《脾胃论》。

② 痈疔百效丸方(原名疔毒丸,卢成琰氏方):巴豆三钱(去皮膜),明雄黄三钱,生大黄三钱。上各研细末,再共研极细,加飞罗面醋糊为丸,如梧桐子大。轻者每服六七丸,重者十丸左右,用白开水送下,俟泻三至五次,再以冷粥汤一小碗,服下止之。

功效。延及半月，肿势则渐见走窜。昨夜忽疼痛更甚，迅至手掌手背手腕，均发肿胀，而今则破溃不堪矣。予因索阅前医之方，亦颇对证，而竟无效，是亦证重药轻使然。心忖证至于此时，业已走黄危险，若用通用之方，必难获效。曾记陈修园《医学三字经》篇末，载有疔毒丸一方，谓于疔疮有特效，虽走黄者亦可救治。但从未试过，今可一试之矣。因立即如法制成，即以湿丸十粒与之，嘱其用热水送服，如得四五次之大泻，即以冷开水一杯，服下止之。病家如言，不二小时，即得大泻一次。再后于二小时内，连泻四次。每泻一次，则肿胀疼痛即随之减轻一次。其效之神奇有如此者，惟体力渐觉不支，即于最末一次泻后，立即饮冷开水一杯，果然泻不再作，人亦神安睡去。迨次晨一觉醒来，肿痛消其六七，脓水淋漓，而各破溃皮肤之表面，已大形起皱矣。再诊之时，复与六丸，使之再泻数次，以清余孽。及红肿消清，痛楚全无，改服解余毒、扶正气之剂，外敷提毒生肌散，而完全就治。

再按：余族中一长辈，曾患颜面疔疮走黄，面肿如斗，神智昏聩。适逢春季，一乡医献方，以鲜榆钱捣汁外敷于勉，并饮汁数碗，一夜小便甚多，肿消神清。此后又闻两人疔疮走黄，以此方治愈。

2. 项疽及诸痈证

第五十三条：又有许北山者，年45岁，精拳棒，以武术闻。忽发一偏项疽，即俗称之"偏对口"是也。初只局部发痒，以手搔之，渐至肿一小粒，麻痒相兼，亦不介意。次日则肿势渐大，麻痒更兼疼痛，乃惧而求医。医以药膏贴之，冀其消散，而绝不得效。第三日则肿痛更甚，头项且不能转动矣，改就予诊。予思此偏项疽证，较之正项疽尤险。起已三足日，内脓虽未成，但普通方剂必不易散。疔毒丸治疗，既效而且捷，今以此痈疽之大证试之，不知其有效否也。复思病者为武术家，体素强健，即服此丸，必能当之，而无危险。乃决与以十丸，令服如法，许君从之。服药大泻四次，而肿痛渐消，仅于初起之未老先白头处，稍出黄白色之水而已。由此以后，凡遇实热证之痈疽疡疖，均用此丸治之，不论初起已溃，皆有奇功，不独治各种疔疮而已也。因改名之曰痈疔百效丸。后又于《中国医学大辞典》亦见载有此丸，云系卢成琰氏方，但不知卢为何代人，有无其他著作，尚希知者有以告我。

（二十二）内痈

1. 肝痈炎肿证

第五十四条：病者右胁内部作痛，初尚轻微，继则加重。胁下作肿，累及左肋亦觉胀满。渐至右胁更形肿痛,突出如拳,但无大寒热。医断为肝脏肿毒,必须开胁割治,病者惧之。予闻其肿才四日,扪之其硬如石,尚未化脓。以牡丹汤合龙胆泻肝汤加减与之,一服而大泻肿减,再服而连泻肿消。再为加减,计四服而痊。

患者邵梅生,住长寿路梅芳里,在厂中作工。1948年夏季,由厂中归来,即觉微有寒热,右胁隐隐作痛,而左胁亦觉微胀。次日请假休息,而胁下肿胀更甚,当请附近医生治之。医与小柴胡汤,因时在夏季,柴胡只用一钱,服之无效。第三日右胁肿痛之处,渐形突出,其大如拳,按之则痛牵胸腋。至第四日,至沪西平民医院求诊。经医诊察之下,断为肝脏发炎,有化脓之可能,须速行开刀,住院疗养。能于开刀后不发手术后炎症,则可日渐痊愈,否则有发生意外危险之可能。病家要求保证开刀无险方敢住院,而医师不可,病者本人亦反对开刀。于是返家,另行延医治疗。服药打针,均无寸效,而局部之肿胀则更甚。至第五日,谋之于予之外甥王成龙,以电话招予往诊。予见其肿在右胁,突出于肋下,如拳如瓜,以其人体质本瘦,在肋骨条条可数下,更形明显。扪之则其坚如石,上下左右四围均硬,毫不柔软,决为尚未成脓。问其大便,已四日未解,即平常之大便,亦干燥者多。其他口苦咽干,舌苔根黄,尖及边部均绛,口干欲饮,而小便黄赤,头亦觉眩,而时则眼火闪发。综合许多症候,有用泻下之必要。当此时肝体发炎,尚未化脓。设因一泻而肿消,未尝非意中事也,姑一试之。乃为之处方,以牡丹汤合龙胆泻肝汤以为加减[1]。盖体虽较弱,而证则大实,且肝热颇重,可以夺其实而泻其热也。迨服药之后,病者即渐觉痛势微减,而肿则如故。二小时后,觉腹内蠕动而雷鸣。无何,即大泻干溏夹杂之粪便,有干硬如球者,有湿黏如酱者。于是续服二煎,至夜间又连解大便二次,则如球之硬者,由少而无,而如黏酱者,则更多矣。次日一觉醒来,自视其患处,已肿消其半,复招予诊。予再扪之,亦觉肝肿部之抵抗大减,胁下之皮肤,已可扭撮成皱,予亦大喜。因西医谓非经开刀不可,而竟以中药消散之,岂非一治疗之奇迹哉。乃只将大黄、芒硝各减一钱,嘱再服一剂[2]。迨服后于一日夜间,大便又续下四五次,肿痛消去七八。再次日复延予诊,特为之加入益气养血之品,

---

[1] 牡丹汤合龙胆泻肝汤加减方:牡丹皮六钱,锦纹军五钱,元明粉五钱,生黄芩四钱,桃仁泥四钱,龙胆草三钱(酒炒),春柴胡三钱,生地黄六钱,当归尾四钱(酒洗),均木通三钱,夏枯草三钱,金银花一两。

[2] 再诊方:前方锦纹军、元明粉均减为四钱。

减大黄、胆草,去芒硝①。续服二帖,而完全治愈。

2. 肠痈化脓证

第五十五条:患者初觉腹内隐痛,继则身有寒热,腹内更形拘急,渐至结于右腹下方,固定作痛,而放射至腰肋。再进则内部肿突如拳,便秘溺赤。以红藤丹皮大黄汤主之,续为加减,以竟全功。

今述此治案之前,当先述此方之起源。先是1941年,南汇张工六教授,述及其乡有一刘姓者,善治肠痈症,能治医院断为必须开刀之蚓突炎(即阑尾炎),使之内消内溃,脓从大便而出。其方即红藤一两,单方一味,煎服立瘥。当即询其端倪,张则娓娓言之,予即默默识之,以待将来之治验。张教授谓其乡中,初有吴姓少年,患生肠痈,经医治之无效,后来上海至宏仁医院就诊。经医师诊断,确为蚓突炎,咸谓非开刀剖腹,割除其蚓突不为功。其父母以爱子之切,不肯开刀,而其子更惧,拒绝医师之劝告。医师亦无如之何,只好令其出院。回至乡间,则亲友聚议,主见纷纭。有谓此证不开刀,是自弃也。有谓此证即开刀,医院亦不保险也。有谓既已不开刀而回,当另延医诊治。适有一人言邻乡有刘姓者,善治肠痈之证。立即倩人去请,不数小时,刘君已至。经其诊察之后,断为内已有脓,但服药可内溃下泄而消也。立出药一包,片色带红。人问其名,刘云"此红藤也。"但此不常用之药,众觉名似未闻,遂亦置之,且观其效何如也。讵一服之后,是夜即腹中雷鸣,有时痛更加甚。续服二煎,至天将明时,即连续大便二次。粪中有干有稀,夹杂脓血,其黏滞及污垢之物,一鼓而下。疼痛大减,腹侧肿胀,立即消去大半。次日再请续诊,仍以红藤六钱,加薏仁一两煎服。续下脓血颇多,疼痛更轻,已能思食,食之亦能安。后经调理,不旬日而痊愈。闻工六先生言,予默识之,以待有机会临床验证。

后阅杨玉衡《伤寒瘟疫条辨》,偶于第四卷中,见亦有肠痈秘方一则。其文云:肠痈秘方,凡肠痈生于小肚角,微肿,而小腹阴痛不止者,是毒气不散,渐大,内攻而溃,则成大患矣,急以此方治之。先用红藤一两,酒二碗,煎一碗,午前二服,醉卧之。午后用紫花地丁一两,酒二碗,煎一碗,服之。服后,痛必渐止为效。由此观之,则此刘姓之方。即《伤寒瘟疫条辨》之方也。于是更坚我试用此药之信心。

至1943年4月间,有船户曹海洪者,年32岁,经营内河之航运。忽而江南,

---

① 三诊方:前方各药减大黄、胆草,去桃仁、芒硝、木通,加赤芍三钱、茯苓三钱、白术三钱、薏仁四钱,连服二帖。

忽而江北。时船泊于造币厂桥西苏州河岸，忽患肠痈之疾，诸医罔效。右腹盲肠部，疼痛肿胀，右足亦不能伸直。后入沪西平民医院，医者亦云非开刀不可。病者为经济能力所限，即最低之开刀医药费，亦不能筹措。时予与附近之中药店，有为贫病施诊、施药之设，刊诸报端。患者闻而求治。据诊察之下，确系肠痈无疑，盲肠部肿如拳大。按之抗力颇强，时发寒热。大便已五日未解，小溲赤涩，舌根腻，其脉沉紧而微迟。予思红藤之方，今可试矣。且病势甚急，大便不解已多日。设红藤解毒力有余，而泻下力不足，反致迟延时日。何不以红藤为主，合《金鉴》丹皮大黄汤法，以一试之，庶可面面俱到也。主张既定，遂为之处方如下，定名曰红藤丹皮大黄汤①，令其加酒如法煎服。迨头煎服后，不四小时，即腹中咕咕作响。无何，大解一次。先之以燥矢，继之以溏粪与脓血夹杂而下，腹痛大减，腿亦较能得伸。续服二煎，又大便两次。均为脓血粪便夹杂之物，于是一夜安眠，盲肠部已无大痛苦，只隐隐微痛而已。次日复诊，予见病已大减，心喜无量。乃将大黄、桃仁等减量，去元明粉，加紫花地丁六钱、银花藤六钱②。连服两帖，脓水渐少，并令以薏仁红枣粥时时服之。一星期后，脓血已极淡，大便亦转淡黄，小溲渐清，改服调理之剂而愈。

此后予于肠痈之证，均用此法收功。连前共有四例，均未有其他危险。然此方之治，有讨论之必要矣。

①工六教授告我之方，仅云红藤一味，水煎服，并无加酒之说。而《伤寒瘟疫条辨》谓须用酒二碗，煎至一碗，且醉卧之，是非酒不为功也。予今加酒一杯，行其药力，未敢以单味酒煎服之也。

②《伤寒瘟疫条辨》谓午前二服红藤，午后一服地丁，彼以二药分午前午后。予以第二帖减大黄，加地丁、银花藤，亦通权达变之方也。

③红藤一药，一般小药店中无有，非大药行不备。《中国医学大辞典》不载。《中国药学大辞典》谓红藤即省藤之俗称，《本草纲目拾遗》谓亦名赤藤，但谓其杀虫治风，未言其治肠痈也。

④书谓肠有内外两层。如内层生痈，能下之使穿破而下泄。如外层生痈，则必外穿，而溃脓入腹。然以予意推测之，肠内生痈，多由食物中有硬杂物质所刺激而发炎，当然内层化脓为多，而外层者必较少，此可肯定者。但红藤之

---

① 红藤丹皮大黄汤：红藤一两，粉丹皮五钱，锦纹大黄五钱，桃仁泥四钱，元明粉四钱（分冲），瓜蒌仁四钱，京赤芍三钱，加酒一杯，煎服。
② 红藤丹皮大黄汤加减方：红藤一两，粉丹皮四钱，锦纹军三钱，桃仁泥三钱，瓜蒌仁三钱，京赤芍三钱，紫花地丁六钱，银花藤六钱，加酒一杯，煎服。

治肠痈,单味即有效,若加酒或酒煮,仍须有机会再试之也。

余按: 治肠痈以红藤为第一主药,在我国早期外科专著似未见载述。先父初闻于某君,后阅清·杨栗山《伤寒瘟疫条辨》,其中第四卷有"肠痈秘方",主治"肠痈生于小肚角,微肿而小腹阴痛不止者……先用红藤一两,酒二碗,午前二服,醉卧之,午后用紫花地丁一两,酒二碗,煎一碗服之。服后痛必渐止为效"。红藤丹皮大黄汤实际上是"肠痈秘方"合《医宗金鉴》"丹皮大黄汤"的加减方,意在促使肠痈内消内溃、脓血痈毒下泄。以酒煎服,有强化活血消瘀祛邪之功。1964年冬,我去河南省许昌县参加"社教"运动时,兼为村民治病,曾先后治二例急性阑尾炎患者,均以此方治愈。由此可见,肠痈是否化脓,都不影响该方的临床应用。

余瀛鳌

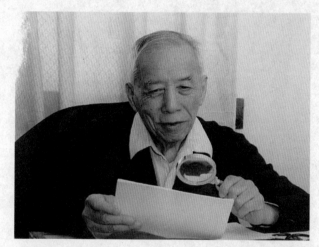

余瀛鳌,男,首届全国名中医,全国古籍整理规划领导小组成员,首都国医名师。现任中国中医科学院首届学术委员会委员,研究员,博士研究生导师,全国中医药传承博士后合作导师,中华中医药学会医史文献分会名誉主任委员。从事中医文献及临床工作近60年,重视临床文献的整理与研究。临床主张辨证与辨病相结合,擅于汲取古今方治精华,斟酌治法,拟定切合临床实际的通治方,并根据患者具体情况予以灵活加减。擅长治疗肝病、肾病、泌尿生殖系疾病、心脑血管病、糖尿病、癫痫等多种疑难病证。

一、医 家 传 记

（一）世医名门，幼年立志

余瀛鳌先生，字荣成，号未病，1933 年 2 月出生于上海市。母亲江苏镇江人氏，性情柔顺。先生的名字是父亲所起，"瀛"指辽阔的大海，"鳌"乃取独占鳌头之意，透过名字，可以看出父辈对于先生的殷切希望。

先生出生后一直生活、学习在上海。1937 年，抗日战争爆发，曾随其母回江苏阜宁老家生活一年，之后又回到上海。1938~1950 年是先生在上海读小学、初中和高中的时期。1950 年高中毕业后，由于全国尚未恢复中医院校而进入同德医学院，1955 年毕业于上海第二医学院医学本科。

作为出身于名医世家的余老师，自 20 世纪 30 年代始，其父无言先生与丁福保、谢观、陈无咎、陆渊雷、叶橘泉、蒲辅周、秦伯未、程门雪、章次公、张赞臣、陈邦贤、时逸人、陈慎吾、严苍山、刘民叔等医界名流交往甚密，彼此颇多学术经验的请益和交流，耳濡目染，自幼年即立下了从医之志。余老师回忆，在他的家中有一个木质大书柜，父亲在书柜上题了一副对联，上联是：好古不求秦汉后，下联是：知医当在和缓间。这实际上是标明了其父为医治学的渊薮，即重视早期的经典医籍打基础，为医诊病崇尚古朴醇厚的早期医风。这一副对联，余老师在小学、中学、大学阶段，每天都要看到，因此印象颇深。瀛鳌先生高中毕业是在新中国成立初，但当时国家还没有创办中医高等院校，其父建议余老师先学西医，先取得正规学历，待以后有机会再学中医。

（二）克承家学，再师名医

1955 年大学毕业后，余瀛鳌先生分配到北京中央直属机关第二医院内科工作，当年的冬季余先生参加卫生部和中医研究院主办的首届西医学习中医研究班系统学习中医，1958 年以优异的成绩结业。其间，在 1956 年，父亲无言公又让余老师拜在著名中医学家秦老伯未先生门下。他们二老长期在上海临诊，无言公以经方驰名，秦老则多以时方鸣世，他们各有所长，对余老师教学时多强调要"勤求古训，博采众方"。余老师在数十年中，一直是坚持文献研究与临床诊疗相结合的。

在学术方面，余老师也深受父、师教诲，由于父亲较早病逝，余老师受秦师的影响更大,秦老指出:学问的增长,学术经验的丰富,主要靠"学习、钻研、积累、探索"这八个字,他说:"一个临床医生不加强学习是十分可惜的。当医生和其他学科不一样,有的在相当年轻时就在学术与临床方面取得了成就,成为名医;有的当了一辈子医生,经治的病人也很多,但效验就是提不高,学术上也缺乏长进,这是为什么? 首先是重视学习不够,基础没有打好,不具备勤奋学习的基础,也就谈不上钻研。有些医生平时也比较注意学习,甚至从古书中抄录大量的资料,也就是说他注意到学术的积累,但由于缺乏探索精神,没有掌握临床中如何将这些学术资料加以分析鉴别和应用,也就难以取得更多的收获……这里须予强调的是,要打好中医理论基础,即学好《内经》《伤寒论》《金匮要略》等经典著作,还要加强文学和医古文等方面的学习以提高传统文化素养。因此这个基础就必须打得比较深广,应有计划、持之以恒进行艰苦的学习,钻研其义理所在。如果让提一个较高的要求,就是要学得深透一些,这样你再学习晋唐以降的各家著述,就会感到源流清晰,易学易用。"秦老在治学方面所强调的这八个字,对余老师数十年来的科研、医疗、教学起到重要的指导作用。

在学术方面,秦老精于《黄帝内经》研究,过去有多种《内经》类的编著,故在上海有"秦内经"之称。值得纪念的是,秦老在 1929 年出版《内经类证》,当他获悉余老师主要从事中医临床文献研究后,建议余老师将《内经类证》予以重订,他让余老师在阅习《内经》全文的基础上,将书中有关病证的阐述,摘录在卡片上,并注明篇章出处(原著中病证条目未标明篇章),余老师用了将近一年的时间,共摘录了一千多张卡片,将《内经类证》予以重订,全书分 44 个病类,311 种病候,每类病证均写一篇按语,使《内经》中的病证能进一步"提纲挈领,揭示线索"。1962 年 4 月在上海科学技术出版社刊行问世(署名为:秦伯未原编,余瀛鳌重订)。秦伯未先生的这种对于经典著作的启发性研究思路,使余老师在此后 50 余年的临床文献学习、工作和研究中受益匪浅。

(三) 教学相长,利人利己

1958 年余老师分配至中医研究院的编审室工作,主要从事编写或审阅、修改中医药方面的论文和书稿,并在广安门医院每周出两次门诊。1960 年卫生部组织医疗队,让我院派一批医生去内蒙古包头市从事医疗工作。当时余老师被分配到内蒙古包头钢铁职工医院门诊和病房工作。这一年主要是从事中医诊疗工作。次年春,余老师再次来到包头,并和卫生部中医司的路志正医师共同主办了一个西医学习中医进修班。余老师和路志正教授每人一天教学,一天带临床实习。进修班的学员在这大半年中,既要学理论,还要跟着老师们看门诊,非常忙碌。但是充实的教学和临床带教也给余老师中医水平的提高奠定了基础。

1978 年,中医研究院成立了研究生部,余老师和马继兴教授共同培养了一名中医文献专业研究生。在 1979 年余老师和马老又招收了 3 名研究生。

1982 年 5 月 28 日中医研究院正式成立了中国医史文献研究所,余老师担任文献二室负责人,主要研究方向是临床文献。此后余老师先后陆续招收培养硕士和博士研究生近 30 名。所攻读和培养方向均是临床文献专业。并在国家中医药管理局设立了"著名中医药专家学术经验传承博士后工作室",以余老师的学术研究和临床经验传承为培养方向,先后带教指导了 4 名博士后研究人员。

余老师认为,中医药的学术经验传承,应根据从业人员不同的学历与经历,同中有异,应区别对待。就余老师个人来说,读高中的时期,曾在上海跟随父亲无言公抄过方,后来拜秦伯未先生为师,也曾跟诊抄方,或外出会诊。余老师在施诊带教实习时也有学生或侍诊者协助抄方或问诊记录。在临床方面,余老师愿将个人临证摸索积累的治疗经验,扼要地向从学者介绍。余老师研究中医临床文献,为文献专业人员讲课时,就必须要认真研读中医古今临床文献,需在众多的名医名著中精选精读,阐述与提炼临床学术要点,特别是在评述该书学术特色方面,力求在临床实用性方面做出比较客观的评价。久而久之,数十年间粗略统计一下,余老师阅习的临床医籍约 3000 余种,其中涉及较多的是内科杂病方面的医籍著述。对历代医籍逐步形成了一定程度的鉴识能力,启发学生应在选读精用经典名著的基础上,力求做到博采诸家之长。治学宜谦谨,诊疗重视仁心仁术,力求实效,这也是余老师对学生所提出的基本要求。

对于一名中医师,临床经验不能单靠家传或师授,离不开向古人学习,但更离不开从诊疗中探索、学习,要不断地在临床实践中予以反复鉴别、积累。秦老曾向余老师提出:"你在今天的门诊或者病房会诊中,如果感到诊疗患者的方治不太合适,或所治病证你比较陌生,就应在其后抽时间查阅文献或请教有经验的医生,不可放任自流,否则你学术经验的增长就成了一句空话。"余老师亦将此言转告学生们,希望学生们能靠老师的教导和自己的努力早日成才。

(四) 赞举事业,建设学科

作为我国最早的、中医界唯一一名被推荐成为国务院全国古籍规划领导小组成员,余老师主持或参加有关中医古籍整理、大中专院校教材、中医文化科普、学术专论、名中医临床医案经验编撰等全国性、大型规划项目的审评。几十年间,余老师为中医古籍整理事业奔走呼吁、献策建言,在中医古籍项目的推荐评审、规划立项、学术指导等方面做出巨大贡献。丰富与繁荣了中医古籍文献整理研究出版的学界氛围,提升了我国中医古籍整理与研究在全国古籍整理中的重视程度和学术地位。

在余老师倡导下,开辟中医临床文献研究学科,至今已60余年。对临床文献的内涵构建、临床文献编纂、整理和研究做出了巨大贡献,抢救整理大量中医珍善古籍名著。主要可分为以下几个方面:历代临床文献综合编纂,集萃丛刊;历代代表性临床文献精选研究,提要钩玄;古今临床文献类编集成;学术流派临床文献综考整理。60余年中,抢救整理大量中医珍善古籍名著约有千余种。其中审查医著约200余种,编纂医著百余种,发表学术论文约300余篇。

余老师认为,立志于学习中医药的青年学子,首先应该热爱这个专业,有了这样的思想基础,就应该以《易经》所说的"自强不息"要求自己,初学时一定要打好学术、理论的基础,对于必读经典应予涉猎、研究。在学习、临床过程中遇到疑难之处,要多多请教师长、学友,或者翻阅相关文献,使能解惑、加强认识。在诊疗实践中,宜重点习读名医名著打基础,又能博采诸家之长和其他名家的方治经验。此外,还应该在突出中医药学术临床的基础上,重视中西医结合,只要是有利于中医诊疗传承和创新的科学知识或方法,都应该予以融会。

(五)谦谨立身,德艺双馨

由于先生在学界的地位、声望以及父辈的关系,先生与各界知名学者、社会名流乃至政府高官皆有交谊。如当代国医大师朱良春、颜德馨、何任等曾是其父亲无言先生的学生,而曾任卫生部部长的陈敏章与先生是同班同学,但先生从不借此以抬高自己的地位。他说,地位应该均是自己做出来的,而不是人为抬高的。

先生的事业心强,事必躬亲。先生作为《中医杂志》特约编审,《中华中医药学刊》《中医文献杂志》《中国中医基础医学杂志》《中医药临床杂志》《中医药文化》《上海中医药杂志》等多种期刊的学术顾问,曾无数次为作者审阅修改稿件,其耐心细致、不厌其烦的严谨态度,令我们后学者汗颜。先生不仅著述必是亲力亲为,为较优秀的著作所作的序言也有近百篇,先生必是在全文泛阅后方提笔写序,绝无别人写好,自己署名之事。先生从未休过年假,坚持天天上班,有时候周末也照常去办公室学习工作至很晚。

先生育有二女一男,大女儿和二女儿均在美国定居,身边只有小儿子一家住在附近陪伴。对于做出过突出贡献的专家,他从未在子女就业问题上麻烦过组织。先生不仅自己不愿以私事求人,对待自己的学生,也不会因师生关系为其开绿灯或是走关系。先生于 1985—1990 年任中国医史文献研究所副所长,1991—1993 年任所长期间,从未为自己的学生谋取过任何职务。而对于勤学好问的后学,即使不是自己的亲炙弟子,先生亦倾其全力给予帮助和扶持。在学界已有一定声望的任何先生,在得知笔者是余先生的弟子后曾动情地相告:是由于余老提携并致函安徽省政府推荐,他才得以调进安徽省中医文献研究所,专心从事文献整理和研究工作。

先生从事中医诊疗的 60 余年中,时时处处均实践着"医乃仁术"的职业情操。门诊中有的患者是不远千里慕名从外地赶来就诊的,先生总是为患者着想,在最后加号详细诊疗,从不让患者失望而归。门诊有时候从早上 7 点多看到下午 1 点多,尽管由于眼底出血造成的视力模糊而不得不用放大镜,先生还力求亲自书写病历。面对着患者,85 岁高龄的先生总是面带着和善的笑容,不少患者说过,只要与先生说说话,病也会好很多。除了每周例常的门诊外,还经常有同事、朋友和学生到余老的办公室前来求诊,对此,他总是认真细致的满足大家的需求,并拒绝一切礼金和诊费,对于学生的言传身教,传为师门的美谈。

二、学 术 思 想

(一)中医药学的继承与创新思考

中医药学是我国民族传统文化的瑰宝,其继承与弘扬,目前正处于一个新的历史发展阶段。现针对中医药学的继承、弘扬和创新问题,浅述如下。

1. 中医药具有坚实的学术基础,继承与创新反映其发展的基本特色

我国传统医学源远流长,早在战国后期成书的《黄帝内经》以及其后相继编撰的《难经》《神农本草经》和东汉张仲景的《伤寒论》《金匮要略》等经典医著的刊行,为共同奠定中医药学较为系统、完整的学术临床基础创造了优越的条件。秦汉以后历代的医学发展,实际上也反映了医学的不断继承、弘扬和创

新。如晋唐时期,先后涌现了脉学专著——《脉经》、针灸专著——《针灸甲乙经》、简效诊疗专著——《肘后备急方》、疾病名候及病源专著——《诸病源候论》以及方治宏编——《千金要方》《千金翼方》《外台秘要》等书,体现了临床诊疗学的飞速发展,也充分反映了学术继承与创新的著述风貌。至于临床分科医著则有产科——《经效产宝》、外科——《刘涓子鬼遗方》、骨伤科——《仙授理伤续断秘方》等专著,为临床学科的建设与发展多有建树。宋金元迄于明清,又有内、妇、儿、外科以及眼科、喉科等多种专著和大量的方治、本草医籍陆续刊行,加之另有多种疾病的专著问世,使临床医学的内涵益趋丰富。而疾病的分科迄于元代已多达"十三科",分科的明确,使之更切合于诊疗的现实需求。

至于有关中医基础理论的补充、发明和创立新说,临床各科病证在立法、遣方等方面的充实、变化与创新,使若干疑难重病的治疗水平有所提高或取得突破性进展。今试以消渴病(内科杂病中多属糖尿病)为例,在明以前,治疗多用金匮肾气丸作为主方,效验不太理想。明·张浩《仁术便览》用玉泉丸、茯菟丸,龚信《古今医鉴》用玉泉散;清·张璐《张氏医通》以六味地黄丸去地黄,加鱼鳔胶、潼沙苑施治消渴,这些方治体现了治法上的某些变化。而现代医家治疗糖尿病则以施今墨、祝谌予师生较负盛名。其常用药为:生黄芪、山药、苍术、石斛、生熟地、天冬、麦冬、知母、黄柏、枸杞子、五味子、玄参、乌梅、肉桂等药。实际上是增液汤、生脉散合生芪、山药、苍术、玄参等药的合方。特点是脾肾兼顾,大法以育阴、清热、生津、调中为主,方药更切合消渴之病因、病机,体现其治法在继承的基础上有所变创、发明,这是从临床方治的变化和创新中反映其继承中医药的特色和优势。

2. 当前是中医药创新的最佳历史时期

新中国成立以来,中医药取得了令人瞩目的进展,特别是在创立组织机构方面,兼顾到科研、教学与临床工作三个方面的需求。20世纪50年代初,很多城市建立了中医医院,1955年由卫生部创办中医研究院,聘请全国各地名中医进京工作,并于1956年起,先后在北京、上海、广州、成都、南京等全国20多个省、市开办中医学院和较多的中医药研究院,使中医工作获得蓬勃的发展。全国绝大多数的省市和专区、县均建立了中医医院。很多西医教学、研究机构也投入了相当一部分人力进行中医药和中西医结合的临床、教学及实验研究。凡此,体现了科研、教学、临床的"多渠道"和"全方位",为继承、弘扬、创新提供了必备的条件。

　　数十年来,中医药学已在继承方面做了大量工作。继承多以挖掘、整理、研究古今中医药文献典籍和加强系统教学为主,并重视学习、继承当前活跃于各条战线,具有较高临床、科研、教学水平的众多专家们的学术临床经验。我们须认识到在"继承中寓创新"的客观现实,因为创新的基础来源于丰富的医疗实践与深入的理论探析、临床观察总结以及实验研究等方面。如中国中医研究院中药研究所青蒿素的研制成功,为恶性疟疾提供了高效、速效的治法,已为国际医学界所广泛推崇。但从临床文献加以剖析,此项创新渊源于中医古籍。青蒿以水渍、绞取汁饮服,治疗疟病,首见于晋·葛洪《肘后备急方》卷三。而制成青蒿素则须以现代医学科技手段综合研究予以完成。这可算是继承与创新相结合的实例之一。

　　作为中医药的创新,目前正处于条件较为优越和成熟的时期。一是政策的支持;二是有机构、人员的配备;三是研究方法上的不断改善和提高。而尤为重要的是"中国医药学是一个伟大的宝库",其精粹内涵给广大中医药科研、临床工作者提供了不可估量的创新条件。

3. 要正确认识继承与创新的关系

　　从事中医药各项工作的同志,应加强历史责任感,认真总结过去工作中的经验、得失,并结合现状以规划未来的工作重点。中国医药学从早期历史的学术临床奠基迄于今,进展最为显著的还是临床医学,自从19世纪西方医学广泛传入我国以后,对我国医学产生了很大的影响。生活于晚清的广东南海朱沛文,他在兼学西洋的解剖、生理以后,曾撰《华洋脏象约纂》,供中西医参照、比较,并提出中西医"各有是非,不能偏主"。朱氏反对盲目的"尊古"倾向,全书编出了新的学术风貌,后人将之列为"衷中参西派"。清末民初张锡纯是我国著名的临床医家,其所撰《医学衷中参西录》对于某些病证采用中西医药合治的方法,可谓是在疗法上的创新。而新中国成立后的中西医结合,在疗法上的取长补短,增强治效,数十年来已积累了丰富的经验和成果,其中"创新"的内涵已受到医界的高度重视。故加强中医学术临床和中西医结合创新和研究的力度,至关重要。

　　医学是不断发展的,余老师历来主张尊古而不泥古,提倡在深入挖掘祖国医学精粹的基础上,汲取多学科和现代科学知识进行学术、临床研究,并一贯遵循先师秦伯未先生关于"多读书、多临证"的教导,反对清代名医黄元御只重视《内经》《难经》和仲景学说的观点。黄氏片面地认为:唯有唐·孙思邈不失"古圣之源",他一概否定后世医药著作的学术临床价值,这是不符合史实的,因为临床医学在唐以后迄于明清时期有很大的发展。近现代，从朱沛文、唐容川等的"中西汇通"到目前的中西医结合，这不只是认识上的提高和学术、临床方面的进一步充实、丰富与革新，也客观地反映了当前呈现在我们面前的一条值得重视、具有中国医学发展特色的渠道。

余瀛鳌先生阅习、研究中医临床文献60余年，深感中医药学的博大精深。从事中医药工作的同志，必须珍视古今医家的学术临床，余老师在临证中对此亦有较深的体会。如主治肾炎，曾总结、报道过治疗经验，20世纪50年代后期发表于《中医杂志》《江苏中医》等刊物。当时采用益肾健脾、利水扶元等治法（急性肾炎则参照"风水"治法予以变化），有较好的疗效。近十余年，余老师与同道交流治疗心得，有些专家在此基础上融入"通络、活血"等治法，能提高疗效，从中得到启发。又如50年代后期，有用麻杏石甘汤治疗大叶性肺炎而获效。60年代初，曾在病房诊治多例病毒性肺炎，结合病毒感染的特殊性，采用辨证与辨病相结合以施治，采用"麻杏石甘汤加味方"，其中的加味药，最主要的就是板蓝根，这是根据现代药理的实验研究予以酌定的，使其疗效有较显著的提高。清初徐灵胎《兰台轨范》载述："一病必有主方，一方必有主药。"今后也应在各科疾病的诊治方面，进一步加强主方、主药的研究。如此，在临床医学的创新方面，其成果将指日可待。

4. 中医药创新的基本方法

这个问题目前须引起各界高度重视，余老师认为：

（1）必须深入挖掘、整理中医药宝库中的精粹内涵。特别是在确立研究课题（包括学术、临床、方药、治法等）的情况下，系统、全面地进行文献、信息研究，并在"去粗取精，由博返约"和深入辨析方面多下功夫。

（2）针对疑难重病（又当以西医治疗乏效的疾病为主）和常见多发病，从丰富的中医典籍和当代名医的证治经验中觅取高效或速效的治法，使之在诊疗中获得更多的突破与创新。

（3）加强用中西医结合和多学科、现代科学手段进行中医药基础和临床、实验研究，使中医药研究的科学性、实践性和先进性，昭彰于世。

我国传统医学是世界传统医学中内容最为丰富的医学科学，它将为我们的继承与创新提供更多的机遇。

（二）学术传承创新重视临床文献研究

余老师从事中医临床文献研究，始于20世纪50年代后期，至今已60余年了。他强调,中医研究或者临床工作必当重视临床文献,它是中医药继承和创新的源泉。余老师对临床文献的编纂、整理和研究主要可分为以下几个方面:

1. 综考百家,集萃丛刊

主要是选取历代医籍中,在学术和临床方面较有代表性的名著,其中又以经典名著为主,所选医籍是具有深远影响的传世佳作。如余老师在1993年应全国古籍整理出版规划小组之请,参加任继愈先生作为总主编的《中国科学技术典籍通汇》的编纂整理,任先生找余老师面谈,让余老师领衔编纂《中国科学技术典籍通汇·医学卷》,余老师组织中国中医研究院有关专家共同整理编纂,全书共六个分册,所选古代名著,在学术和临床两个方面,都有一定的权威性。包括第一分册中的《黄帝内经》《难经》《神农本草经》《针灸甲乙经》《诸病源候论》;第二分册的《肘后备急方》《备急千金要方》;第三分册的《伤寒论》《金匮要略》《三因极一病证方论》《宣明论方》《脾胃论》《格致余论》《温热论》《温病条辨》《寿亲养老新书》;第四分册的《妇人大全良方》《小儿药证直诀》《外科正宗》《仙授理伤续断秘方》《银海精微》《重楼玉钥》《兰台轨范》;第五分册的《证类本草》;第六分册的《本草纲目》。以上所选典籍,在学术和临床方面,均有足够的规范性和代表性,较为重要的是,所择编的全部医籍均为中国中医科学院图书馆的珍贵版本予以影印,最大程度保持了刊本的原貌,减免了排印本的错讹。其中对每一部著作,整理者均写了一篇提要,对其中的学术价值、编著特色和历史意义予以阐介。

2. 融古汇今,类编集成

历代名医名著,或有与先贤论述类同者,当然最为宝贵的是论著中的创新点和论治中的新法、新方,因此,需要做一些整理工作,重点在于"去粗取精",重点介绍该书的证治精华,并适当介绍原著中的立方遣药对后世的影响。如李东垣的补中益气汤,功能补中益气、升阳举陷,是临床治疗脾胃病证的最常用名方之一,原治脾胃气虚兼见身热有汗,渴喜热饮,头痛,恶寒,少气懒言,饮食无味等,但此方经后世不断地临床实践,几乎扩展到多个临床科别的病证。如内科的重症肌无力、胃下垂、肌萎缩等,外科的脱肛、疝气,妇科的崩漏,儿科的肌营养不良……均可用此方加减获效,并已有很多的临床报道。所以余老师在临床研究中,很重视古方的诊疗新用,并将之介绍给读者,真实目的在于"弘扬古方,阐介新用"。

鉴于上述的学术、诊疗思路,余老师先后主编过以下一些突出临床文献整理、研究的图书。如《历代中医名著精华丛书》(1998 年科学出版社出版),共选《外台秘要》《圣济总录》《古今医统大全》《普济方》《证治准绳》等 10 种;《中医古籍新点、新校、新参考系列》(2007 年辽宁科学技术出版社出版),共选《千金要方》《景岳全书》《医宗金鉴》《医学衷中参西录》等共 10 种;《中医古籍临床新用丛书》(2007 年贵州科技出版社出版),共选《太平惠民和剂局方》《张氏医通》《古今图书集成·医部全录》等 10 部名著中的学术经验,这套丛书对所选古籍中的名方,又突出以"临床新用"为重点。关于以上几套丛书,其整理编纂的方法不是照录,因为这些书中有相当的一部分是属于内容重复、缺乏新意的,为了有利于读者较为便捷的获取书中精粹,余老师在精选方剂和扩充临床使用范围方面多下功夫,特别是将所选方剂中的现代临床应用作为阐论重点。从上述三套丛书的书名中也可获知,《历代中医名著精华丛书》是所选医籍的"精华本",《中医古籍新点、新校、新参考系列》中对所选医籍的书名(原书名加"集要"二字)做了些改动,如《外台秘要集要》《圣济总录集要》《普济方集要》……也就是说这套丛书是所选医籍的"集要本",反映了余老师对中医临床文献新的编纂、整理方法。2013 年 8 月,《中医古籍新点、新校、新参考系列》丛书被国家新闻出版总署和全国古籍整理规划领导小组选为"首届向全国推荐的优秀古籍整理图书。"

此外,余老师还参与主编和领衔主编过多种中医辞书,并在临床文献研究中,重视方剂学的研究,如余老师和王乐匋教授、陈广路教授主编《中国传统医学大系》,其中有《传统疗法大成》《方剂大成》等。还领衔主编刊行过大型方书《宋以前医方选》《中医通治方精选》。在医案文献整理方面,余老师与高益民教授共同主编了《现代名中医类案选》(1983 年人民卫生出版社),该书出版后在不长的时间内再版了 3 次,印数近 8 万册,并有日文本刊行问世,是现代医案著作中较有学术影响的一种。

3. 探研流派,致意传承

余老师在研究临床文献过程中,除了对于历代名医名家学术思想予以整理和研究外,对地域医学和学术流派也非常重视。如 1985 年冬,余老师和王乐匋教授、李济仁教授等共同主编一套大型的地域性医学文献——《新安医籍丛刊》。这套丛书在选本、校勘等方面下了很大功夫,全书刊行后,1996 年获得华东地区科技出版社优秀科技图书评委会颁发的"第九届华东地区科技出版社优秀科技图书一等奖"。此外,余老师还为孟河、燕京、海派等地域医学做过一些工作。余老师指出,通过对学术流派方面文献的研究,不仅得以泛览与探索经典医著、丰富多彩的地域医学流派学术思想，更重要的是，他认为学术流派既是地域医学的学术特色，又反映了地域医学的人才发展和学术传承规律，对于中医学的传承和发展具有重要的启示。

4. 精选推介，荐读名著

余老师在几十年的临床文献研究工作中，撰写了有关文献学术研究和推介性的文章百余篇，他认为，研究文献的关键在于把握文献中的学术精华，利用文献研究者较强的文献阅读能力和对医籍文献中学术内涵的鉴别能力，将其中有价值的阐论总结提炼出来，呈现给研究人员或临床工作者。

现存的历代医籍中，绝大部分属于临床医学论著。要从中选取具有规范性、权威性、学术代表性和对后世影响极为深远的名著，向读者做一个总体性的论述，这是余老师从事中医临床文献研究近60年的夙愿。为此，余老师在数年前决定组织有关专家编写一部新书，署名为《中医临床必读名著30种》，30部名著均从作者简介、内容概要、背景回顾、传承导读、必读理由、前贤点评、延伸阅读等不同的角度和层面，介绍了该书的学术全貌，尽可能恰当地阐论该书的学术精粹和方治特色。使读者能较快地阅习该书的学术精髓、要义，掌握学习方法，为提高读者临证水平打基础。

5. 汲取精华，学以致用

中医临床文献逾万种，是一个宝库，体现了历代学术理论和临床诊疗水平的发展与提高。余老师强调，中医从业人员不可不读古书，既要学习具有代表性的名医流派和医著的学术经验，又要博取诸家之长。只有重视全面继承古籍文献中的精华，临证才有可能提高与创新。

譬如余老师临床中治疗肾病主要取法于张仲景，但又吸取近代医家的学术经验；治疗肝病中的肝炎，最初常以柴胡疏肝散加减施治，1960~1961年，余老师诊疗了多例传染性病毒性肝炎患者，起初用柴胡疏肝散，结果是或效、或不效，令人不太满意，后来余老师写信请教业师秦伯未先生，他复函让查看清代魏之琇《续名医类案》中的医案，其中治疗"肝燥胁痛"用的是一贯煎方。后来余老师从案例中获知，20世纪60年代初，当时正值三年困难时期，肝炎患者属于"肝燥胁痛"的病状较多，故此受到启发，在疏肝的同时，必当重视养肝柔肝。其后若干年，余老师治疗多种肝炎，往往又加上"三鸡"（鸡内金、鸡血藤、鸡骨草），对于改善患者临床症状和化验指标具有比较可靠的疗效。秦师告诫余老师，在诊治过程中如果遇到困难，疗效不理想，应该多查阅临床文献。

又如治疗糖尿病，余老师比较赞赏近现代名家施今墨先生的方治，选药多用生黄芪、生熟地、苍术、玄参、葛根、山药等,但糖尿病患者除气阴虚等病因病机外,多数情况还兼有肾虚,张璐《张氏医通》治疗消渴病,常用沙苑子等补肾,余老师亦适当选用。如糖尿病患者内热严重,亦可选加黄芩、黄连等清热。祝谌予先生告诉余老师,他学习施老治糖尿病,为了减免合并症,在方治中往往多加活血通络药,收效甚佳。

余老师多年来治疗偏头痛的经验,也是结合研究临床文献,加上实际诊疗,反复斟酌形成的成果,自拟方"柴芎蔓芷汤",组成:柴胡、川芎、蔓荆子、白芷、秦艽、当归、生杭芍、菊花。临床中根据不同的症情予以加减变化。如有颠顶痛须加藁本,夹痰则加化痰药。此方的形成,余老师参阅了《兰室秘藏》的清空膏,《传信适用方》的杏芎散,《类证活人书》的柴胡半夏汤,《同寿录》的治头痛方,将四方中的方药予以综合思考、变化加减而成。患者如果是偏头痛,柴胡基本上是必用,而方治中的川芎、当归用量比较大。全方治重调肝、养血、祛风、通络以止痛。

综上所述,可见在诊疗过程中,多看中医临床文献有利于提高临床疗效。最重要的是,诊治思路得以拓宽,使在医疗实践中,能逐步学到圆机活法,这也体现了方治中的权变性。再者,在中医临床文献中,古今医案著作应该尽可能地参阅,余老师十分赞成章太炎先生对医案的评价,他说:"中医之成绩,医案最著。欲求前人之经验心得,医案最有线索可寻。循此钻研,事半功倍。"近代中医名家周学海先生也曾说:"每部医案中必有一生最得力处,潜心研究,最能汲取众家之长。"余老师在多年的临床文献研究中认识到"医案是中医文献研究中与中医临床结合得最为密切的科研领域"。因此,"中医医案是最值得我们认识学习、研究和总结"。中国医学史上,影响较大的医案有《薛立斋医案》、江瓘《名医类案》、魏玉璜《续名医类案》、喻嘉言《寓意草》、叶天士《临证指南医案》、俞震《古今医案按》等。明代江瓘《名医类案》提出医案著作的重大作用是"宣明往范,昭示来学"。清初李延昰谓:"医之有案,如奕之有谱,可按而覆也。"清代俞震《古今医案按》指出,多读医案,可以指导医者辨证、立法,方治中的灵活变化,给习案者一隅三反的启示。中医临床诊疗的传承与创新,主要见于医案著作,我们从中既能学到诊疗中的定法与活法,又能见到诸多创新的治法。同时,医案还能重点反映医家的经验心得和方治特色,其中包含一般方书、论著所不易学到的临床见解和诊疗心得。从历代各家医案,我们还可以看到他的时代性特征,其中比较突出的是近现代的名家医案。这些医案在病名诊断方面也多选用现代医学诊断病名,但这样的学术变化有利于西医的学习,有利于中西医结合,更有利于我国的传统医药面向世界,从而为国际临床医学交流和诊疗水平的提高,贡献一份力量。

余老师对于常见多发病,比较重视通治效方的研究,但通治效方的形成,往往需要看很多的临床文献予以斟酌、定方。其中的加减法也需要参阅前人学术经验,往往在诊疗选用方面有一个试用的经历,而这个过程,中医临床文献的研习是起到了重要作用的。所以余老师以数十年来临证探索的经历和体会提出,作为一名新时期的现代中医,在毕生的诊疗生涯中必当重视临床文献的研习。

(三)临证倡导病证结合指导下的通治方应用

余老师在 60 余年的诊疗实践中,强调文献研究与临证诊疗相结合,善于汲取中医古籍中蕴含的学验精华,力求变通而为临床所用。我们跟随余老师临证学习时,发现他在坚持一定的治疗原则的基础上,重视在辨病与辨证相结合的基础上,善于将"通治方"与"通治法"灵活应用于各科疾病的治疗中,形成了诊疗基本模式,并积累了丰富的临床经验。

1. 辨治原则

余老师在 60 余年的临床工作中,除注重探索与总结疾病的辨治规律外,亦非常重视坚持一定的辨治原则,他认为临证中严谨地遵循这些基本原则,是取得临床疗效的必要保障。

(1)首重调肝

余老师临证重视调肝,如在治疗肝病、高血压、情志病、月经病、甲状腺疾病、前列腺炎等疾患时均用到了调肝。他认为,肝主疏泄,为一身气机条畅之主,百病每多生于气郁,而又易形成脏腑气机郁滞。调肝之法虽然是在调节一脏,但是实际可以有助于其他四脏生理功能的发挥以及病理状态的自愈,更可以促进五脏平衡的重新恢复。余老师将调肝作为临证中经常应用的治则,具体应用又分为以下八个方面。

①疏肝

用于肝气不舒证,症见:胁肋胀痛不适,性急,抑郁,多怒,眠差不实,多梦等。药用:柴胡,香附,川楝子,木香,乌药。此法多与"育阴血"治法合用,配以生地黄、熟地黄、当归、赤芍、白芍、女贞子、墨旱莲、桑椹等。

②平肝

用于肝气化火、火升阳亢证,症见:头晕头痛,目赤,性急,血压时升或居高不下。药用：生石决，车前子，车前草，夏枯草。此法多与"滋肾水"治法合用，配以生地黄、熟地黄、山萸肉、山药、丹皮、茯苓、炒杜仲、牛膝等。

③清肝

用于肝经湿热或肝胆实火证，症见：胁痛，口苦，目赤肿痛，烦躁多怒，淋浊带下等。药用：川楝子，龙胆草，黄芩，金钱草，海金沙。此法多与"养血、活络"治法合用，配以当归、赤芍、白芍、丹参、元胡、鸡血藤、郁金、桃仁、红花等。

④柔肝

用于肝脉绌急证，症见：腹中疼痛或绞痛，筋脉拘挛，抽搐转筋，颈强肢紧而痛等。药用：白芍，甘草，葛根，木瓜，僵蚕，天麻，全蝎，地龙。此法多与"养血活络"治法合用，配以当归、生地黄、熟地黄、丹参、元胡、鸡血藤、川芎、乳香、没药等；或与"祛风除湿"治法合用，配以秦艽、防风、威灵仙、豨莶草、老鹳草、白芷等；或与"祛风痰"治法合用，配以白附子、胆南星、天竺黄、桃仁、杏仁。

⑤和肝

用于木土失调、肝脾或肝胃不和证，症见：心情忧郁，嗳气吞酸，纳差饱胀，中脘痞滞，大便溏结失调等。药用：柴胡，香附，青皮，陈皮，佛手，香橼等。此法多与"和中"治法联用，配以苏梗、麦冬；或与"清脘"治法合用，配以黄连、木香；或与"温中"治法合用，配以良姜、干姜、草蔻。

⑥护肝

用于各种急慢性肝病或其他疾患继发性肝损伤。药用：鸡血藤，鸡内金，鸡骨草，茵陈，五味子。多与"疏肝""消癥""解毒"等治法合用。联用消癥法，配以三棱、莪术、山甲、生牡蛎；联用解毒法，配以半边莲、半枝莲、白花蛇舌草、虎杖。

⑦软肝

用于肝炎、肝纤维化、肝脾肿大等疾患。药用：鳖甲，生牡蛎，三棱，莪术。多与"疏肝""育阴血""活络""护肝"治法合用。

⑧镇肝

此法亦称潜镇，用于肝风证，症见：肢颤麻痹，抽搐震掉，甚或角弓反张，神识昏迷，舌强语謇等。药用：生牡蛎，生龙齿，琥珀，生石决，赭石等。多与"开窍"治法合用，配以石菖蒲、远志，或牛黄清心丸；或与"化痰"治法合用，配以陈皮、半夏、竹茹、白矾等。

以上是余老师临证常用的调肝的八个方面，但是临床中病证往往错综复杂，这八法可以根据患者具体情况相互组合使用，或结合其他治法使用，如调肝和中,调肝散结,调肝降压,调肝软坚,调肝止痛,调肝疏郁,调肝通经,调肝宁神等。如此,调肝法可灵活变通的运用于多种病证中。

此外,余老师临证注重脏腑间生克制化的关系,所以在调节脏腑失衡时往往需兼有调肝,或通过调治气血、阴阳和其他脏腑以助调肝。如,健脾胃需兼调肝,通过调肝以减少肝木的乘克,可以有助于脾胃功能的恢复。因此,余老师治疗慢性胃炎、胃溃疡、反流性食道炎的经验方调肝和中汤,其治法即是调肝健脾、和中清脘。再有,宁心神需兼调肝,如在治疗郁证中,余老师认为本病虽属心神不宁为主症,但治疗重点在于调理心肝二经。另外,在治疗肝气侮肺之咳喘中,泻肺需兼调肝;肝气(火)逆乱耗伤肾水之高血压病,涵养肾水需兼调肝。

（2）培补脾肾

余老师治疗迁延性、慢性疾患重视培补脾肾。他认为,脾肾为先后二天之本,是人体正气的发源之处,正气充足才能激发机体的自我修复与痊愈能力,从而促进疾病向愈。如治疗慢性肾病补肾脾,慢性肝病益气阴、健脾,糖尿病则补气阴、通络、健脾补肾,脑梗死补气通络、益肾健脾,是《素问·五常政大论》中讲"必养必和,待其来复"基本原则的具体体现。

（3）顾护胃气

余老师对于慢性病需要长期用药的患者,非常注重顾护胃气。首先,在选择药味上,余老师少用壅滞及攻伐克削之品,立方遣药较为轻灵,即使应用厚味滋阴之品也会佐以理气和胃、消导促运之品,以防壅塞胃气。其次,余老师所开处方一般不超过14味中药,多数处方要少于12味中药,药量也比较轻,比如青皮、陈皮各4~6g,半夏3~8g,大黄3g,木香6g,以防过剂伤正。再次,在服药方法上,余老师对于需要服用1个月以上中药的患者,一般每服药6~10天后,停1天药,4周共服24剂;或者短期连服20天,中间服至10剂时停药1天,然后再服用剩下的10剂汤药,尽剂后再复诊。这种服药方法是为了让患者"胃气"得以休息和恢复。既有利于药物很好地吸收和发挥作用,又有利于患者身体的较快恢复。

（4）恰当补泻

余老师临证权衡攻补时,告诫我们应该谨遵《素问·五常政大论》"无使过之,伤其正也"之训。故在选用治法上,活血兼益气,疏肝兼柔肝,理气兼养阴,滋阴兼和胃,利水兼养阴。做到补而毋壅,攻而勿伐,凉而不遏,温而不燥,升而不浮,降而不坠。时时处处从正气着眼,体现了恰当补泻的基本原则。

（5）调畅气血

余老师注重通过调畅气血来调整人体脏腑失和的病机。气血周流于全身，无处不到，二者相依相随不可强分，因此，气病及血，血病及气，进而导致气血失常是临床中常见的病机。所以余老师临床中治疗疾病往往气血并治，如益气活血、调气活血、益气养血、益气摄血等。气血条畅，五脏得养，脏腑方能各司其职，升降出入有序，百病不生。

2. 临证模式

中医临证，望闻问切，省病问疾，辨证施治，处方用药，必有一定之规程，因程式逐步深入，理法方药运用法度严谨，病、证、法、方、药的恰当相合，方能取效。这种中医临床过程中所遵循的规程和范式，我们称之为临证模式。

余老师认为，目前普遍接受而为广泛应用的中医临证模式为西医辨病加中医辨病与辨证，但辨证又往往受到辨证分型的影响，一病往往分为数型，一型又各立数方，过细的辨证分型往往使初学者难以掌握中医病证辨证规律，又很难统一疾病的治疗认识，不利于总结和推广经验。因此，余老师提倡临证中应适当发展和研究通治方，以通治方为基础，总结经验，提高疗效，更为符合临证实情，较为可取。

（1）辨病与辨证合参

清代徐灵胎在《兰台轨范》中言："欲治病者，必先识病之名，能识病名，而后求其病之所由生；知其所由生，又当辨其生之因各不同而病状所由异，然后考其治之之法。一病必有主方，一方必有主药。"余老师指出，从医学发展的观点分析，"辨病论治"当早于"辨证论治"，因为医者对疾病的认识是逐步深入的，深入到一定阶段，又希望能得到删繁就简的证治规律。中医"辨病论治"发展过程，倘若从治疗学的观点，就是寻求更切合病证、便于在辨病论治中广泛应用"通治方"的过程。因此，余老师强调，在临证中必须坚持辨病论治与辨证论治相结合的模式。不但要辨中医的病，还要明确西医的病，辨西医的病能够对疾病的病因病理、进展情况、转归预后有较为清晰的认识和掌握，会对疾病的治疗更为精准，从而真正做到"有的放矢"。然后根据患者的个体差异，再充分运用中医辨证论治的优势，如此才能获得较好的临床疗效。

（2）常法"法治"与变法"意治"

余老师指出，对于各种常见多发性疾患，不论中医、西医都有一套常用的防治方法，这些治法称之为"常法"。一个医生在诊疗方面最基本的要求就是要熟悉"常法"。用常法予以施治就是"法治"。余老师临证常用治法，如下：

慢性肝炎：调肝，育阴血，益气阴，健脾，化湿，解毒，通络；

肝硬化：调肝，育阴血，益气阴，软坚，利水，健脾，护肝解毒；

慢性肾炎：补肾脾，益气，通络，利水，清肾；

泌尿系感染：清肾，益气阴，利水，去湿；

糖尿病：益气阴，通络，健脾，清胃，补肾；

冠心病：宽胸化痰，通络，益心气，开窍，宁神；

阿尔茨海默病（老年痴呆）：益肾通络，开窍宁神；

脑梗死：益气通栓，利脉，补肾健脾，调腑，疏风，宁神；

血管神经性头痛：调肝，疏风，醒窍，通络；

高血压：益气阴，平肝通络，调肝降压；

癫痫：潜镇止痫，化痰通络；

更年期综合征：调肝，育阴扶阳；

腰痛：益肾通络，祛风，利湿；

结肠炎：清肠化湿，理气止痛，止泻；

耳鸣：补肾，调肝，育阴，通络，通窍；

乳腺增生：疏肝消癖，通络化痰；

痹证：疏风通络，蠲痹止痛；

不育：疏肝通络，益肾强精。

余老师指出，临床中若仅仅是熟悉"常法"，是难以应对复杂多变的证情的，因此还需要学习、掌握一些灵活变通、更能契合具体病情的治法，这种方法简称为"变法"。因此，用"变法"治疗往往要突出"意治"。所谓"意治"，亦即在诊疗中体现"医者意也"之真谛。求"意"的关键是"在人思虑"，亦即辨证和考虑问题的细致全面，求取治疗之意理、掌握变通治法。所以说"医者意也"是指医生在精细分析因证前提下，经过认真思辨而获得的证治概念和处治活法。掌握"常法"与"变法"的多少及其运用的精确熟练程度，是厘定一个医生诊治水平高低的标尺。但我们又不能一味地去追慕"意治"。重要的是，须有坚实的学术、临床基础，要用科学、辨证的思维方法，并应理解"法治"与"意治"的密切关联。即"意治"不能脱离"法治"；"法治"在一定的辨证条件下，须以"意治"来加以体现，明代冯嘉会指出："夫天下意与法原自相持，意缘法以行，而后驭之精；法传意以出，而后垂之永。"这是对"意治"与"法治"关系的精辟见解。

（3）通治方

余老师在门诊上方药运用有一定规律，即在诊疗中力求运用通治方。通治方思想的形成来源于两个方面。一方面在余老师学医之初，其父亲余无言先生在治疗一些疾病时，会运用一些核心的方药，这些方药组成相对固定，临床中按照对患者的具体症状和病情采用名方或经验方予以加减，即可取得疗效。如他治疗臌胀经常用到傅青主的决流汤加减。还有业师秦伯未先生也有临证经验效方的使用，如他经常用黄芪建中汤加减治疗慢性胃炎，也获得了较好的疗效。另一方面，余老师在研究明代孙志宏所撰的《简明医彀》时，发现书中所述各种病证，绝大多数均列主方，这些主方都是根据该病的病因病机等实况，参酌古今文献，结合他个人的诊疗经验所拟的自订方。虽无方名，但立方缜密，遣药灵活，且多附列证候变化中的加减法，每能切中病机，反映了孙氏为了使习医者较易掌握常见诸病的证治，探索多种病证治疗规范的精神。余老师认为，孙志宏的"主方"即有了通治效方思想的雏形，也比较能使读者易学易用。通治方在临证中加以适当的变化和调整，可以起到"以一应百"通治之效。所以，余老师将临床经常惯用的一些特效核心方剂称作通治方。笔者在《余瀛鳌通治方验案按》一书中总结了余老师临证常用的60首通治方。

通治方是在辨病论治与辨证论治相结合的基础上，根据临床具体疾病所提出来的通治方案，其组成相对固定，性味相对平和，照顾疾病病机也较为全面。在通治方的运用方面，要根据临床实际和患者个体特异的表现，立法化裁或组合其他治法与方药，使得治疗方案系统、全面而灵动，既符合中医学整体恒动观的基本精神和要求，又符合临床诊疗规律。

（4）通治法与经验用药

余老师治疗疾病过程中，在选定通治方治疗主病主证后，又非常重视针对患者的具体症情，佐以"经验治法"和药物治疗兼病兼症。这些经验治法余老师称之为"通治法"，通治法及用药经验可以在临证时随需选取并灵活组合。如余老师治疗慢性肝病的基本治法均为调肝、育阴血，但根据临床上患者的具体病情不同，兼湿者配合化湿法，兼瘀者配合通络化瘀法，兼肝硬化者佐以软坚法，兼水湿阻滞者佐以化湿利水，兼脾虚或肝脾不和者佐以疏肝健脾法。

多年来余老师在实际应用通治法时，形成了自己独到的应用经验，这些通治法与药物的选择皆需根据患者的具体情况予以斟酌使用，可以说是通治法的具体实施策略，并可为通治方的灵活加减提供有益补充。现选列余老师应用较多的通治法和经验用药如下：

调肝：柴胡、香附、川楝子、青皮；

护肝解毒：鸡内金、鸡血藤、鸡骨草；

平肝:生石决明、车前草、夏枯草、白蒺藜;

利胆:金钱草、枳实、枳壳、海金沙、龙胆草;

育阴血:生地、熟地、当归、玄参、女贞子、旱莲草;

扶阳:附子、肉桂、干姜;

清脘:黄连、蒲公英;

降气:苏子、杏仁、莱菔子、旋覆花;

化痰:陈皮、半夏、杏仁、竹茹、白芥子、川贝、浙贝;

止嗽:百部、白前、紫菀、款冬花;

宽胸:瓜蒌、木香、薤白;

化石、排石:海金沙、金钱草、鸡内金;

健脾:茯苓、芡实、莲肉、山药、白术;

消瘿:玄参、昆布、浙贝、海藻、黄药子;

通输卵管:皂刺、路路通、制香附、赤芍;

清肾:石韦、黄柏、土茯苓、白茅根;

软坚:鳖甲、三棱、莪术、生牡蛎;

宁神:合欢皮、夜交藤、柏子仁、炒枣仁;

消疹、消痤、消暗斑:地肤子、僵蚕、龙胆草、白芷;

利咽:桔梗、玄参、锦灯笼、生甘草;

通络:桃仁、红花、丹参、鸡血藤、䗪虫;

和中:苏梗、麦冬、木香、佛手;

益心气:西洋参、太子参、麦冬、五味子、炙甘草;

制酸:乌贼骨、浙贝、煅瓦楞;

益肾强精:生地、熟地、山萸肉、沙苑子、锁阳、仙灵脾、肉苁蓉、鹿角胶;

润腑:肉苁蓉、火麻仁、郁李仁、瓜蒌仁、桃仁、杏仁;

除烦:黄连、龙胆草、炒栀子;

蠲痹:秦艽、海风藤、老鹳草、千年健、伸筋草、威灵仙;

生津:石斛、玄参、麦冬、玉竹、天花粉;

固卫:生黄芪、炒白术、防风、浮小麦;

消血管内斑块:蒲黄、五灵脂、丹参、血竭;

利湿热:石韦、萆薢、小蓟、赤小豆、生薏苡仁、冬葵子;

清睾:川楝子、蒲公英、黄柏;

宣通鼻窍:苍耳子、辛夷、细辛;

退黄:茵陈、栀子、金钱草;

扶正抗癌:生黄芪、当归、生地、熟地、沙苑子、补骨脂、白花蛇舌草、半枝莲(乳腺癌加龙葵,肝癌加石见穿、八月札,胃及食管癌加半边莲、白英);

醒脑开窍:石菖蒲、远志;

通心络:丹参、桃仁、红花、降香;

促消化:炒神曲、鸡内金、炒谷芽、炒麦芽;

潜镇:生龙骨、生龙齿、生牡蛎、生石决明、紫贝齿、紫石英、代赭石;

明目:枸杞子、菊花、青葙子、决明子、密蒙花;

缩泉:金樱子、覆盆子、桑螵蛸;

疏风通络:秦艽、独活、鸡血藤、络石藤、海风藤、伸筋草;

去浊:生薏苡仁、苍术、滑石、土茯苓、萆薢;

止痛:元胡、生白芍;

清肠:秦皮、地榆、黄连、木香;

收敛止泻:秦皮、赤石脂、诃子、石榴皮;

清带、止带:生薏苡仁、苍术、黄柏、败酱草;

疏风利水:防风、防己、麻黄、杏仁、苏叶;

渗湿利水:茯苓、泽泻、车前子、车前草、冬葵子;

逐水:葶苈子、车前子、黑丑、甘遂;

降脂:丹皮、山楂、草决明、姜黄;

散结:夏枯草、僵蚕、玄参、浙贝、生牡蛎、穿山甲;

祛风痰:白附子、胆南星、僵蚕、天竺黄、竹沥;

止痒:白蒺藜、地肤子、蝉蜕;

通乳:路路通、漏芦、通草、丝瓜络、王不留行、穿山甲;

止痉:全蝎、蜈蚣、葛根、生白芍;

燥湿:苍术、草豆蔻、砂仁、草果;

定眩:天麻、钩藤、菊花。

以上通治法临床具体应用时,可以随证化裁或组合。

3. 处方程式

余老师临床中重视临证模式,他在诊疗过程中强调,首先要明确患者的现代医学诊断,其次根据患者主诉和现病史予以辨证,辨病辨证相参后,对于该患者提出主病主证治法,或有辅以兼病兼症(证)治法,然后选用经验通治方,并在此基础上结合患者具体症情予以化裁,并选择若干通治法佐治兼病兼症

（证）。选方用药过程中,余老师根据自己多年的临床经验,选择相关药组,即前述病证与通治法、通治法与经验用药。

通治法相对灵活,不同疾病也可以选择相应治法和经验用药,体现了中医辨证思维中的异病同治。通治方相对固定,是根据病证的临床特点、发生发展规律以及临床经验总结出来的特效方。具有通治本类疾病的特征,但是仍然可以根据患者的不同症情予以化裁。

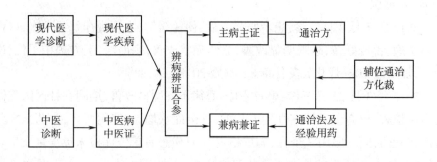

4. 结语

综上所述,在临诊模式方面,余老师临证主张辨病论治和辨证论治相结合,在掌握疾病的中西医病理机制和病证发展变化规律基础上,根据临床治疗"总结经验——重复经验——推广经验"的目标和需求,可拟定治法,并遵循通治法则的基本精神,可以拟定与之相对的、行之有效的"通治方"。然后再根据患者实际情况予以选用通治法和经验用药化裁。临证实际来看,余老师在运用通治法、通治方与辨证论治时可以做到优势互补,有益于提高临床疗效。

三、验案选粹

（一）内科

1. 心悸

● 例1:黄某,女,74岁。2015年2月11日初诊。

主诉:阵发性房颤7年余。

现病史:患者1996年在劳累或休息不好时出现期前收缩,2008年转为阵发性房颤,检查有颈动脉硬化、斑块形成,现口服酒石酸美托洛尔、盐酸地尔硫䓬、华法林。目前患者症见心悸,眠差,入睡困难,烦躁,口干舌苦,自述易上火且舌尖易起疱,小便偏黄,大便干,脉微数,舌红,苔中度腻。

辨证:阴虚火旺,心肾不交。

治法:调心气,祛瘀,育阴宁神。

处方:调心生脉汤①加减:

太子参 10g,麦冬 10g,五味子 10g,炒枣仁 20g,柏子仁 10g,黄连 10g,肉桂 3g,生熟地各 15g,玄参 15g,丹参 15g,蒲黄 8g,五灵脂 6g(包煎),夜交藤 15g。20 剂,水煎服。

2015 年 3 月 4 日二诊:患者服前方后,便秘缓解,大便规律每日 1 次,口舌未再生疮,舌苔好转,睡眠明显改善,心悸症状改善,宗前法,上方去柏子仁、夜交藤,加阿胶 10g(烊化)、炙甘草 8g,继服 20 剂。

2015 年 3 月 25 日三诊:患者心悸,心律不齐明显改善,期间在社区医院做心电图检查,仅有偶发性室性期前收缩,其余症状均除,停用西药,中药末次药方改成丸药,间断服用 3 个月,病情稳定,7 月份患者单位体检未见房颤发生。

按:该患者就诊时具有明显的阴虚火旺、心肾不交的指征,心火独亢于上则心悸、心烦、眠差、舌燥口苦而生疮,肾水亏于下则便结溲赤,故此余老师应用生脉饮以太子参易人参补心气而不生火;配合交泰丸泻南补北、交济水火;生熟地、玄参滋肾水,同时又加强麦冬、五味子育阴宁神之效;蒲黄、五灵脂、丹参活血通络,消斑块;炒枣仁、柏子仁、夜交藤养心安神而定悸复脉。方药使用对证,故疗效明显。

● 例 2:尹某某,女,40 岁。2015 年 8 月 5 日初诊。

主诉:心悸时有发作 1 月余。

现病史:患者患有甲状腺功能减退 3 年余,一直服用左甲状腺素钠片。近期甲状腺功能五项检查,促甲状腺激素 22mU/L,余皆正常。刻诊:心悸时有发作,乏力,嗜睡,双下肢非凹陷性水肿,畏寒。脉沉濡、微弦,舌体胖,薄腻苔。

治法:调肝利瘿,益心气,消肿开窍。

处方:柴胡 10g,香附 10g,玄参 15g,海藻 10g,青皮 6g,川楝子 10g,太子参 10g,麦冬 10g,五味子 10g,茯苓 20g,车前草 15g,远志 10g,石菖蒲 12g,生黄芪

---

① 调心生脉汤:太子参 15g,麦冬 10g,五味子 10g,丹参 15g,生地 15g,熟地 15g,黄连 10g,肉桂 5g,炒枣仁 20g(打碎),阿胶 10g(烊化),炙甘草 8g。治法:调心气,活心血,育阴宁神。主治:心律失常。症见心悸,胸闷,失眠健忘,情绪不宁,或怔忡突发,烦躁不宁,头晕头痛,甚则时有视物黑蒙,舌红苔黄,或舌淡有齿痕。脉律参伍不调,或促急时发,或结代不定。

30g。20剂,水煎服。

2015年8月26日二诊:服药后患者精神体力较前有所改善,水肿减轻,仍畏寒,心悸偶有发生。脉沉细,舌淡苔薄。治宜调肝疏郁,温阳利水。处方:柴胡10g,香附10g,玄参15g,海藻10g,青皮6g,川楝子10g,太子参10g,麦冬10g,五味子10g,茯苓20g,车前草15g,桂枝10g,炒白芍12g,生黄芪30g。20剂,水煎服。

2015年9月16日三诊:尽剂后,畏寒减轻,水肿消退,精神体力好转。上方去青皮、海藻,加仙灵脾12g,菟丝子15g,继服20剂。

患者以上方加减服用半年余,并规律服用左甲状腺素钠片至2015年底,诸症均消除。2016年3月5日甲状腺功能检查各项指标正常。

● 例3:王某某,男,45岁。2015年2月25日初诊。

主诉:心悸加重半年余。

现病史:患者工作压力较大,患有窦性心动过缓10年余,心悸伴有失眠,心烦,平躺时心悸加重,咽部灼热有痰,咳白痰,量不多,近半年症情加重。心电图示:间歇性交界性逸搏心率;窦性停搏。脉沉小,重取无力,兼有歇止,苔微腻。

治法:调肝,益心气,利咽,化痰湿,宁神。

处方:柴胡6g,香附10g,郁金10g,太子参10g,麦冬10g,五味子10g,生炙甘草各5g,桔梗10g,玄参15g,杏苡仁各10g,黄连10g,合欢皮10g,炒枣仁20g,阿胶10g(烊化)。7剂,水煎服。

2015年3月4日二诊:服前方,心悸好转,眠差,每日只能睡2~3个小时,入睡困难。有鼻窦炎,鼻至喉部发胀、堵塞感。乏力,时汗出。现心率70~80次/分。苔腻,右脉沉涩。治宜益心气、利咽、通络、宁神。处方:生黄芪30g,太子参10g,阿胶10g(烊化),炙甘草8g,麦冬10g,五味子10g,玄参15g,桔梗10g,莱菔子10g,丹参15g,海风藤15g,合欢皮10g,炒枣仁20g,秦艽10g。14剂,水煎服。

2015年3月18日三诊:尽剂后,乏力汗出好转。心动过缓已明显好转。但有失眠,且睡中易惊醒。面部时有牵掣不适,部位不定。纳食、二便均可。治宜调肝,益气,通络,宁神。处方:柴胡10g,青陈皮各4g,制香附10g,太子参12g,麦冬10g,炙甘草10g,五味子10g,柏子仁10g,炙黄芪20g,合欢皮12g,鸡血藤15g,炒枣仁24g,熟地20g。21剂,水煎服。

2015年4月8日四诊:患者诉前方服后心搏次数有所下降,于方中自加阿胶后心率回升,维持在 80 次 / 分左右,每日失眠症状略缓解,凌晨 2~3 点之间易醒,醒后入睡困难。面部、咽部时有牵掣感,较前略有缓解。苔薄微腻,脉沉濡微弦。治宜调肝疏郁,益心气,宁心神。处方:柴胡 10g,制香附 10g,郁金 10g,青皮 5g,柏子仁 10g,太子参 12g,麦冬 10g,炙甘草 10g,丹参 15g,远志 10g,合欢皮 12g,炒枣仁 20g,夏枯草 10g。28 剂,水煎服。

尽剂后心率维持稳定,睡眠较前改善,心悸未再发生。

● 例 4:林某,女,33 岁。2015 年 1 月 7 日初诊。

主诉:心悸伴有多汗 1 个月。

现病史:患者 1 个月前因心悸、多汗,去北京某三甲医院就诊,检查甲状腺功能发现异常。三碘甲状腺原氨酸(T_3)5.17nmol/L(1.3~3.1nmol/L),甲状腺素(T_4)256.82nmol/L(66~181nmol/L),游离三碘甲状腺原氨酸(FT_3)9.67pmol/L(3.19~9.15pmol/L),游离甲状腺素(FT_4)39.91pmol/L(9.11~25.47pmol/L),促甲状腺激素(TSH)0.02mU/L(0.3~5mU/L)。现心悸汗出,急躁易怒,颈部肿大,食欲增加。行经 2~4 天,最近一次月经提前 10 天。口干,饮水颇多。肝功能亦有异常。面生痤疮,身体易疲乏。舌苔中度腻,脉沉濡弦。

治法:疏肝,消瘿,通络,化湿,消痤。

处方:调肝消瘿汤[①]加减:

柴胡 10g,玄参 15g,昆布 10g,黄药子 6g,僵蚕 6g,川楝子 10g,丹参 15g,桃仁 10g,苍术 12g,生薏苡仁 20g,地肤子 12g,龙胆草 6g。14 剂,水煎服。

2015 年 2 月 4 日二诊:此次月经按期来潮,未提前。乏力症状改善,烦躁减,余无明显改善。舌面水滑,苔腻,脉沉细、有弦意。肝功能化验:丙氨酸氨基转移酶(ALT)256U/L(高),天冬氨酸氨基转移酶(AST)142U/L(高)。治宜调肝消瘿、补气血、保肝。处方:柴胡 10g,香附 10g,生地 15g,熟地 15g,玄参 15g,昆布 15g,浙贝 10g,黄药子 6g,赤芍 12g,白芍 12g,生黄芪 30g,当归 10g,鸡内金 15g,鸡血藤 15g,鸡骨草 30g。20 剂,水煎服。

2015 年 4 月 1 日三诊:T_3 4.01nmol/L(高),T_4 231.29nmol/L(高),FT_3 9.26pmol/L(高),FT_4 22.02pmol/L(正常),促甲状腺激素(TSH)0.02mU/L(低)。颈部肿大较

---

① 调肝消瘿汤:柴胡 10g,香附 10g,玄参 15g,昆布 10g,浙贝 10g,黄药子 6g,僵蚕 10g,当归 12g,生地 15g,熟地 15g,夏枯草 10g,生牡蛎 30g(先煎)。功能:调肝消瘿,育阴平肝。主治:甲状腺功能亢进症、甲状腺功能减退、甲状腺结节、甲状腺囊肿等甲状腺疾患。症见心烦易怒,情绪不宁,或伴颈部瘿结,口苦咽干,自汗盗汗,多食消瘦,心悸失眠,脉弦细。

前柔软变小,面部痤疮减少,月经周期正常,眠食可。舌苔滑腻,脉沉小弦。宗前法,上方去黄药子、赤芍、白芍、鸡血藤,加夏枯草 10g、生牡蛎 30g。20 剂,水煎服。

2015 年 5 月 6 日四诊:服前方后,患者自觉症状消失,颈部肿大缩小,面部痤疮仅遗有色素沉着,未有新发,改为丸药巩固治疗。处方:柴胡 36g,香附 36g,生地 30g,熟地 30g,玄参 40g,昆布 30g,浙贝 40g,夏枯草 40g,生牡蛎 60g,杭芍 45g,生黄芪 60g,当归 40g,元胡 45g,炮山甲 20g,鸡血藤 45g,苏梗 40g,炒枣仁 100g。上药研细末,水泛为丸如梧桐子大,每服 6g,每日 2 次。

2015 年 11 月 18 日,患者介绍其他病友就诊时述,10 月份在某医院内分泌科复查,各项数据均已正常,颈部肿大消除,身体无不适,心情较愉快,生活工作正常。

再按:余老师认为,甲状腺疾患多与心、肝二经密切相关,治疗重点在于育阴以降虚火,调肝以散瘿结。常用自拟调肝消瘿汤加减治疗。此方是在柴胡疏肝散和消瘰丸基础上加减化裁而来。方中柴胡、香附疏肝解郁、条畅肝气;生地、熟地、当归、玄参育阴清热、滋水涵木;浙贝、黄药子、夏枯草、僵蚕化痰散结、消瘿肿;生牡蛎育阴潜阳、平肝软坚。全方共奏调肝消瘿、育阴平肝之功。

2. 胸痹

● 例 1:石某,女,68 岁。1993 年 10 月 23 日初诊。

主诉:左前胸憋闷疼痛反复发作半年余,加重 1 周。

现病史:患者 1992 年 4 月在某医院确诊为"冠心病",曾使用过硝酸异山梨酯、地奥心血康、牛黄清心丸等药,症状稍有缓解,但仍经常发作。现左前胸阵阵憋闷作痛,心悸气短,头晕目眩,喉中似有痰涎,咽痒,口干渴饮,大便燥结,舌体胖大、色紫暗而苔少,脉右弦滑、左弦细。

治法:益气,宽胸豁痰,通阳活络。

处方:宽胸宣痹汤 [1] 加减:

瓜蒌仁 12g,薤白 8g,制半夏 6g,赤芍 10g,白芍 10g,太子参 12g,生地 15g,熟地 15g,麦冬 15g,丹参 15g,杏仁 12g,木香 4g,川楝子 10g(打碎),延胡索 10g,北沙参 12g,丹皮 12g,黄连 10g,炙甘草 10g。14 剂,水煎服。

---

[1] 宽胸宣痹汤:瓜蒌 12g,薤白 8g,制半夏 6g,生地 15g,熟地 15g,赤芍 10g,白芍 10g,川芎 15g,当归 10g,生黄芪 30g,太子参 12g,麦冬 15g,五味子 10g,炒枣仁 20g(打碎),远志 10g,丹参 15g,桃仁 10g,红花 10g。治法:宽胸豁痰,益心气,通心络,养心安神。主治:冠心病心绞痛,中医诊断为胸痹,属胸阳不振、痰瘀互结者。

1993年11月7日二诊:服药后,体力及活动耐量改善,左前胸憋闷疼痛亦有所缓解,心绞痛发作次数减少,大便通畅,仍时有心悸头晕,口干渴症状缓解,前方去川楝子、木香,加五味子10g、郁金10g,继服20剂。

后在此方基础上加减运用,前后治疗约半年,用药80余剂,病情完全获得控制,随访两年心绞痛症状未见复发。

再按:本例冠心病心绞痛患者,属中医胸痹范畴,辨证为胸阳不振、痰瘀互结。对于冠心病,余老师每从益气养血、宽胸通痹、化痰通络等方面着手,常用瓜蒌薤白汤、桃红四物汤加黄芪、太子参、麦冬、五味子、酸枣仁、远志、丹参等加减治疗。方中瓜蒌、薤白、杏仁、木香、半夏豁痰宽胸,通阳宣痹;太子参补心气,气充则血行,血行则痹通;丹参、丹皮、赤白芍、元胡活血止痛,川楝子、木香疏肝行气,二者相伍,行气活血,通痹止痛;沙参、麦冬、生熟地养心阴、安心神,黄连清心泻火。全方共奏宽胸豁痰、益心气、通心络、养心安神之功。

● 例2:韩某某,女,69岁。2015年1月28日初诊。

主诉:冠心病6年、2型糖尿病11年。

现病史:患者患有冠心病6年、2型糖尿病11年,以及腔隙性脑梗死。现心悸,胸闷,乏力,手脚趾麻,皮肤瘙痒,膝盖疼痛,起夜1~2次,大便每日1次、偏干。目前注射胰岛素控制血糖尚可。脉沉微滑、左尺弱,苔薄微腻。

治法:益气阴,通心络,宽胸,宁神。

处方:生黄芪36g,生熟地各15g,丹参18g,桃杏仁各10g,麻仁20g,玄参15g,苍术10g,山药20g,瓜蒌10g,木香6g,太子参12g,麦冬10g,五味子10g,炒枣仁20g。20剂,水煎服。

2015年4月15日二诊:尽剂后,心悸、胸闷、乏力均有改善,脉沉微弦、左尺弱,苔中后腻。治宜益气阴、补心气、通络。处方:生黄芪30g,生熟地各15g,玄参15g,苍术10g,山药20g,丹参18g,太子参12g,麦冬10g,五味子10g,川芎12g,赤芍12g,降香末4g(包煎),生苡仁20g。20剂,水煎服。

患者照此方先后加减服用约1年余,不适症状基本缓解,血糖亦控制较为理想,心悸胸闷未有反复。

● 例3:柯某某,男,60岁。2016年1月13日初诊。

主诉:心悸、胸闷半年余。

现病史:患者既往有高血压、高脂血症,于2015年7月6日出现心悸症状,在北京某三甲医院检查发现:冠状动脉右旋支狭窄近于堵塞;颈动脉粥样硬化斑块;胆囊息肉,胆结石。现患者心动过缓,畏寒,左肩痛,膝关节疼痛活动不利。现服降压药:苯磺酸氨氯地平配合厄贝沙坦,控制在 140/90mmHg 左右。脉沉缓有弦意,苔薄腻。

治法:益心气,通络,平肝,温阳,化石。

处方:太子参 12g,麦冬 10g,川芎 12g,赤芍 12g,降香末 4g(包煎),丹参 18g,生蒲黄 10g(包煎),五灵脂 6g(包煎),生石决 15g(先煎),白蒺藜 15g,金钱草 30g,制附片 6g(先煎)。30 剂,水煎服。

2016 年 2 月 24 日二诊:尽剂后,患者自觉症状明显好转,心悸、畏寒、关节痛均明显改善,时有头晕,脉濡弦、左寸虚滞,苔薄腻。治宜益心气、通心络、宁心、化石,育阴温阳。处方:前方去生石决、白蒺藜、赤芍,加天麻 10g、钩藤 15g(后下)、夏枯草 10g。30 剂,水煎服。

患者服用此方据症加减约近 60 剂,胸闷心悸症状未作。仅以苯磺酸氨氯地平口服,血压控制较为理想。

3. 血证

● 例 1:丁某某,女,11 岁。1994 年 8 月 13 日初诊。

主诉:全身肌肤及黏膜出现瘀点紫斑 1 月余。

现病史:患儿于 1994 年 7 月 6 日发现全身四肢肌肤出现瘀点紫癜,状如瓜瓣(冬瓜子),口腔黏膜亦有散发性紫癜,胸背部较少。迨至 7 月下旬,皮肤紫癜越来越多,以手按压,紫癜不褪色,且伴经常衄血,脘腹胀痛,渴饮,便秘,烦热等症。舌色紫绛,脉势洪数。经医院诊断为:过敏性紫癜。

治法:清热凉血,消斑通络。

处方:消斑青黛汤加减:

荆芥 8g,防风 8g,生石膏 45g(先煎),黄芩 8g,西洋参 4g,紫草 8g,青黛 4g,牛蒡子 6g,生甘草 5g,生地 24g,生石斛 20g,生大黄 2g。

以此方为主,根据患者症情变化,只略作加减,先后诊治不足一个季度,即告痊愈。

再按:本病属于中医"紫癜""肌衄""葡萄疫"等病范畴。患儿外感风热,蕴蓄不解,导致内热偏盛,阳明腑实,邪热内迫营血,因而发斑。治疗当以外疏内通,双管齐下。荆芥、防风、牛蒡子疏散风热,开表达邪;石膏、黄芩清气分之热,大黄攻肠腑之结;生地、石斛养阴凉血,青黛、紫草凉血通络;佐以西洋参益气养阴,扶助正气,健脾统血。

● 例 2:黄某某,男,42 岁。2002 年 7 月 10 日初诊。

主诉:乏力消瘦,伴有鼻衄便血 1 年余。

现病史:患者自去年春季开始,常感体力虚乏,经常咯血或鼻衄、便血,或有皮下出血,从去年冬季开始病情逐渐加重,体重较前已消瘦6kg。经北京某三甲医院住院治疗3个月余,确诊为:再生障碍性贫血。通过血象检查,已是中度贫血。因治疗效果不甚理想,遂来求治于中医。症见:面色㿠白,上气不足以息,衄血,呕吐与便血交替而作,畏寒肢冷,便溏,食纳锐减。脉沉弱,重取尤甚。舌体胖,舌色淡,苔微腻。

治法:补脾肾,益气血,降气,扶阳。

处方:生炙黄芪各25g,当归10g,生地30g,鹿角胶15g(烊化),肉苁蓉15g,补骨脂12g,菟丝子15g,山药20g,炒白术12g,苏子12g,杏仁10g,制附片8g(先煎),玄参18g,生蒲黄10g(包煎),三七粉4g(分冲)。

以上方据症加减,经治疗近1载,患者体况及精气神日趋正常。血证已完全控制,血象亦有明显进步。

● 例3:倪某,男,60岁。2015年7月29日初诊。

主诉:双上肢皮下紫斑反复发作2年余。

现病史:患者双上肢皮下出血反复发作2年余,在某医院诊断为:特发性血小板减少性紫癜。刻诊:双上肢皮下有针尖至绿豆大小不等散在出血点,分布较为稀疏。颜色有紫红、暗红和黑褐色不等。不伴有皮疹和瘙痒。咳嗽少痰,腹胀,纳差,小便不利,大便不成形。舌红、苔薄,脉势沉濡。

治法:滋阴清肺,凉血消斑,健脾止泻。

处方:透热消斑饮①加减:

紫草15g,丹皮15g,银花10g,连翘12g,生甘草6g,北沙参12g,百合15g,桑白皮10g,黄芩10g,黄柏10g,僵蚕6g,茯苓15g,芡实15g,山药20g,苍术10g,炒白术10g。20剂,水煎服。

2015年8月19日二诊:尽剂后,由原来每4~5天出一次斑,延缓为14~15天出一次,且新发出血点明显减少。大便成形,腹胀好转,乏力。治宗前法,加生黄芪20g,继服20剂。

以上方加减服用至2015年12月23日,患者血常规检查正常,遂停药。随访至2016年3月,患者未再发生紫癜出血症状。

---

① 透热消斑饮:生地20g,玄参12g,麦冬10g,丹皮12g,紫草15g,银花10g,连翘12g,生甘草6g。功能:滋阴凉血,透热消斑。主治:过敏性紫癜,或特发性血小板减少性紫癜等皮下出血疾患,可归属为中医"肌衄"范畴。

　　再按:过敏性紫癜或特发性血小板减少性紫癜属于中医"肌衄"范畴。余老师认为,此类疾病多由外感风热之邪伏热于血分,损络伤血而外逸所致。叶天士云:"入血就恐耗血动血,直须凉血散血。"故组方应从滋阴凉血、透热消斑立法。方中生地、麦冬、玄参增液养阴,以壮水之源;银花、连翘辛苦甘凉,体性轻清,透散络中伏热;丹皮、紫草清妄动之伏火,祛离经之败血,兼具凉血、散血、止血之功;甘草解毒和中,防寒凉药物伤胃,又可调和诸药。

　　本例患者双上肢皮下紫斑反复发作,伴有纳差、腹胀、大便稀溏,脾虚证候明显,同时还伴有咳嗽少痰,说明土不生金,肺气亦虚,故在使用透热消斑饮时,余老师减去了易滋腻碍胃且有滑肠之弊的增液汤,佐以茯苓、芡实、山药、苍术、白术健脾培土,北沙参、百合益肺养阴,桑白皮、黄芩、黄柏清肺止嗽,三组药物相合,培土生金、清金止嗽、泻火凉血;佐以丹皮、紫草入血分凉血活血止血,银花、连翘、僵蚕透热转气、疏泄血分郁热,标本兼顾,故获良效。体现了余老师活用通治方与通治法的辨证思维。

● 例4:张某,男,58岁。2015年1月9日初诊。

　　主诉:血小板减少性紫癜反复发作2年余。

　　现病史:患者患有特发性血小板减少性紫癜2年余,曾服用药物治疗,血小板略有回升,但停药后血小板仍波动于$(26\sim42)\times10^9$/L之间。全身不定期出现皮肤、黏膜出血,呈大小不等的瘀点,分布不均,以四肢为多,并伴有牙龈出血。眠食可。幼年时曾患癫痫,经治疗后好转,至今未发。舌红、苔浊腻,左脉反关、沉细,右脉沉滑。

　　治法:益气阴,育阴血,消紫癜。

　　处方:透热消斑饮加减:

　　生地36g,玄参15g,麦冬10g,丹皮12g,紫草15g,生甘草6g,生黄芪30g,山药20g,忍冬藤12g,苍术12g,白术12g,黄连10g,丹参15g,桔梗10g,生薏苡仁20g。30剂,水煎服。

　　2015年3月18日二诊:3月17日血常规示:血小板29×10^9/L。尽剂后,牙龈出血已愈,双臂散在多发褐色紫癜斑块,双腿酸胀,余无不适。水滑腻苔,左脉反关、细涩,右脉沉小弦。治宜:补气,育阴血,消癜,清伏热。处方:生地30g,玄参15g,丹皮15g,紫草15g,银花8g,连翘12g,生甘草6g,生黄芪24g,天冬12g,山药20g,女贞子12g,旱莲草12g。30剂,水煎服。

　　2015年4月22日三诊:皮肤黏膜未再发生出血,4月20日血常规示:血小板87×10^9/L。腿酸沉好转,脉沉细,水滑腻苔减。治宗前法,佐以健脾渗湿。处方:生地 20g,玄参 15g,丹皮 15g,紫草 15g,银花 12g,连翘 12g,生甘草 6g,生黄芪 30g,天冬 12g,山药 20g,茯苓 15g,炒白术 12g,女贞子 12g,旱莲草 12g。30 剂,水煎服。

2015 年 5 月 27 日四诊:尽剂后,患者腿酸沉完全好转,精神体力较好,5 月 25 日血常规示:血小板 121×10^9/L。舌红、苔薄白,脉沉细。改做丸药,巩固疗效。处方:生地 40g,玄参 40g,丹皮 36g,紫草 36g,银花 36g,连翘 36g,生甘草 30g,生黄芪 100g,天冬 40g,山药 80g,茯苓 45g,炒白术 45g,女贞子 45g,旱莲草 45g。上药为细末,水泛为丸,如梧桐子大,每服 6g,每日 2 次。

再按:患者皮下出血反复发作 2 年余,气随血脱、瘀因热成,故患者气阴两虚、夹热、夹瘀之病机可知。方用透热消斑饮凉血活血、透热宁络,佐以生芪益气固卫、健脾摄血;女贞子、旱莲草调补肝肾、养阴止血。又因患者苔腻夹湿,乃脾虚不运所致,故加山药、茯苓、白术健脾化湿。全方标本、主次分明,故收良效。

4. 脑髓消

● 例 1:吴某某,男,78 岁。2009 年 6 月 12 日初诊。

主诉:认知能力减退 2 年余。

现病史:患者中年丧偶,心情较为抑郁。几年前认知能力即逐渐下降,2 年前已不能独自外出,否则不能自己认路回家。目前神思恍惚,除子孙外,所遇亲戚及熟友皆不能认出。血压稍高,口服降压药控制。医院诊断为老年性痴呆。兼有胸痞、多痰、腰酸,腑行微结。脉濡弦,右尺弱,舌苔黄腻。

治法:调肝益肾通络,宽胸化痰,开窍,兼以清心调腑。

处方:益智醒脑汤① 加减:

柴胡 10g,制香附 10g,当归 10g,生熟地各 15g,沙苑子 15g,鹿角胶 10g(烊化),丹参 18g,桃仁 10g,杏仁 10g,瓜蒌 10g,木香 6g,竹茹 10g,远志 10g,石菖蒲 15g,黄连 10g,麻仁 20g。20 剂,水煎服。

余老师根据患者药后反应及临床兼症,以上方略行加减,经治疗约半年余,患者病情明显好转。复能与旧友交谈,唯较迟钝。

● 例 2:朱某,女,80 岁。2014 年 7 月 2 日初诊。

---

① 益智醒脑汤:生熟地各 15g,补骨脂 12g,沙苑子 12g,枸杞子 12g,菊花 10g,鹿角胶 10g(烊化),丹参 15g,桃仁 10g,杏仁 10g,红花 8g,鸡血藤 15g,石菖蒲 10g,远志 12g。治法:益肾通络,化痰开窍,益智醒脑。主治:脑萎缩或老年痴呆。症见精神淡漠,交流障碍,生活自理困难,或有幻觉,睡眠障碍,判断力和控制力下降,目光呆滞。

主诉:家人代诉,进行性老年性痴呆 3 年。

现病史:患者进行性脑萎缩导致老年性痴呆已 3 年。目前记忆力减退,健忘,对事物判断和分析能力下降,时有遗尿,精神呆滞,沉默寡言。行动减少,但可勉强自主行动。食纳一般,睡眠较差。舌红、苔中度腻,脉势濡涩。

治法:益肾通络,兼化痰湿。

处方:益智醒脑汤加减:

生地 15g,熟地 15g,补骨脂 12g,沙苑子 12g,枸杞子 12g,鹿角胶 10g(烊化),丹参 15g,桃仁 10g,鸡血藤 15g,杏仁 10g,石菖蒲 10g,远志 10g,菊花 10g,苍术 10g,生薏苡仁 20g。20 剂,水煎服。

2014 年 8 月 22 日二诊:服完药后,言语交流较前增多,并有逻辑,入睡困难,或凌晨醒来后难以入睡,记忆力仍差,眼神较前有光泽,舌暗红,苔滑腻,脉沉微涩。治法:补肾通络,开窍宁神。处方:生地 15g,熟地 15g,补骨脂 12g,鹿角胶 10g(烊化),红花 8g,鸡血藤 15g,桃仁 10g,杏仁 10g,石菖蒲 10g,远志 10g,肉苁蓉 12g,仙茅 10g,仙灵脾 12g,丹参 15g,炒枣仁 20g。20 剂,水煎服。

2014 年 9 月 24 日三诊:患者精神较前明显改善,有时能够主动与家人交流,睡眠较好,每晚能睡 5~6 小时,短时记忆较差,生活基本能够自理。以上方 10 倍量,改做蜜丸,每次服 10g,每日 2 次,巩固治疗。

● 例 3:苏某,女,92 岁。2014 年 6 月 25 日初诊。

主诉:家人代诉,睡眠差、白天幻觉 1 周余。

现病史:患者年高体弱,行动不便,由家属用轮椅推入诊室,不能自己表述病情。家人代述,最近 1 周夜晚难以入睡,白天时有困倦睡眠,但醒后言语错乱,经常有幻听或幻视现象,食纳尚可,舌中后苔腻,脉沉濡,右有弦意。

治法:益肾通络,醒窍宁神。

处方:益智醒脑汤加减:

生地 12g,熟地 12g,菊花 12g,枸杞子 10g,远志 10g,石菖蒲 10g,丹参 15g,红花 6g,生黄芪 24g,丹皮 10g,炒山药 15g,川芎 12g,麦冬 10g,夜交藤 15g,炒枣仁 20g。14 剂,水煎服。

2014 年 9 月 22 日二诊:上方连续服用近 2 个月,患者幻视症状减少,但仍有反复,能够和家人进行简单语言交流,夜间睡眠有改善,但仍易醒。双下肢胫部略有水肿,小便少。治宜补肾通络,开窍,健脾,利尿。处方:生地 12g,熟地 12g,枸杞子 10g,沙苑子 10g,石菖蒲 10g,远志 10g,丹参 15g,菟丝子 10g,玄参 15g,山萸肉 10g,茯苓 20g,车前子 12g,车前草 12g,山药 15g,炒白术 10g,

鸡内金15g,炒枣仁15g。14剂,水煎服。

2014年11月26日三诊:尽剂后诸症改善,未再出现幻视,与家人交流思维清晰,水肿减轻,脸颊略肿,食纳及睡眠、二便均调,时有气短乏力,舌苔白,脉弦细。治宜补肾通络,开窍宁神。处方:生地12g,熟地12g,沙苑子10g,枸杞子10g,补骨脂12g,鹿角胶10g(烊化),丹参12g,桃仁10g,杏仁10g,红花8g,鸡血藤15g,远志10g,石菖蒲10g,生黄芪24g,菟丝子10g,防风10g,茯苓12g,车前草10g,炒枣仁20g。20剂,水煎服。以资巩固。

● 例4:何某,男,64岁。2013年11月27日初诊。

主诉:脑萎缩2年余。

现病史:患者2011年9月在吉林某三甲医院诊断为脑萎缩、颈动脉斑块、大脑腔隙性梗死。现头痛、眩晕、头沉如裹,失眠多梦,每夜仅能睡3小时。口苦,大便干,偶有胁痛。血压偏高,以夜间高为主。舌白少津,苔中度腻,脉沉微弦。

治法:益肾通络,益气调腑,生津,宁神。

处方:益智醒脑汤加减:

生地15g,熟地15g,沙苑子12g,枸杞子12g,鹿角胶10g(烊化),丹参15g,红花8g,鸡血藤15g,桃仁10g,杏仁10g,菟丝子12g,紫河车6g,补骨脂12g,石斛20g,秦艽10g,苍术12g,炒枣仁20g。20剂,水煎服。

2013年12月25日二诊:尽剂后,头沉、头痛明显好转,失眠改善,头晕好转,但偶有发生。血压正常。口干苦,脘腹不舒。舌苔薄,脉沉,弦意顿减。治法:益气阴,补肾通络,和中,生津。处方:桃仁10g,红花8g,丹参18g,沙苑子15g,生地12g,熟地12g,生黄芪36g,当归10g,天麻10g,钩藤15g(后下),补骨脂12g,丹皮12g,苏梗10g,麦冬12g,石斛20g,炒枣仁20g。20剂,水煎服。

2014年1月15日三诊:尽剂后患者主观症状消失,精神体力较好。宗前法,改为丸药治疗。处方:桃仁36g,红花36g,丹参36g,沙苑子40g,生地40g,熟地40g,枸杞40g,生黄芪100g,当归40g,天麻40g,钩藤36g,补骨脂40g,丹皮36g,土鳖虫18g,石斛40g,炒枣仁40g。上药为细末,水泛为丸,如梧桐子大,每服6g,每日2次。

● 例5:冯某,男,54岁。2011年6月8日初诊。

主诉:小脑萎缩3年余。

现病史:2008年患者因行步困难,在廊坊某医院诊断为小脑萎缩。现自觉行步力不从心,眩晕,走路不稳,且无力,语言欠清晰,血压偏高,目前正服用降压药物维持,血压 140/90mmHg,舌苔中厚腻,脉弦硬。

治法:益肾通络,开窍。

处方:益智醒脑汤加减:

生地 15g,熟地 15g,沙苑子 12g,枸杞子 12g,鹿角胶 10g(烊化),远志 10g,石菖蒲 10g,丹参 15g,山萸肉 10g,山药 20g,丹皮 12g,菟丝子 12g,补骨脂 12g,紫河车 8g,生黄芪 24g,僵蚕 6g,白附子 6g。24 剂,水煎服。连服 6 天,停药 1 天。

2011 年 7 月 13 日二诊:尽剂后,患者行步较前改善,头晕缓解,便干,说话时觉舌头木硬,腰酸。舌苔薄腻,脉弦细。治宜益肾通络,利咽,平肝,润腑。处方:生地 15g,熟地 15g,丹参 20g,桃仁 10g,杏仁 10g,茯苓 15g,山药 20g,僵蚕 6g,白附子 6g,秦艽 10g,夏枯草 10g,车前子 10g,车前草 10g,玄参 15g,桔梗 10g,生甘草 6g,麻子仁 24g。24 剂,水煎服。连服 6 天,停药 1 天。

2011 年 8 月 17 日三诊:尽剂后,患者行步踏实,头晕好转,便通畅,语言较前流利。舌苔薄微腻,脉弦细。宗前法,改用初诊方,制成丸药,巩固疗效。处方:生地 40g,熟地 40g,沙苑子 40g,枸杞子 40g,鹿角胶 36g(烊化),远志 40g,石菖蒲 40g,丹参 80g,山萸肉 36g,山药 50g,丹皮 40g,菟丝子 40g,补骨脂 40g,紫河车 36g,生黄芪 100g,僵蚕 24g,白附子 24g。上药为细末,炼蜜为丸,每丸 10g,每服 1 丸,每日 2 次。

● 例6:王某某,女,76 岁。2014 年 10 月 29 日初诊。

主诉:脑萎缩 1 年余。

现病史:患者 1 年前检查发现脑萎缩,现头晕较甚,晕时恶心呕吐,背疼,嗳气,反酸,烧心,口干苦,眠差,起夜 1~2 次每晚。大便偏稀,每日 2 次。手麻。血压正常。脉沉濡、尺弱,水滑薄腻苔。

治法:调肝,育阴,和中,制酸,补肾通络。

处方:益智醒脑汤加减:

柴胡 10g,香附 10g,海螵蛸 15g(打碎),浙贝 10g,苏梗 10g,木香 6g,煅瓦楞 12g(打碎),熟地 30g,陈皮 6g,补骨脂 12g,沙苑子 12g,丹参 18g,鸡血藤 15g,黄连 6g,秦艽 10g。28 剂,水煎服。

2014 年 11 月 26 日二诊:总体情况较前减轻,脘次不适及头晕减轻,行走较前有劲,但头晕耳鸣未完全消除。脉沉濡、右有弦意,舌色暗滞,苔微腻。治宗前法。上方去煅瓦楞、柴胡、香附,加肉苁蓉 12g、桃仁 12g、制半夏 6g。28 剂,水煎服。

2014 年 12 月 24 日三诊:尽剂后,头晕减轻,现有耳鸣,艰寐,口干苦,胃偶有反酸,便稀,手麻。脉沉缓微涩,苔腻减,渐趋正常。治宜补肾通络,育阴,和中,健脾,宁神。处方:生熟地各15g,补骨脂12g,山萸肉10g,沙苑子15g,肉苁蓉15g,丹参18g,鸡血藤15g,红花8g,茯苓15g,炒白术12g,玄参15g,炒山药20g,炒枣仁20g。28剂,水煎服。

2015年2月11日四诊:眠转佳,但仍易醒,手麻减轻,大便正常,时有头晕耳鸣,反酸、嗳气、烧心偶有发作。血压正常。治宜调肝育阴,和中,清脘制酸,宁神。处方:柴胡10g,当归10g,生熟地各15g,玄参15g,女贞子12g,旱莲草10g,麦冬10g,苏梗10g,木香6g,煅瓦楞12g(打碎),黄连10g,丹参15g,炒枣仁20g,炒山药20g。28剂,水煎服。

2015年4月18日五诊:头晕耳鸣发作已明显减少,胃病症状已有较大缓解,现身有痒疹,余无明显不适。脉沉,重取左脉微涩,苔薄腻。治宜:调肝,补肾通络,益智,育阴和中,兼治痒疹。处方:柴胡10g,香附10g,生熟地各15g,补骨脂12g,枸杞子12g,沙苑子15g,丹参18g,红花8g,石菖蒲12g,远志10g,陈皮6g,制半夏6g,玄参15g,僵蚕6g,地肤子12g。28剂,水煎服。

再按:中医学认为,脑萎缩或痴呆属于中医学"脑髓消"范畴。《黄帝内经》言:"髓海不足则脑转耳鸣,胫酸眩冒,目无所见,懈怠安卧"。此病是伴随着机体衰老,脏腑功能下降,气化不足,而逐渐发生的神气失养或神气受损,并且伴有病理产物的停留和对身体的二次损害。脏腑功能下降主要是以肝肾精血亏虚为主,或伴有阳气不足;病理产物主要是脏腑气化功能不足而产生的气滞痰阻、血瘀等。肝肾生精而通于脑髓,肝肾亏虚,则脑减髓消,元神不足;气滞、痰凝、血瘀妨碍脑窍清阳舒展,久而为害,易损脑络。所以治疗重点当在益肾通络、化痰开窍、益智醒脑。益智醒脑汤中生地、熟地、补骨脂、沙苑子、枸杞子、鹿角胶补肾益精,填充脑髓,济养元神;菊花辛凉疏风,清利头目,引药上行;丹参、鸡血藤、红花活血通络,桃仁、杏仁活血、化痰;石菖蒲、远志豁痰行气,醒脑开窍。全方补泻兼施,标本兼顾,切中病机。

5. 头痛

● 例1:患者,女,31岁。2014年7月9日初诊。

主诉:头痛10余年。

现病史:患者头痛10余年,每于学习或工作紧张后头痛,以左侧及后脑为重,眠差、入睡困难,多梦易醒,耳鸣头晕时作,易疲劳,胸闷(急躁或劳累后加重),月经量少。舌红、苔黄略厚,左脉细滑、右脉细弦。

辨证:肝郁血虚,风邪上袭。

治法:调肝养血,祛风通络,健脾肾宁神。

处方:柴芎蔓芷汤①加减:

柴胡 10g,当归 10g,川芎 15g,蔓荆子 10g,白芷 10g,秦艽 10g,菊花 12g,枸杞子 12g,生地 15g,熟地 15g,莲子肉 10g,瓜蒌 10g,木香 5g,香附 10g,鸡血藤 15g,酸枣仁 20g。20 剂,水煎服,每日 1 剂。

后随访患者,服上方 7 剂后,诸症悉减,继服 7 剂,头痛顿失。

● 例 2:患者,女,38 岁。2015 年 2 月 4 日初诊。

主诉:头痛 10 余年。

现病史:右侧头痛 10 余年,位置固定,月经前后及感冒吹风后疼痛较重,眠差多梦,月经量多,易烦躁,便干,两日一行。舌苔薄腻,脉沉有弦意。

辨证:血虚外感,外风内热。

治法:疏风通络,养血调经,宁神,润肠。

处方:柴胡 10g,当归 10g,川芎 15g,蔓荆子 10g,白芷 10g,秦艽 12g,生地 15g,熟地 15g,龙胆草 6g,火麻仁 20g,丹参 15g,阿胶 10g(烊化),生艾叶 10g,防风 10g。20 剂,水煎服。

尽剂后,烦躁除,大便通畅,月经来潮,量正常,头痛未复发。继予原方 14 剂,以资巩固。

● 例 3:朱某,女,34 岁。2008 年 6 月 4 日初诊。

主诉:头痛 3 个月余。

现病史:患者自今年 3 月起开始头痛,月经时加重。脑血流图示:颅内动脉部分高速血流。头皮有按痛,头痛剧时眼酸胀。服止痛药后,头痛或停止,但眩晕。眠欠安,醒后不易入睡。脉沉伏,舌白少津、苔薄。

治法:益气,调肝,养血,止眩,宁神。

处方:生炙黄芪各 15g,柴胡 10g,白芷 10g,秦艽 10g,当归 12g,赤白芍各 12g,天麻 10g,钩藤 15g,菊花 10g,鸡血藤 15g,炒枣仁 20g。12 剂,水煎服。

2014 年 10 月 29 日二诊:患者再次就诊时诉,6 年前服前方头痛头晕完全好转,疗效佳。近些时因外出受风,头痛复作,伴有听力下降,艰寐,月经量少。身畏冷,颈部酸软。苔薄白腻,脉沉濡,重取有弦意。治宜调肝养血,通络扶阳,

---

① 柴芎蔓芷汤:柴胡 10g,川芎 15g,蔓荆子 10g,白芷 10g,当归 10g,生白芍 15g,秦艽 10g。治法:调肝养血,祛风通络。主治:血管神经性头痛。症见偏头痛,或连及目痛,痛如电击或雀啄,伴心情急躁,目赤口苦,小便黄赤,舌质红或瘀暗,苔黄腻,脉弦数,或细数,或沉细。

兼治颈椎病。处方:柴胡10g,当归10g,川芎15g,秦艽10g,白芷10g,炙黄芪30g,丹参15g,鸡血藤15g,制附片5g(先煎),赤白芍各12g,葛根15g,威灵仙10g,菊花10g,酸枣仁20g。20剂,水煎服。

2014年11月26日三诊:尽剂后,身畏冷好转,眠改善,头后枕部疼痛。苔微腻,脉右沉伏。治宜调肝养血,扶阳。处方:柴胡10g,川芎18g,白芷10g,秦艽10g,当归10g,鸡血藤15g,威灵仙10g,炙黄芪30g,制附片5g(先煎),肉桂5g,僵蚕5g,葛根15g,夜交藤15g,酸枣仁20g。20剂,水煎服。

2014年12月24日四诊:头痛时伴发头晕、恶心症状较前好转,但头痛仍有发作,以后枕部两侧疼痛较著,容易困乏,头部畏风。进食时咽部不适,似有微阻。苔中度腻,脉沉小。治宜:疏风,益气,养肝血,通络,利咽。处方:秦艽10g,防风10g,柴胡10g,川芎15g,当归10g,白芷10g,生熟地各15g,玄参15g,桔梗10g,黄连10g,炙黄芪36g,陈皮6g,苍术10g,生苡仁20g。20剂,水煎服。

2015年2月11日五诊:尽剂后,头痛头晕恶心症状完全好转,时有头部发紧,身体肌肉紧张,牙关较紧,不易放松。小便时有便意,但排尿量较少。脉沉小,苔中度腻。治宗前法。处方:柴胡10g,当归10g,川芎15g,秦艽10g,白芷10g,生白芍15g,香附10g,茯苓20g,赤小豆30g,天麻10g,钩藤15g(后下),炒内金15g,神曲10g。20剂,水煎服。

再按:柴芎蔓芷汤为余老师所创。本方渊源于《兰室秘藏》的清空膏,《传信适用方》的杏芎散,《类证活人书》的柴胡半夏汤,《同寿录》的治头痛方,是对此四方的方药予以综合思考、变化加减而成。患者如果是偏头痛,柴胡基本上是必用。白芷有祛风止痛效能,《朱氏集验方》以此药作为治头痛之君药,蔓荆子功擅搜风平肝,疏散风热,为唐·孙思邈疗治"头风"之首选药物。患者有头痛脑鸣、泪出者,用之尤宜。柴胡合白芷、蔓荆子祛风、开窍、定痛;而方中的川芎用量比较大,王好古谓其有"搜肝气,补肝气,润肝燥,补风虚"之功,重在活血通络止痛;当归、白芍养血柔肝,缓急止痛,《名医别录》谓白芍有"通顺血脉"之功,偏头痛属血管性头痛,用之较宜,体现了"治风先治血,血行风自灭"的思想;秦艽散十二经之风,且兼利湿邪,为风药中之润剂。全方重在调肝养血、祛风通络以止痛。本方可作为血管神经性头痛、牙痛、三叉神经痛等头面部痛症的基础方加减应用。

再者,偏头痛还可以配合外治法或针灸治疗。余老师曾用宋·沈括《梦溪笔谈》所介绍的一个偏头痛外治方:南星、半夏、白芷等份为末,以姜、葱捣烂后,贴于偏头痛一侧之太阳穴,外以纱布固定。临睡前用,次晨取去洗净。从此方之方药组成分析,似适用于偏头痛因于"风痰"所致者。实际上因于其他原因所致的偏头痛,用此方多有不同程度的缓解。故偏头痛发病,痛甚不可忍者,宜内服外治并进,以提高疗效。

6. 癫痫

● 例1:患者,男,15岁。2013年7月24日初诊。

主诉:癫痫频繁发作半年余。

现病史:患者无癫痫病家族史。12岁时头部受伤后引发癫痫,服用西药(未详)控制而未发。2013年年初再次发作,西药治疗无效,北京某医院检查脑电图:右额慢波。诊断:部分性癫痫。实验室检查发现:肝肾功能不全,B超示:右肝损伤。丙氨酸氨基转移酶(ALT)117U/L,天冬氨酸氨基转移酶(AST)59U/L。近半年来,最多一次中午曾发作3次。大发作时周身抽搐,牙关紧闭,咳吐白沫,往往在刚睡醒时易发作,发作停止后头痛剧烈。神志半昏迷,发作2分钟余。嘱其停用西药。刻诊:脉沉弦,舌苔薄、微腻。

治法:潜镇止痫,通络化痰。

处方:癫痫促效方① 加减:

生牡蛎30g(先煎),生龙齿24g(先煎),白矾2.5g(先煎),郁金10g,杏仁10g,桃仁10g,鸡血藤15g,丹参15g,赤芍10g,生白芍10g,竹茹10g,胆南星6g,僵蚕6g,柴胡10g,当归10g。24剂,水煎服。

2013年8月14日二诊:服药后癫痫大发作仅1次,发作前眼前发花,此次发作后意识恢复明显较以前时间缩短。上方去赤芍、生白芍,加远志10g、石菖蒲10g、鸡骨草30g、琥珀粉1.5g(分冲)。24剂,水煎服。

以上方加减服用至2014年1月22日,期间未有大发作,小发作次数亦明显控制,5个月内仅发作3次。现发作时仅有眼前发花,持续1.5分钟左右,且意识清楚,发作后头痛缓解或伴有头晕。丙氨酸氨基转移酶71U/L,天冬氨酸氨基转移酶正常,肝功能亦已有部分恢复。上方加秦艽10g、白芷10g兼治头痛头晕,改汤为丸,嘱其坚持服药半年以上,以资巩固。

● 例2:曲某某,女,13岁。2013年1月9日初诊。

主诉:癫痫反复发作2年余。

---

① 癫痫促效方:生牡蛎30g(先煎),生龙齿24g(先煎),白矾2.5g(先煎),郁金10g,杏仁10g,桃仁10g,胆南星6g,法半夏6g,丹参15g,鸡血藤15g。功能:潜镇止痫,化痰通络。主治:癫痫或继发性癫痫。

现病史:患者幼年时患有脑瘫,下肢行动不便,曾有摔倒撞击脑部病史。2010年12月首次发作癫痫,嗣后不定期间断发作。自2012年始,每月均有发作1次。发作先兆为手麻木,至发作时,肢体不受控制地抽搐,口眼㖞斜,口中怪叫,小便失禁,移时自动苏醒。脑部检查未见器质性病变。月经于去年初潮,至今已正常来潮5次。脉沉滑微数,舌苔薄腻。

治法:潜镇止痫,通络化痰。

处方:生牡蛎24g(先煎),生龙齿20g(先煎),生白矾2g(先煎),郁金8g,桃仁8g,杏仁8g,赤芍10g,生白芍10g,鸡血藤12g,丹参15g,红花8g,竹茹10g,胆南星5g,陈皮6g,制半夏5g。18剂,水煎服。

2013年3月13日二诊:患者自服用18剂中药后,效果明显,近3个月虽每月发作1次,但症状均较轻微。第一个月发作时仅有手间断性轻微颤抖,约2天后消失;第二个月发作时,口角略㖞,瞬间即正,手有轻微抖动;第三个月手抖持续1天。3次发作均无神志不清症状。近期患者有干咳。治宗前法。上方去陈皮、半夏,加前胡8g、黄芩8g、桑白皮8g。24剂,水煎服。

2013年8月21日三诊:近5个月,每月发作1次,发作症状轻微,仅有左手轻微颤抖,嘴角㖞斜症状消失。有轻度咽炎,略白痰。脉势沉缓、尺弱,苔薄腻、边齿痕。治宜:潜镇止痫,化痰通络,利咽。处方:生牡蛎30g(先煎),生龙齿24g(先煎),生白矾2.5g(先煎),郁金10g,桃仁10g,杏仁10g,川浙贝各6g,竹茹10g,胆南星6g,丹参15g,红花10g,僵蚕6g,玄参15g,桔梗10g,生甘草6g。24剂,水煎服。

2014年8月13日四诊:近1年未来就诊,咽炎、鼻炎已愈。每月仅有1次轻微发作,发作时手麻,握拳时手微颤,月经色黯黑。脉濡滑,苔薄腻。治宜:潜镇止痫,化痰通络,兼调经。处方:生牡蛎30g(先煎),生龙齿24g(先煎),生白矾2.5g(先煎),郁金10g,桃仁10g,杏仁10g,胆南星6g,竹茹10g,僵蚕6g,柏子仁10g,丹参18g,红花8g,益母草10g,陈皮6g。24剂,水煎服。

2014年10月29日五诊:已服药2个月,小发作轻微,其他一切良好。宗前法,上方去竹茹、柏子仁、陈皮,加地龙12g、远志10g、夜交藤15g。24剂,水煎服。

2015年1月28日六诊:上次就诊至今发作2次,发作时手颤伴有麻木,神志清楚。多梦。治宜潜镇止痫,化痰通络,宁神。处方:生牡蛎30g(先煎),生龙齿24g(先煎),生白矾2.5g(先煎),郁金10g,胆南星6g,竹茹10g,桃仁10g,杏仁10g,丹参18g,地龙12g,全蝎5g,僵蚕6g,琥珀粉3g(分冲),炒枣仁20g。

60剂,水煎服。

● 例3:患者,男,39岁。2012年3月15日初诊。

现病史:患者无癫痫家族史,因重症感冒静脉滴注时受惊吓后发病。初为每隔半个月即发作1次,每次发作昏厥5~10分钟,喉中痰鸣明显。平素睡眠较差,入睡困难,怕冷,血压110/90mmHg,大便正常,脉微数、有弦意,舌苔厚、边齿痕,咽中有痰。

治法:潜镇止痫,化痰通络,醒窍宁神。

处方:生牡蛎30g(先煎),生龙齿24g(先煎),生白矾2.5g(先煎),郁金10g,桃仁10g,杏仁10g,竹茹10g,胆南星6g,制半夏6g,丹参18g,赤芍10g,远志10g,石菖蒲10g,炒枣仁20g。24剂,水煎服。

2013年8月7日二诊:以上方加减服用至今,服药期间病情平稳,发作次数明显逐渐减少,仅在2013年3月发作1次,痰较前减少,嘱继服原方。

2013年10月15日三诊:近期无发作,偶尔有痰,食纳、眠、便均可,痰已不多,白天尿频,但不起夜,眠易打鼾,饮水正常,较易口腔溃疡,脉势微滑,苔微腻,治宗前法,加强化痰,处方以前方去赤芍、远志、石菖蒲,加僵蚕6g、黛蛤散6g(包煎)、苍术10g、生苡仁20g。24剂,水煎服。

2014年1月15日四诊:前次药白矾未先煎,混入其他药中一起煮45分钟,服后身大热、烦躁,欲脱衣站立户外,移时则缓。癫痫症状未再发作。腑行或干,前半夜约睡5小时,仍有因欠觉而头晕,膝微痛,右脉微滑,舌尖红,苔薄腻。治宜:潜镇止痫,化痰通络。处方:生牡蛎30g(先煎),生龙齿24g(先煎),生白矾2.5g(先煎),郁金10g,桃仁10g,杏仁10g,竹茹10g,胆南星6g,陈皮6g,制半夏6g,丹参18g,川贝母、浙贝母各6g,炒枣仁20g,麻仁20g,远志10g。24剂,水煎服。

2014年4月16日五诊:近1年来未发作,大便时干时稀,排便不爽,纳食可,眠偶差,右腿膝关节登楼时疼痛,偶有痰涎,或有头晕,偶觉心烦易怒,右脉沉滑,苔腻已减。治宗前法,前方去川浙贝、远志、麻仁,加炒白术10g、山药20g。24剂,水煎服,继续巩固治疗。

● 例4:张某某,女,34岁。2014年3月5日初诊。

现病史:患者2009年在中山医院诊断为"睡眠型癫痫"。服西药后症状消失2年,2014年1月份因邻居夜间电视声音过大当晚彻夜不眠,第二日晚间癫痫复发,发作时眼直,口角㖞斜,四肢僵硬,持续1分钟左右。连续发作3天,隔十余天又犯。月经量少,甚则不至。经期推迟10~15天,腰不痛,纳可,二便调。无外伤病史,已无明显痰证。脉沉濡,左脉微滑,苔薄腻象不著。

治法:潜镇止痫、化痰通络,补气血。

处方:生牡蛎 30g(先煎),生龙齿 24g(先煎),生白矾 2.5g(先煎),郁金 10g,桃仁 10g,杏仁 10g,竹茹 10g,陈皮 6g,胆南星 6g,僵蚕 6g,丹参 18g,赤芍 10g,炒白芍 10g,生黄芪 30g,当归 10g。24 剂,水煎服。

尽剂后症状基本得到控制,随访 1 年未复发。

● 例 5:匡某某,男,12 岁。2013 年 10 月 30 日初诊。

现病史:患者 9 岁时患病毒性脑炎住青岛医学院附院,住院治疗 1 个月。抢救后有后遗症,后又在北大附一院儿童医院诊治,服用 5~6 种西药效果均不好。每月癫痫发作 50~60 次,每次 30 秒,发作时无意识,身斜,目斜,抽搐,眠浅。脉濡微滑,苔薄腻。

治法:潜镇止痫,化痰通络,兼宁神。

处方:生牡蛎 30g(先煎),生龙齿 24g(先煎),生白矾 2.5g(先煎),郁金 10g,桃仁 10g,杏仁 10g,胆南星 6g,陈皮 6g,制半夏 6g,竹茹 10g,柏子仁 10g,丹参 15g,赤芍 10g,生白芍 10g,鸡血藤 15g,琥珀粉 3g(分冲)。20 剂,水煎服。

2013 年 12 月 13 日二诊:疗效欠佳,先是左侧抽搐,一日 50~60 次。3 日后又改右侧抽搐。喉中有痰,有时头晕,行动迟缓,食少,睡眠较差,苔薄腻,脉沉滑,治宜潜镇止痫,化痰宁心,通络,宁神。处方:生牡蛎 30g(先煎),珍珠母 25g(先煎),生白矾 2.5g(先煎),郁金 10g,桃仁 10g,杏仁 10g,胆南星 6g,竹茹 10g,黛蛤散 10g(包煎),僵蚕 6g,地龙 12g,黄连 10g,丹参 15g,琥珀粉 3g(分冲),炒枣仁 20g。20 剂,水煎服。

2014 年 2 月 26 日三诊:服药后,发作次数约已减半,由 40 余次减为 20 余次,口水多,食可,眠可,二便调。由 2 人扶持就诊。神态呆滞,懒动,目光无神。脉沉滑、微数,水滑薄腻苔。治宜潜镇止痫,化痰通络,醒神,益气。处方:生牡蛎 30g(先煎),珍珠母 25g(先煎),生白矾 2.5g(先煎),郁金 10g,桃仁 10g,杏仁 10g,黛蛤散 10g(包煎),胆南星 10g,僵蚕 6g,远志 10g,石菖蒲 10g,生黄芪 24g,丹参 18g,琥珀粉 3g(分冲),炒枣仁 20g。20 剂,水煎服。

● 例 6:黄某某,男,74 岁。2014 年 1 月 17 日初诊。

现病史:左脑胶质瘤术后 9 个月余,2013 年 10 月发生癫痫,后平均每半个月发作 1 次,发作时意识不清持续 3~4 分钟,有时可达 10 分钟,有一两次伴有口眼㖞斜,流涎,抽搐,完全不能自控,现服用丙戊酸钠、奥卡西平,服药后仍每半个月发作 1 次,血压 150/90mmHg,服用苯磺酸氨氯地平降压,右侧手脚欠灵活,纳眠可,二便调,脉濡弦,苔薄腻。

治法:潜镇止痫,通络化瘀化痰,平肝。

处方:生牡蛎30g(先煎),生龙齿25g(先煎),生白矾2.5g(先煎),郁金10g,桃仁10g,杏仁10g,红花8g,土鳖虫6g,僵蚕6g,白附子6g,胆南星6g,竹茹10g,夏枯草10g,车前草10g,柏子仁10g。20剂,水煎服。

2014年2月19日二诊:尽剂后未发作,现行动不便,余无特殊不适,纳眠便可,反应迟缓,记忆力减退。血压128/78mmHg。脉沉濡弦意减,水滑薄苔、腻减,宗前法续进。上方去白附子、竹茹、柏子仁,加生黄芪30g、生地15g、熟地15g、川牛膝12g。20剂,水煎服。后改做丸药,巩固治疗1年余。

● 例7:徐某某,男,23岁。2014年3月12日初诊。

现病史:5年前因患脑炎引发脑积水,脑积水诱发癫痫发作。发作时意识模糊,头痛头晕,眼不花,傍晚发作持续1分钟左右,2月份以来发作6次,现胃胀痛,有痰,苔微腻,脉沉滑。

治宜:潜镇止痫,化痰通络,化湿。

处方:生牡蛎30g(先煎),生龙齿24g(先煎),生白矾2.5g(先煎),郁金10g,桃仁10g,杏仁10g,竹茹10g,胆南星6g,陈皮6g,清半夏6g,苍术10g,生苡仁20g,丹参15g,鸡血藤15g。20剂,水煎服。

2014年4月2日二诊:服药期间未有发作,胃痛除,多食则胀,时有烦躁不安,舌苔白,脉滑微数。宗前法损益。处方:生牡蛎30g(先煎),生龙齿24g(先煎),生白矾2.5g(先煎),郁金10g,地龙10g,僵蚕12g,桃仁10g,杏仁10g,竹茹10g,胆南星6g,丹参15g,鸡血藤15g,石菖蒲10g,远志10g,生大黄3g,琥珀粉3g(分冲)。24剂,水煎服。

2014年4月30日二诊:患者症状平稳,癫痫未再发作,前方有效,处以丸药巩固治疗。处方:生牡蛎100g,生龙齿80g,生白矾20g,郁金60g,地龙60g,僵蚕30g,桃仁36g,杏仁36g,竹茹40g,胆南星30g,丹参80g,鸡血藤40g,石菖蒲40g,远志40g,琥珀粉20g。上药为细末,水泛为丸,如梧桐子大,每服6g,每日2次。

1年后随访患者,癫痫未再发作。核磁检查未见脑积水病征。

● 例8:张某某,男,11岁。2014年5月16日初诊。

主诉:癫痫10年余。

现病史:患者神昏反复发作。2005年5~9月间发作3次,每次约2分钟。(最长曾达半小时),现时每次发作2~3分钟。现发作较频繁,昨天发作7次。另有鼻炎,无家族史。苔腻脉滑。

治宜:潜镇止痫,化痰运脾,醒窍。

处方:生牡蛎 20g(先煎),生龙齿 15g(先煎),白矾 1.5g(先煎),郁金 6g,桃杏仁各 6g,僵蚕 4g,胆星 4g,竹茹 6g,丹参 10g,琥珀末 1.5g(分冲),枳实 4g,麻仁 15g,石菖蒲 6g,远志 6g。20 剂,水煎服。

2014 年 6 月 13 日二诊:发作次数渐减,诊治中较为躁动不安、不能伸舌,其脉滑微数。治宜以前法损益之。生牡蛎 20g(先煎),生龙齿 15g(先煎),白矾 1.5g(先煎),郁金 6g,桃杏仁各 6g,僵蚕 4g,胆星 4g,竹茹 8g,丹参 10g,鸡血藤 10g,琥珀末 1.5(分冲),地龙 8g,生大黄 2g,石菖蒲 8g,远志 8g。20 剂,水煎服。

2014 年 7 月 4 日三诊:食后易恶心、吐涎,神情呆滞或有失常反应,6 月 22 日至 28 日发作约 7 次。平素多痰涎,食谷不香,眠或欠宁,或有轻音即醒。薄腻苔,脉滑。治宜遵前法,加强祛痰涎兼以和中,醒窍。处方:生牡蛎 20g(先煎),生龙齿 15g(先煎),白矾 1.5g(先煎),郁金 6g,桃杏仁各 6g,僵蚕 4g,胆星 4g,竹茹 6g,丹参 10g,石菖蒲 8g,远志 8g,黛蛤散 6g(包煎),赤白芍各 8g,苏梗 6g,木香 4g。20 剂,水煎服。后继予丸药方服用 6 个月余,病情较为稳定,发作基本控制。

● 例 9:田某,男,13 岁。2012 年 6 月 26 日初诊。

主诉:癫痫 8 个月余。

现病史:患者去年 11 月在学校首发,突然晕倒,肢体抽搐,双目上翻,发作约 10 分钟,今年 5 月 12 日又发作 1 次。在医院检查未发现脑部异常放电。患儿有家族史,其母在青少年时曾患有此病。苔薄微腻,脉微滑。

治法:潜镇止痫,化痰通络。

处方:生牡蛎 30g(先煎),生龙齿 24g(先煎),生白矾 2.5g(先煎),郁金 10g,胆南星 6g,竹茹 10g,桃仁 10g,杏仁 10g,僵蚕 6g,竹茹 10g,地龙 12g,胆星 6g,丹参 15g,鸡血藤 15g,赤白芍各 10g,柏子仁 10g,远志 10g。24 剂,水煎服。连服 6 天,歇 1 天。

2012 年 8 月 1 日二诊:服药期间无明显发作,亦无明显症征。或有恶心,苔微腻,其脉滑象渐除。治宗前法,兼以和中。处方:生牡蛎 30g(先煎),生龙齿 24g(先煎),生白矾 2.5g(先煎),郁金 10g,清半夏 6g,陈皮 6g,茯苓 10g,炙甘草 6g,竹茹 10g,地龙 12g,僵蚕 6g,丹参 15g,鸡血藤 15g,柏子仁 10g。24 剂,水煎服。连服 6 天,歇 1 天。

2012 年 8 月 29 日三诊:已服药 2 个月,未发作。大便溏泻,每日 1 次,舌淡红,苔微腻。宗前法续治。处方:生牡蛎30g(先煎),生龙齿24g(先煎),生白矾2.5g(先煎),郁金10g,丹参15g,赤白芍各12g,桃杏仁各10g,红花8g,竹茹10g,胆星6g,鸡血藤15g,生苡仁20g,苍术10g,远志10g。24剂,水煎服。连服6天,歇1天。

2012年10月17日四诊:症情稳定,无明显症征。无痰症。苔腻,脉微滑。上方去苡仁、远志,加夏枯草10g、当归10g。24剂,水煎服。

2012年11月16日五诊:平素喜唾涎,腑行1次,脉沉濡,苔白腻。治宜潜镇止痫、化痰通络,化湿。处方:生牡蛎30g(先煎),生龙齿24g(先煎),生白矾2.5g(先煎),郁金10g,桃杏仁各10g,竹茹10g,胆星6g,远志10g,丹参15g,红花8g,苍术10g,生苡仁20g,鸡血藤15g,柏子仁10g。24剂,水煎服。连服6天,歇1天。

2012年12月19日六诊:吐涎沫减少,癫痫未再发作。平时学习时间较长,自觉能坚持,不觉累。脉沉、右寸有弦意,苔中度腻。治宜潜镇止痫,化痰通络,兼以化湿。处方一:生牡蛎30g(先煎),生龙齿24g(先煎),生白矾2.5g(先煎),郁金10g,桃杏仁各10g,制半夏6g,竹茹10g,陈皮6g,丹参15g,赤芍12g,红花8g,苍术10g,生苡仁20g,茯苓15g。12剂,水煎服。连服6天,歇1天。汤药服完后,转服丸药。处方二:生牡蛎80g,生龙齿100g,生白矾18g,郁金60g,桃杏仁各40g,制半夏24g,竹茹36g,陈皮24g,丹参80g,赤芍50g,红花30g,苍术45g,生苡仁60g,茯苓40g。上方为细末,水泛为丸如梧桐子大,每服6g,每日2次。

2013年2月22日七诊:痫证未作,脉沉,重取微有滑意,舌尖微红,苔微腻。宗前法,水丸方去制半夏、赤芍、红花,加川浙贝各24g、远志40g、桔梗36g。继续制成水丸,每服6g,每日2次。

2013年5月10日八诊:痰涎减少,痫证未发作。脉滑,苔薄腻。治宜潜镇止痫,化痰通络。处方一:生牡蛎30g(先煎),生龙齿24g(先煎),生白矾2.5g(先煎),郁金10g,桃杏仁各10g,陈皮6g,制半夏6g,茯苓15g,炙甘草6g,竹茹10g,丹参15g,生苡仁20g,远志10g,红花8g。12剂,水煎服。连服6天,歇1天。汤药服完后,转服丸药。处方二:生牡蛎100g,生龙齿80g,生白矾18g,郁金60g,桃杏仁各40g,陈皮24g,制半夏30g,茯苓40g,炙甘草24g,竹茹36g,丹参60g,生苡仁45g,远志36g,红花30g。上药为细末,水泛为丸如梧桐子大,每服6g,每日2次。

2013年6月7日九诊:5月14日上午、6月4日各有小发作1次,时间较短。

无明显不适症状。苔微腻,脉微滑。治宜:潜镇止痫,化痰通络。处方:生牡蛎30g(先煎),生龙齿25g(先煎),生白矾2.5g(先煎),郁金10g,清半夏6g,陈皮6g,茯苓10g,桃杏仁各10g,竹茹10g,地龙12g,僵蚕6g,丹参15g,鸡血藤15g,远志10g,胆南星6g。12剂,水煎服。连服6天,歇1天。

2013年7月24日十诊:6月7日有小发作,至今一个半月未发。无痰,头无所苦。上方去陈皮、制半夏、僵蚕,加柏子仁10g、石菖蒲10g、全蝎5g。18剂,水煎服。服6天,歇1天。

2013年8月23日十一诊:服药期间一直未犯,脱发较多,余无所苦。脉沉,重取微滑,苔薄、微腻。治宜:潜镇止痫,化痰通络。处方一:生牡蛎30g(先煎),生龙齿25g(先煎),生白矾2.5g(先煎),郁金10g,桃杏仁各6g,竹茹10g,僵蚕6g,胆南星6g,丹参15g,生熟地各15g,当归10g,赤白芍各10g。12剂,水煎服。连服6天,歇1天。汤药服完后,转服丸药。处方二:生牡蛎100g,生龙齿80g,生白矾10g,郁金40g,桃杏仁各36g,竹茹40g,僵蚕24g,胆南星30g,丹参80g,生熟地各40g,当归40g,赤白芍各40g。上方为细末,水泛为丸如梧桐子大,每服6g,每日2次。

2013年11月1日十二诊:9月4日晨头晕1次,余皆正常。脉沉濡,滑象已除,苔微腻。治宜:潜镇止痫,化痰通络,兼以化湿。处方一:生牡蛎30g(先煎),生龙齿25g(先煎),生白矾2.5g(先煎),郁金10g,桃杏仁各10g,胆南星6g,远志10g,丹参15g,鸡血藤15g,赤白芍各12g,生苡仁15g,苍术10g,全蝎6g。12剂,水煎服。连服6天,歇1天。汤药服完后,转服丸药。处方二:生牡蛎100g,生龙齿80g,生白矾12g,郁金40g,桃杏仁各36g,胆南星24g,远志40g,丹参60g,鸡血藤50g,赤白芍各40g,生苡仁50g,苍术36g,全蝎24g。上方为细末,水泛为丸如梧桐子大,每服6g,每日2次。

2014年1月14日十三诊:近况较好,无发作,痰症已除。脉沉,右微滑。舌尖红,薄腻苔。治宜:潜镇止痫,化痰通络,兼以化湿。处方一:生牡蛎30g(先煎),生龙齿25g(先煎),生白矾2.5g(先煎),郁金10g,桃杏仁各10g,竹茹10g,胆南星6g,远志10g,丹参15g,赤白芍各12g,红花8g,僵蚕6g。18剂,水煎服。连服6天,歇1天。汤药服完后,转服丸药。处方二:生牡蛎100g,生龙齿80g,生白矾15g,郁金50g,桃杏仁各40g,竹茹40g,胆南星30g,远志40g,丹参60g,赤白芍各36g,红花36g,僵蚕30g。上方为细末,水泛为丸如梧桐子大,每服6g,每日2次。

2014年3月28日十四诊:2个月前有1次小发作,无头晕、头痛症状,夜梦较多。脉沉、右微滑,苔白腻。治宜:潜镇止痫,化痰通络,宁神。处方一:生牡蛎 30g(先煎),生龙齿 25g(先煎),生白矾 2.5g(先煎),郁金 10g,桃杏仁各 10g,竹茹 10g,胆南星 6g,僵蚕 6g,陈皮 6g,制半夏 6g,丹参 15g,鸡血藤 15g,合欢皮 10g,炒枣仁 15g。18 剂,水煎服。连服 6 天,歇 1 天。汤药服完后,转服丸药。处方二:生牡蛎 100g,生龙齿 80g,生白矾 18g,郁金 60g,桃杏仁各 40g,竹茹 40g,胆南星 30g,僵蚕 30g,陈皮 24g,制半夏 24g,丹参 80g,鸡血藤 60g,合欢皮 40g,炒枣仁 80g。上方为细末,水泛为丸如梧桐子大,每服 6g,每日 2 次。

2014 年 7 月 4 日十五诊:4 月 15 日、4 月 30 日、5 月 30 日发作 3 次,前两次轻微,第三次发作较剧,大叫一声,口眼㖞斜,口吐白沫。脉沉小、微滑,苔微腻。治宜:潜镇止痫,化痰通络,兼以调肝。处方一:生牡蛎 30g(先煎),生龙齿 25g(先煎),生白矾 2.5g(先煎),郁金 10g,桃杏仁各 10g,川浙贝各 6g,胆南星 6g,竹茹 10g,丹参 15g,红花 8g,柴胡 6g,陈皮 6g,制半夏 6g,赤白芍各 12g。18 剂,水煎服。连服 6 天,歇 1 天。汤药服完后,转服丸药。处方二:生牡蛎 100g,生龙齿 80g,生白矾 18g,郁金 60g,桃杏仁各 40g,川浙贝各 30g,胆南星 24g,竹茹 40g,丹参 80g,红花 30g,柴胡 36g,陈皮 24g,制半夏 30g,赤白芍各 30g。上方为细末,水泛为丸如梧桐子大,每服 6g,每日 2 次。

再按:癫痫属中医"痫证"范畴,属发作性神志异常重症。前人认为,其病因多责之于惊恐、情志失调,或饮食失节、头颅外伤等,而致痰瘀互阻,上蒙清窍,使神机受损、心神被蒙,发作时多见昏迷或半昏迷,口吐痰涎,肢体抽搐,目光凝滞或双目上翻,甚则惊叫奔走等症状。早在《黄帝内经》时代即对本病有了一定的认识,《素问·奇病论》即提到:"病名为胎病,此得之在母腹中时,其母有所大惊,气上而不下,精气并居,故令子发为巅疾也。"说明此病具有一定的遗传倾向。隋代《诸病源候论·小儿杂病诸候·惊痫候》提到:"惊痫者,起于惊怖大啼,精神伤动,气脉不足,因惊而作痫也";元代《丹溪心法·痫》指出:"痫证有五,无非痰涎壅塞,迷闷孔窍";清代《临证指南医案·癫痫》中云:"痫病……或由母腹中受惊,以致内脏不平,经久失调,一触积痰,厥气内风,卒焉暴逆,莫能禁止,待其气反然后已"。可见,痫证病因多端,病机交错,因此病情复杂而顽固。

余老师通过多年的临床实践,体会到本病所谓风邪与肝风均不是主要病因病机。病位主要在于脑,发病多与肝脾有关,病机为脾虚酿痰,肝气郁积而化阳上亢,夹痰上冲脑窍,脑络瘀阻,神机失用;病性实证多于虚证,虚实夹杂者,亦每见实多于虚;热证多于寒证,寒热错杂者亦存在热多于寒。病理要素以痰、瘀为要。针对如上病机,余老师认为,临床中可暂不分缓急标本,概以调理肝脾为主,针对主要病理要素,直捣病邪巢穴,祛邪方能安正。治疗原则当遵泻实补虚,泻多于补;调和阴阳,潜多于滋。因此拟定:潜镇止痫、化痰通络为主治法。此外,余老师对原发性癫痫注重开窍醒神宁心。对继发性癫痫注重针对病因治疗。

癫痫促效方为余老师治疗癫痫的经验方,此通治方可称得上是古方白金丸的"大加味方",是在前人的基础上有所变创。白金丸最早见于宋代许叔微《普济本事方》,书中言此方:"治癫狂因忧郁而得,痰涎阻塞包络心窍者:白矾三两,川郁金七两。二药共为末,糊丸梧桐子大。每服五、六十丸,温汤下。"该方立方法度严谨、药简力专,故为历代中医古籍转引和应用较多。清代王洪绪《外科证治全生集·新增马氏试验秘方》,主治痰阻心窍诱发之癫痫发狂。此方具有祛痰止痫、行气活血、疏肝解郁之效。方中白矾能化顽痰,郁金开郁散结,合制为丸则痰去窍开,神清病愈。此外,余老认为,白金丸药物用量比例是有讲究的,通过几十年临证探索和体会,他认为郁金和白矾比例宜按4:1更合适一些。同时,强调白矾一定要先煎,这样可以去其火气而展其长(曾有一患者因白矾未先煎,服后全身燥热难耐,寒冬时节欲单衣立于户外方得爽快,后改为先煎后此反应即消失)。加味药中,生牡蛎平肝潜阳、重镇宁神,生龙齿镇惊安神、宁心潜阳;杏仁降气化痰,半夏燥湿化痰,胆南星清火化痰镇惊,抗惊厥、兼治头风;桃仁、丹参、鸡血藤活血通络化瘀。应用此方时可根据实际症情予以加减:因方中金石之药较多,不宜在体内久留,故有时需加入少量大黄3~6g以导泻浊毒;若患者因脑部外伤致病者,宜选择加用赤芍12g、白芍12g、土鳖虫6g、生蒲黄10g、红花10g、川芎15g、当归12g等活络散瘀;若抽搐较甚者,可加钩藤15g、僵蚕6g、地龙10g以止痉;若痰浊较甚,头目不清、困倦酸重、胸闷、呕恶者,可酌加川贝6g、浙贝6g、竹茹10g、石菖蒲10g、远志10g、陈皮6g,以增强降气化痰开窍之力;若心神受损,心悸不安、夜寐不宁者,可酌加太子参10g、麦冬10g、五味子10g、炒酸枣仁20g,益气养阴宁神;伴有发作后或平时头晕、头痛者,可酌加秦艽10g、白芷10g、川芎15g等;对发作前有幻听、幻视者,可加珍珠母30g(先煎)以潜镇安神;如在急性期,癫痫发作频繁者,可在汤药中另加琥珀末1.5~3g(分冲),以增强疗效。

7. 面瘫

● 例1:杨某,女,40岁。2014年9月24日初诊。

主诉:面瘫10个月余。

现病史:患者10个月前因受风寒而患面瘫,口角㖞向左侧,曾经过针灸间断治疗,略有疗效,但尚未复原。目前笑时嘴唇仍向左上牵,时有右侧额角肌肉抽动。口干,纳食可,行经时前阴部异味,带下色黄黏稠,腰酸乏力,头晕肢倦,颈椎不适,眠差,夜晚小便频数,平均2~3次。舌淡、苔腻、水滑,脉沉小。

辨证:脾肾两虚,痰湿内生,风中经络,湿浊流注。

治法:宣肺化痰,通络牵正,清肾疗带,兼以缩泉。

处方:牵正复颜汤①加减:

秦艽10g,防风10g,北沙参12g,陈皮6g,茯苓15g,法半夏6g,生甘草6g,僵蚕6g,白附子6g,全蝎6g,生地30g,丹皮15g,苍术12g,炒薏苡仁20g,败酱草12g,黄柏10g,覆盆子12g。7剂,水煎服。

2014年10月8日二诊:患者假日期间按原方自取7剂,前后共服14剂。药后面部及额角牵掣抽动未再发生,自觉面部较前明显舒适,笑时口角略有上牵。带下症已除,夜尿1~2次。仍有乏力、腰酸,舌苔白,脉沉细。上方生地30g改为生地15g、熟地15g,去黄柏、败酱草、薏苡仁,加生黄芪24g、炒白术10g、补骨脂10g。14剂,水煎服。

2014年10月22三诊:患者乏力、腰酸好转,夜尿0~1次,面瘫痊愈,头偶有疼痛,上方去丹皮、苍术,加当归12g、川芎15g,继服14剂。

尽剂后,患者头痛愈,诸症平稳。

再按:牵正复颜汤是在大秦艽汤、二陈汤和牵正散基础上加减而成。牵正散来源于《杨氏家藏方》,本方所治之证,为风痰阻于头面,阳明经脉受损所致。方中白附子味辛性温有毒,主入阳明经,善行头面,祛风化痰止痉,故以为君药。臣以僵蚕、全蝎,二者皆可息风止痉,全蝎长于通络,僵蚕还可化痰,共助君药祛风化痰止痉之力。大秦艽汤出于刘完素《素问病机气宜保命集》,具有疏风清热,养血活血之功效。主治风邪初中经络证,口眼㖞斜,舌强言謇,手足不能运动,或恶寒发热,苔白或黄,脉浮数或弦细。临床常用于治疗颜面神经麻痹、缺血性脑卒中等属于风邪初中经络者。本方取二方之长,又增二陈汤,加强化痰之力。沙参润燥、益气阴,以防祛风化痰之药过燥伤阴。赤芍、白芍养血活血,丹参活血通络,促进血液循环以荣养面部。全方共奏疏风通络、化

---

① 牵正复颜汤:秦艽10g,防风10g,威灵仙10g,北沙参12g,赤芍12g,白芍12g,丹参15g,陈皮6g,茯苓15g,法半夏6g,生甘草6g,僵蚕6g,白附子6g,全蝎6g。功能:疏风通络,化痰牵正。主治:周围型面瘫。症见:口角㖞斜,流涎,一侧面部额纹消失,睑裂变大,鼻唇沟变浅变平,或伴有耳后乳突区、耳内或下颌角疼痛。

痰牵正之效。

本例患者脾肾两虚为病之本,风痰袭络、湿浊下注为病之标。治当祛风通络、清化痰浊为先,待二诊时湿浊渐化,再予加调补脾肾之剂。三诊时脾肾及风痰证均已缓,唯余络脉不和而头痛,故予归、芎调营和络止痛。

● 例2:张某,男,49岁。2015年12月23日初诊。

主诉:面瘫3个月余。

现病史:患者3个月前因晚间睡卧当风,翌日晨起后发现右侧面部浮肿、麻木,口角向左侧㖞斜,伴有右侧耳鸣,头晕,大便偏稀。血压偏高160~170/90~100mmHg(未服用任何降压药物)。患者有20年腹泻病史。舌红、苔中度腻,脉弦数。

治法:平肝育阴,健脾,通络,祛风牵正。

处方:茯苓15g,丹参18g,僵蚕6g,全蝎6g,白附子6g,秦艽10g,生石决明15g(先煎),白蒺藜12g,夏枯草10g,车前草10g,玄参15g,生地15g,熟地15g,炒山药20g,炒白术12g,生黄芪36g。20剂,水煎服。

2016年1月20日二诊:尽剂后患者耳鸣改善,眩晕好转,血压下降平稳,157/95mmHg(患者拒绝服用降压西药),大便每日4~5次,质稀,咯黄痰。面部及眼睑浮肿好转,面瘫一侧麻木改善,咀嚼较前有力。舌红、苔白腻。治宜平肝育阴、祛风通络、健脾化痰。处方:秦艽10g,防风10g,威灵仙10g,僵蚕6g,白附子6g,全蝎6g,丹参15g,陈皮6g,法半夏6g,茯苓15g,生石决明15g(先煎),白蒺藜15g,生地15g,熟地15g,夏枯草10g,当归15g,鸡血藤15g,炒山药24g,炒白术12g。20剂,水煎服。

2016年3月9日三诊:患者右眼睑可完全闭合,但有轻微无力感。脸部肌肉无力感减轻,大便每日2~3次,已成形。眼睑偶有抽动。血压150/90mmHg。治宜平肝育阴、潜镇化痰、祛风通络。处方:陈皮6g,秦艽10g,僵蚕6g,白附子6g,全蝎6g,生石决明15g(先煎),白蒺藜15g,夏枯草10g,车前草10g,熟地30g,玄参15g,女贞子12g,生牡蛎24g(先煎),炒山药20g。20剂,水煎服。

尽剂后,家人因就诊其他疾病来门诊告知,患者面瘫相关症状完全好转,血压平稳,120/85mmHg,病告痊愈。嘱其适当体育锻炼,增强身体素质。

再按:患者阴虚阳亢,内风上旋,故头晕耳鸣、血压上升;又因睡卧当风,外风引动内风,痰浊上袭面部经络而致面瘫,治宜育阴潜阳、祛风通络,内外风并治。方以牵正复颜汤佐以生石决明、白蒺藜、夏枯草、车前草、生牡蛎等平息内风之药,又佐以陈皮、半夏、茯苓、山药、白术健脾,既可固土涩肠止泻,又能化痰以杜风痰之源。全方育阴培本佐以平肝息风、通络化痰、健脾固肠,标本共治,故收良效。

8. 病毒性肝炎

● 例1:刘某,男,34岁。1996年6月23日初诊。

主诉:慢性肝炎2年余。

现病史:患者肝区轻度痛胀,引背及腰,左胁下亦有痛胀感,面呈黯褐色,神疲,足膝无力,咽部微干,食欲减少,厌油腻,肝大,肝下缘超过肋缘3cm,脾大,脾下缘超过肋缘4cm,有轻微肝掌的现象。近半年来,谷丙转氨酶有逐渐增高的趋势,絮状和浊度试验多为(+)。血液检验:白细胞 4.5×10^9/L,血小板计数 112×10^9/L,血清蛋白电泳显示丙种球蛋白增高。舌质紫黯、边尖微红,舌中心有浊腻苔,其脉虚濡,左尺尤甚。

治法:调肝,育阴血,益脾肾。

处方:疏养复肝汤[①]加减:

生地18g,山萸肉10g,枸杞子10g,山药12g,茯苓10g,丹皮10g,当归10g,赤芍12g,白芍12g,醋炒柴胡6g,栀子6g,川楝子10g,制香附10g,牛膝12g,鳖甲15g(先煎)。

此方连服20剂,诸症悉缓。后以该方去栀子、牛膝,加桑椹、制首乌,又服近3个月而渐痊。肝脾缩小(按之肝、脾下缘均不超过肋缘下1指),质亦转软,肝功能化验渐次恢复正常。追访未再复发。

● 例2:隋某,男,59岁。2013年12月25日初诊。

主诉:慢性乙肝20余年。

现病史:患者检查出乙肝表面抗原阳性20余年,近期乙肝五项检查:小三阳。总胆红素30.2μmol/L,间接胆红素25.9μmol/L,转氨酶正常。肝右叶囊肿,肾囊肿。便不成形,眠欠宁,眼干涩。苔薄腻,脉濡弦。

治法:调肝,育阴血,通络健脾,兼治肝囊肿。

处方:柴胡10g,制香附10g,赤芍12g,炒白芍12g,熟地30g,陈皮6g,枸杞子12g,玄参15g,麦冬10g,丹参15g,茯苓15g,炒白术12g,炒山药20g,皂角刺10g,炒枣仁20g。20剂,水煎服。

[①] 疏养复肝汤:生地18g,山萸肉10g,枸杞子10g,山药12g,茯苓10g,丹皮10g,当归10g,赤芍12g,白芍12g,醋炒柴胡6g,栀子6g,川楝子10g,制香附10g,鸡内金10g,鸡血藤15g,鸡骨草30g。功能:调肝,育阴血,理气。主治:迁延性或慢性病毒性肝炎。

2014 年 2 月 19 日二诊:尽剂后胆红素正常,疸证亦除。2014 年 2 月 15 日肝功能显示正常,便不成形,每日 2 次,眠尚可,纳可。脉沉濡,微有弦意,苔腻减。治宜调肝健脾,通络,消肝肾囊肿。处方:柴胡 10g,制香附 10g,赤芍 12g,炒白芍 12g,茯苓 15g,炒山药 20g,鸡内金 12g,鸡血藤 15g,炒白术 12g,皂角刺 10g,熟地 30g,陈皮 6g,丹皮 12g,莲子肉 12g,茵陈 10g。20 剂,水煎服。

患者坚持此方加减服用近 1 年,肝功能正常,胆红素降至正常,复查肝五项:小三阳,其余病情稳定。

● 例 3:李某某,男,65 岁。2014 年 5 月 21 日初诊。

主诉:确诊丙型肝炎 6 个月。

现病史:患者于 2013 年 11 月 23 日,住延安市某三甲医院治疗"心前区疼痛"时查出"丙型肝炎",遂转入传染科予以干扰素治疗。疗效不佳,且出现二便失禁,遂停止治疗。现症:胃胀甚,肝区隐痛,容易疲乏,易出汗。纳差,排便无力,大便不成形,每日 1 次。血压高,服降压药控制良好。苔薄、微腻,脉微弦,左尺弱,微涩。

既往史:冠心病;高血压(极高危组)。

治法:调肝,益心气,通络,健脾,消脘胀。

处方:柴胡 10g,赤芍 12g,生熟地各 15g,玄参 15g,枸杞子 12g,鸡内金 15g,鸡血藤 15g,鸡骨草 30g,太子参 12g,麦冬 10g,茯苓 20g,炒白术 12g,丹参 15g,红花 8g,夏枯草 10g。20 剂,水煎服。

2014 年 6 月 18 日二诊:尽剂后,腹胀、肝区疼痛、心前区疼痛明显减轻,大便不成形,脉濡弦,苔薄。上方去枸杞子、红花、麦冬,加炒山药 20g、炒蒲黄 6g、五灵脂 6g(包煎)。20 剂,水煎服。

2014 年 7 月 9 日三诊:血压近期不稳定,时有升高,停药后腹胀复现,大便不成形,盗汗。苔薄腻,脉濡弦。治宜:调肝降压,通心络,健脾和中,理气。处方:柴胡 10g,赤白芍各 12g,生牡蛎 24g(先煎),生石决 15g(先煎),夏枯草 10g,车前草 10g,丹参 18g,炒蒲黄 6g,五灵脂 6g(包煎),川楝子 10g,炒山药 20g,炒白术 12g,木香 6g,厚朴 5g,鸡骨草 30g。20 剂,水煎服。

2014 年 8 月 6 日四诊:尽剂后,诸症好转,食后小腹胀,知饥不思食。小便淋沥不尽,起夜 1~2 次,大便溏泻,每日 1~2 次。精神较前好转。治宜:调肝降压,健脾,通络,兼治少腹胀。处方:柴胡 10g,香附 10g,生熟地各 15g,枸杞子 12g,玄参 15g,车前草 10g,夏枯草 10g,茯苓 15g,炒白术 12g,炒山药 20g,丹参 15g,鸡血藤 15g,鸡骨草 30g,厚朴 6g。20 剂,水煎服。

2014年9月3日五诊:尽剂后,腹胀全除。食纳渐增,晨起嗳气,大便成形,小便淋沥症状缓解。右脉沉弦,苔薄腻。治宜:调肝降压,养血,通络。处方:柴胡10g,香附10g,赤白芍各12g,生熟地各15g,苏梗10g,麦冬10g,木香6g,莱菔子10g,生黄芪30g,当归10g,炒山药20g,丹参15g,鸡内金15g,鸡骨草30g。20剂,水煎服。

2014年9月24日六诊:尽剂后,诸症好转,仍有肝区不适,腹胀下午进食后明显,稍有头汗,其余汗证好转,脉沉濡,左微弦,苔微腻。治宜:调肝,益气,理气,兼以缩泉,清利。处方:柴胡10g,川楝子10g,车前草10g,青皮6g,夏枯草10g,生黄芪30g,苏子10g,杏仁10g,厚朴6g,金樱子10g,覆盆子12g,蒲公英12g。20剂,水煎服。

2014年10月22日七诊:尽剂后,诸症减轻,腹胀,眠差,肝区不适,气短,大便已成形,小便好转。上方去青皮、厚朴、金樱子,加大腹皮10g、炒枣仁20g、生石决15g(先煎)。20剂,水煎服。

2014年11月19日八诊:尽剂后,诸症平稳,停药后胁痛复现。或有汗多,起夜3~4次。脉沉滑,微弦,水滑薄腻苔。治宜:调肝,健脾,养阴血,缩泉,宁神。处方:柴胡10g,香附10g,赤白芍各10g,生熟地各15g,玄参15g,当归10g,茯苓15g,炒山药20g,炒白术12g,金樱子10g,覆盆子12g,鸡血藤15g,鸡骨草30g,炒枣仁20g。20剂,水煎服。

2014年12月17日九诊:尽剂后,腹胀除,眠转佳,右胁肋下固定疼痛,口干,手麻。脉沉偏弦,薄白腻苔。治宜:调肝,降压,补气阴,通络,清利。处方:柴胡10g,香附10g,鸡血藤15g,鸡骨草30g,生熟地各15g,丹参15g,夏枯草10g,车前草10g,青陈皮各4g,川楝子12g,玄参15g,蒲公英10g,覆盆子12g,炒枣仁20g。20剂,水煎服。

2015年1月14日十诊:精神较前好转,右胁疼痛减轻,眠改善,前胸偶有不适。脉沉,弦意著减。治宜调肝、健脾、宁神、补气血,缩泉,清利。处方:柴胡10g,香附10g,生熟地各15g,当归8g,炒山药20g,茯苓15g,炒白术10g,鸡内金15g,鸡血藤15g,鸡骨草30g,金樱子15g,蒲公英10g,合欢皮10g。30剂,水煎服。

再按:慢性及迁延性肝炎因其病机复杂,寒热错综,日久邪实与正虚互见,故在治疗上,余老也强调不要墨守成方,要根据患者的具体情况选方用药,如此才能提高临床疗效。

对于肝区疼痛明显,不思饮食,甚则呕恶者,可用遣怒丹(白芍、柴胡、甘草、乳香末、广木香、白芥子、桃仁、生地、枳壳)去白芥子,加川楝子、姜半夏施治,有较快的止痛效验。其具体方药剂量是:白芍18g,柴胡6g,桃仁12g,生地12g,乳香末4g(分冲),广木香末4g(分冲),枳壳4g,川楝子12g,姜半夏6g,炙甘草5g。此方重用白芍以疏养肝木,助柴胡之疏泄;生地滋肾阴、养肝血;桃仁、川楝子以逐肝瘀、利肝气;更以乳香、木香、枳壳以止痛;姜半夏合炙草以止恶和中。全方突出"疏""养""和"三字,效著而较少流弊。

对于患者肝肾阴虚、肝燥胁痛、咽干口燥较甚,舌红少津,脉弦虚、细弱,用加味一贯煎方(一贯煎加鳖甲、柴胡、香附、制首乌)更为合宜。口苦而燥者,宜去香附、加酒炒黄连6~8g。此治法基本上属于滋阴疏肝法。

对于患者肝区疼痛,因于肝郁所致者,可用清肝汤(白芍、当归、川芎、柴胡、青皮)加减与治;因于躁怒而致肝痛者,可用香附汤(香附、当归、川芎、柴胡、青皮)。以上二方均见于清·林珮琴《类证治裁》,颇有速效。须注意的是:香附汤服后胁痛止即宜减青皮、香附用量,另加地黄、白芍、山药、茯苓等养肝理脾之品,以巩固疗效。

根据多数医家的经验,慢性肝炎肝肾阴虚,不宜擅用(或长期用)青皮、枳壳、香附、豆蔻等香燥疏利之品,亦不宜大剂、久服龙胆草等苦寒泻肝药。黄疸型慢性肝炎,有时较为顽固难愈。据临床所见,多属阴虚湿滞、肝热久郁,常兼见脾虚腹胀,食少便溏。此类肝炎,不宜服苦寒渗利之剂。宜用《张氏医通》集灵膏(天冬、麦冬、生地、熟地、人参、枸杞子)加减,余老常用生地、熟地、麦冬、太子参、山药、苍术、白术、茯苓、茵陈等味合方与治。气虚者,加炙黄芪;血瘀,加归尾、赤芍;湿重者,加薏苡仁、车前子。证属女劳疸者,前人有用熟地、山药各30g,枸杞子、苡仁、炒枣仁各15g合方治疗而取效者(见《续名医类案》卷九)。余老曾用此方加减治疗脾肾虚亏所致之久疸,确有较好效验。

9. 肝硬化

● 例1:患者,男,46岁。2014年1月8日初诊。

主诉:慢性肝病两年余,腹胀、腹水1个月余。

现病史:患者于两年前确诊为乙型肝炎,久治不愈,演变为肝硬化,现已因肝功能损害而出现腹水。就诊时症见:腹胀如鼓,面浮气短,腿肿尿少,食谷不馨,大便稀溏。丙氨酸氨基转移酶(ALT)156U/L,血压146/80mmHg。医院诊断为肝硬化腹水并肝脾肿大,住院期间先后抽取腹水2次,每次约800ml。患者食少,神疲乏力,尿少,舌苔腻,舌边齿痕明显,脉势沉弦。

辨证:肝经血脉瘀滞,脾虚水湿泛溢。

治法：调肝软坚、利水消胀，兼以健脾通络。

处方：调肝软坚汤①加减：

柴胡10g，制香附10g，川楝子10g，炙鳖甲15g（先煎），生黄芪30g，三棱10g，莪术10g，鸡内金15g，鸡血藤18g，防风10g，防己10g，苍术10g，茯苓20g，山药20g，车前子15g，车前草15g，牵牛子5g。10剂，水煎服，每日1剂。

二诊：服药后尿量增多，腹胀缓解，乏力症状较前减轻，腿肿依然，下肢畏寒症状明显，上方去茯苓、山药，加生白术15g、肉桂3g，继服14剂。

三诊：药后腹水基本消除，腿肿消退大半，精神体力较好，大便成形，舌红、苔薄，脉沉细无力，二诊方去牵牛子，加砂仁4g。20剂，水煎服。

其后，根据患者病情，主以上方加减，服药近百剂，腹水、腿肿完全消退，面浮亦除，饮食增进，体力明显好转。查丙氨酸氨基转移酶38U/L。后以香砂六君子汤加山药、鸡内金、丹参，配成水丸继续服用。随访两年，病情稳定。

按：此例患者诸症系肝病日久，肝、脾、肾功能失调，气滞、血瘀、水停于腹中所导致。方中使用柴胡、香附、川楝子疏肝理气；生黄芪补气；使用鳖甲、三棱、莪术软坚散结；防风、防己作为对药，配合使用可通利小便，胜湿利水消肿；黄芪、防己同用，取防己黄芪汤之意，治疗颜面、目胞浮肿、尿少。见肝之病，知肝传脾，方中使用苍术燥湿健脾，与茯苓、山药同用，具有健脾利水消肿的作用；车前子、车前草利水通淋，使水湿从小便而去，和牵牛子共同消除水肿和腹水。上述药物在治本的同时，着重治标，使水湿从小便祛除。鸡内金可补脾胃、消食滞，鸡血藤养血活血，配合鳖甲、三棱、莪术软坚散结，诸药合用，以调肝软坚、利水消胀，健脾通络。二诊时因患者下肢水肿及下肢畏寒症状较重，系因阳气久为水湿所困，邪水旺而正气虚所致，故去茯苓、山药，而加用生白术健脾燥湿利水，肉桂温阳化气利水。经治疗后，肝、脾、肾功能渐复，水湿气化有权，故改用香砂六君子汤加味健脾温中，固本培元，缓缓收功。

● 例2：李某，男，46岁。1995年10月15日初诊。

主诉：慢性乙型肝炎并发肝腹水1年余。

现病史：患者11年前曾患乙型肝炎，未予认真治疗，后转为慢性肝炎、肝

---

① 调肝软坚汤：柴胡10g，制香附10g，炙鳖甲15g（先煎），三棱10g，莪术10g，当归12g，炒白芍15g，生地15g，熟地15g，生黄芪15g，鸡内金15g，鸡血藤18g，鸡骨草30g。功能：调肝软坚，利水消胀，健脾通络。主治：慢性肝硬化。症见乏力，胁肋胀满，食纳减少，口干口苦乏味，夜寐不安，或伴五心烦热，急躁易怒，眩晕耳鸣，小便不畅，大便黏滞，舌质红或瘀暗、苔腻，脉弦涩或弦数。

硬化。近1年来,时有右胁胀痛,神疲肢倦,四肢消瘦,腹渐膨隆,皮色苍黄,脐部突出,腹壁静脉曲张,上气微喘,纳减厌油,溺少便结。面色苍白,有肝掌及颈胸部蜘蛛痣,舌质及唇部呈紫绛色。近数月曾有两次便血,并抽过一次腹水(1000ml)。脉沉弦。检查示,肝功能:麝絮(++),麝浊11单位,丙氨酸氨基转移酶21U/L。并有轻度贫血。

辨证:肝郁脾虚,气滞血瘀,阳衰水停。

治法:温阳化气,泻水,消癥。

处方:加味决流汤:

黑丑10g,甘遂8g,车前子30g(包煎),上肉桂2g(另炖冲),桂枝8g,丹参15g。

服药后排尿甚多(第一日达3500ml),大便泄泻(以水泻为主)数次,腹胀减,腹围渐小,气喘亦觉明显缓解。后以扶中和胃、疏肝养正活络之剂(太子参、茯苓、炒白术、炙甘草、木香、砂仁、青皮、陈皮、香附、丹参等)与决流汤加减方间隔服用。具体服法:先服决流汤加减方2剂,接服调理方2~3剂;又服决流汤加减方,再服调理方……如此往复,俟腹水基本消减后,再连服逍遥散合香砂六君子汤加减方,或结合当时见症予以灵活用方。

此例经上述治法5个月余,诸症悉除,腹水亦消,肝功能逐渐好转,肝下缘位于肋缘下1.5cm。

再按:肝硬化腹水中医称"臌胀""单腹胀",余老曾先后试用多种古方,经临床比较,傅氏决流汤仍以消水迅捷、效验明显著称。本例患者,肝气夹瘀久郁,形成癥结,脾胃失于和降,水饮不能下输膀胱;气化不利,肠津外溢,水湿渗入腹腔,积久形成单腹胀。故用决流汤急则治其标,加入丹参调肝活瘀。待腹水逐渐消退后,再予固本培土法以善其后。

10. 中风

● 例1:杜某某,女,55岁。1957年10月14日初诊。

现病史:入院时完全昏迷状态。据其家属称:10月12日晨,暴怒口角,当日上午即有头痛,痛在颠顶及前额部。颧红,身有微汗。即延邻近某西医作紧急处理,症状稍减。但13日上午头痛又发,语言逐见謇涩,并呕吐宿食及痰涎。迄下午4时突然昏迷,人事不省,右侧肢体不遂,同时出现鼾声。由市立第一医院转来本院。入院时昏睡,颧红,喉间痰声辘辘,右肢偏瘫。兼见五脏之绝症:即手撒、眼合、口开、鼾声、遗溺等。

检查:发现右侧瞳孔缩小,对光反射极迟钝。心尖区第一心音亢进,两侧肺底满布细湿啰音,胸前第三、第四肋间有较粗之干湿啰音。右肢偏瘫。巴宾斯基征左侧阳性,克尼格氏征两侧均为弱阳性,膝腱反射右侧较为亢进。血压180/100mmHg。入院时体温为37.2℃,当日下午上升至38.8℃。红细胞400万,血红蛋白11.8g/dl,白细胞11 200,分类:中性细胞82%,淋巴细胞18%。大便有鞭虫卵及钩虫卵少许,小便无特殊发现。脉弦滑、微沉,苔白,中心淡黄、微腻。脑脊液检查于初入院时未作,当患者神志逐渐清醒时,检验结果除颜色淡黄、蛋白量稍增加外,其他化学成分尚属正常。

诊断:中风(肝郁痰热互结)。

10月14日,因神志完全昏迷,法以开窍、清化痰热为先。处方:①牛黄清心丸一粒,用温开水分两次灌服。②竹沥二两,分两次,服法同前。服药后咯出黄稠黏痰多量,并能勉强吞饮极少量饮料。昏睡、偏瘫与五脏绝症仍然存在。次日遂处小方如下:天竺黄三钱,鲜菖蒲一钱五分,姜汁四滴,竹沥一两,一剂,煎分两次服。

10月16日,发热稍减。虽于服药后吐出不少痰涎,但喉间仍有痰鸣,昏睡齁声如前。大便四日未行。按患者腹部,仍露痛苦面容。当日处方除再给牛黄清心丸一粒外,拟开窍通便,清化痰热。用天竺黄、鲜菖蒲、姜汁、竹沥、竹茹、橘络、竹沥夏、炒枳壳(风化硝拌)、川浙贝、瓜蒌皮实。服药后于次日神志已有清醒趋势,但时明时昧,推之能苏,目能开;偏瘫及腹部按痛如前;痰量较前为少;小便从遗溺变为不能自解,遂配合导尿。仍以原方出入,加滋肾通关丸入煎。

10月20日,神志较前更为清醒,齁声已止,问之能对答,惟语言不甚流利。昨夜起小便复能自解,然头痛较甚,右侧肢体痛楚不能动,腹微胀。午后发热常稽留于38℃左右,脉仍弦滑,苔黄退而白黏厚。治以平肝息风,清热化痰。方用桑叶、菊花、石决明、胆星、川贝、枳实、郁金、秦艽、鸡血藤、红花。自服本方后肢体痛楚日渐减轻,语言謇涩渐除,热势亦退至正常。

10月29日,头微有昏痛,右侧肢体已能轻度活动,以物置其右掌心已能握捏,精神良佳。右下肢麻痛稍减,腹已不痛,二便自调。苔淡薄白,脉转濡象。治以滋阴柔肝,佐以和络。方用桑叶枝、甘菊、白蒺藜、石决明、秦艽、灵磁石、归尾、赤芍、橘络、丝瓜络、石斛、生地。服药数日后,自觉头昏减轻,有轻度耳鸣,右上肢活动范围增大,右下肢疼痛显著减轻。

11月12日,能下地行走,右肢微麻,右手能举至头肩部,并无痛感。中风诸症悉愈,惟遗留轻度头昏及耳鸣。仍与前方出入,越四日而出院。

原按:本病例在用中药治疗的同时,曾由本院针灸医师配合治疗十余次,取穴有百会、人中、劳宫、十二井、涌泉、少商、关冲、曲池、合谷、足三里、三阴交、关元、列缺等穴。从临床上我们体会针灸对中风昏迷及肢体不遂等症具有相当疗效，所以针灸在本病的辅助疗法上起了良好的作用。

● 例2:孙某,男,57岁。1982年12月10日初诊。

主诉:脑梗死1周余。

现病史:患者突发左脑动脉分支梗死,症见神识半昏迷,右肢偏瘫、麻木不仁,手不能上举、无握力,足艰于举动。口眼㖞斜,言謇,音声不利,口角流涎,咽中有痰、不易咯出。兼有头晕、目眩,大便干结。患者有高血压病史十余年,平素嗜酒,饮量颇多,经测血压为184/110mmHg。

辨证:肝阳上亢,脑络阻塞,痰邪阻逆,蒙蔽清窍,阳明结滞。

治法:平肝益气,化痰开窍,活血通络,润导。

处方:益气通栓方[①]加减:

生黄芪50g,赤芍12g,川芎15g,桃仁10g,红花8g,当归8g,天麻10g,钩藤15g(后下),地龙12g,杏仁10g,竹茹10g,陈皮6g,胆南星6g,麻仁20g,熟大黄4g。

经上方据证加减治疗50天后,患者神识清明,头晕已除,血压降至140/86mmHg,肢体活动度大大增强,右手上抬基本能到头顶,原有握力恢复过半,行步偏跛大大改善,流涎及喉中痰涎均止,大便已明显润通,约2日1次。

患者出院时,嘱续服蜜丸,配方如下:生黄芪100g,赤芍40g,桃仁36g,红花40g,当归50g,白芍40g,熟地80g,生石决明60g,陈皮30g,制半夏30g,僵蚕24g,地龙45g,杏仁36g,夏枯草40g,车前草40g。

上药共研细末。炼蜜为丸,丸重10g,每服1丸,1日2次,温开水送服。

● 例3:崔某,女,57岁。2015年1月21日初诊。

主诉:脑梗死10年余。

现病史:患者2005年患脑梗死,后遗右手活动不灵活。脐周疼痛30余年,自觉肛门坠胀,偶有胸痛及腹部发凉。心烦躁热,右侧太阳穴处疼痛,膝盖酸软无力,小腿胀。口干苦,咽痒,咽中异物感。纳食一般,尿频、尿急、尿量少,夜尿2次,大便不成形,便后肛门痒。血压130~150/85mmHg。舌苔微腻,脉沉

---

① 益气通栓方:生黄芪30~60g,桃仁10g,红花10g,川芎12g,丹参15g,赤芍15g,鸡血藤15g,土鳖虫6g。功能:益气通栓。主治:脑血管病后遗症。症见偏身麻痹,肢体不遂,口舌㖞斜,或语言謇涩,或尿频遗尿,或乏力自汗,或神情呆滞,舌红、苔白或白腻,脉弦细,或沉弦。

濡、有弦意。

既往史:腔隙性脑梗死,冠状动脉钙化、狭窄,大肠黏膜浅表慢性炎,轻度慢性萎缩性胃炎,双肾囊肿,脂肪肝,高脂血症。

治法:益气通栓,和中健脾,止腹痛,兼以平肝。

处方:生黄芪 30g,桃仁 10g,红花 8g,当归 12g,黄连 10g,苏梗 10g,麦冬 10g,肉桂 5g,炒白术 12g,山药 12g,元胡 12g,皂角刺 10g,茯苓 15g。7 剂,水煎服。

2015 年 1 月 28 日二诊:尽剂后诸症略有改善,手指晨起僵硬,肛门仍有下坠感,咽干偶痒,舌苔白腻,脉沉、微涩。治宗前法稍加变化。处方:生黄芪 36g,桃仁 10g,红花 8g,鸡血藤 15g,当归 10g,丹参 15g,山药 20g,姜黄 10g,玄参 15g,生甘草 6g,锦灯笼 6g,升麻 10g,柴胡 8g。20 剂,水煎服。

2015 年 3 月 4 日三诊:服前方,咽部症状好转,腹痛肛门下坠好转,手指活动较前灵活,之力症状缓解。宗前法益气通栓、健脾通络为治。处方:生黄芪 30g,桃仁 10g,红花 8g,赤芍 12g,丹参 15g,川芎 12g,土鳖虫 6g,当归 12g,茯苓 15g,炒白术 12g,山药 12g。20 剂,水煎服。

四至八诊略。

2015 年 11 月 18 日九诊:患者坚持以上方加减间断治疗近 6 个月,体力及精力较前大有改善,右手活动不灵活也有明显改善,继予 3 月 4 日方 10 剂,研细末,装入胶囊,每日 2 次,每次 6g,以抗栓通络,预防复发。

● 例 4:崔某,男,60 岁。2014 年 8 月 27 日初诊。

主诉:小便困难 1 周余。

现病史:患者 2003 年 10 月曾患脑出血,行开颅术治疗。2014 年 7 月 19 日因肠梗阻于北京某三甲医院治疗,目前自主排尿困难,已行导尿术,尿管不能拔出。大便干燥,服用通便胶囊后 3 天 1 次。言语謇涩,右侧肢体行动不利,纳食睡眠一般,头晕腰痛。舌苔薄腻,脉沉伏微涩。

既往史:强直性脊柱炎。

治法:益气通络,益肾,调肝,通腑。

处方:生黄芪 24g,桃仁 10g,红花 8g,丹参 15g,土鳖虫 6g,赤芍 12g,杏仁 10g,白芍 12g,僵蚕 6g,地龙 12g,龙胆草 6g,续断 15g,天麻 10g,钩藤 15g(后下),生大黄 3g,秦艽 10g。20 剂,水煎服。

2014 年 11 月 5 日二诊:患者服上方共 58 剂,尽剂后,患者已拔除导尿管,平时有尿意,但排尿时需等待,排尿仍困难,无尿痛,夜尿 3~4 次。口干,饮水较多,畏寒,心情不畅,右手脚发凉,言謇较前稍有改善,喉中痰减少。左脉沉伏,右脉细数。治法:益气祛痰,强肾通络,缩泉。处方:生黄芪36g,当归10g,土鳖虫6g,赤芍12g,白附子6g,僵蚕6g,地龙12g,全蝎5g,金樱子12g,覆盆子12g,熟地30g,陈皮6g,骨碎补12g。20剂,水煎服。

2015年1月7日三诊:服前方后,患者精神较好,体力增强,情绪平稳,语言速度放慢时他人可以辨清所说内容。右侧肢体不利较前有所改善。夜尿减少,每晚1~2次,排尿较为有力,无淋沥不尽现象。上方去白附子、僵蚕、全蝎,加桃仁10g、杏仁10g、石菖蒲12g、远志10g。继服30剂。

再按:患者中风脑出血又复手术开颅,脑髓络脉瘀阻,神机受损。元气亏虚、脾肾不足为本,痰瘀阻滞为标。故治宜益气通络。予益气通栓方通治之。情绪不畅佐以清肝之龙胆草;小便不利为肾虚气化不行,故加益肾缩泉之品;语言謇涩佐以白附子、僵蚕、石菖蒲、远志开窍化痰。

11. 高血压

● 例1:牛某,女,64岁。2014年3月11日初诊。

主诉:高血压病10余年。

现病史:自述患高血压病10余年,一直依赖西药降压,但血压控制不理想,时常波动于170~200/100~120mmHg之间。近日症状加重,头痛眩晕,耳鸣耳痛,胸闷短气,心悸烦躁,大便干燥,舌红、苔白,脉沉弦。就诊时血压为180/100mmHg。

辨证:肝郁气滞,阴虚阳亢。

治法:平肝育阴、宽胸理气为主,兼以清木。

处方:夏枯草18g,车前草15g,生石决明18g(先煎),杜仲12g,生地24g,山萸肉15g,丹皮10g,瓜蒌10g,薤白10g,木香5g,太子参15g,麦冬10g,五味子10g,赤芍12g,白芍12g。14剂,水煎服,每日1剂。

2014年3月25日二诊:患者药后血压降至160/90mmHg。原方去黄芩、苏子,余药各以4倍量共研细末,炼蜜为丸,丸重10g,每服1丸,每日2次,温开水送服。

2个月后经电话询访,患者病情稳定,头晕头痛症状消失,血压稳定。嘱续服一料丸药以资巩固。

按:本例患者,中医辨证为肝郁气滞、阴虚阳亢,治疗当以清肝平肝、宽胸理气为主,兼以育阴和阳。因患者大便干燥,故去掉益肾平肝汤中的茯苓、山药。方中生地、山萸肉、赤芍、白芍、丹皮滋阴壮水、平肝活络;夏枯草、车前草、杜仲、生石决明清肝平肝、潜镇降压；瓜蒌、薤白、木香宽胸理气；太子参、麦冬、五味子益心气、止悸动。以蜜制丸，缓缓收功。

● 例2：闫某，女，52岁。2014年3月26日初诊。

主诉：高血压数年。

现病史：患者患有高血压多年，服用多种降压西药，控制不理想。舌尖痛，腿软，周身乏力，心情烦躁，易怒。患慢性乙型肝炎，且胆固醇、甘油三酯稍高。纳食、睡眠及二便均正常。舌苔薄腻，脉沉弦。

治法：调肝，平肝，清心，降压。

处方：丹皮40g，生地40g，熟地40g，夏枯草45g，车前草45g，生石决明80g，杜仲40g，柴胡36g，香附36g，栀子36g，玄参50g，枸杞子50g，黄连40g，生黄芪100g，川牛膝30g，怀牛膝30g。上药为细末，水泛为丸，如梧桐子大，每服6g，每日2次。

2014年5月14日二诊：服药期间，患者停用西药，仅服中药，血压控制良好。心烦、急躁、舌痛均已好转。现偶有心悸，多梦。薄白腻苔，脉沉有弦意。治宜调肝，降压，护肝，补阴血，益心气，通络。处方：生地40g，熟地40g，丹参45g，夏枯草40g，车前草40g，柴胡30g，香附30g，赤芍36g，白芍36g，当归36g，玄参45g，鸡血藤45g，鸡骨草80g，太子参40g，麦冬40g，五味子30g。上药为细末，水泛为丸，如梧桐子大，每服6g，每日2次。

尽剂后，患者血压维持稳定，上方继服一料，以资巩固。

再按：此例患者单纯使用中药控制血压，效果良好。通过调肝气、和肝血、护肝养肝、滋肾水、活血通络等治法，既对血压起到了很好的调控效果，又通过护肝养肝柔肝等间接治疗慢性乙肝造成的肝损害，一举两得，体现了中医整体治疗的优势。

12. 郁证

● 例1：唐某某，女，35岁。2010年2月初诊。

主诉：心情抑郁2个月余。

现病史：患者为中学教师，据称与同事交往中每因琐事易生闷气，加之在职称晋升等问题上与校领导产生许多矛盾，心情十分抑郁，甚至动怒，难以正常教学和处事，精神恍惚，医院诊为精神分裂症。经医院处以"百忧解"为主，治疗2个月。效验不著。现症见：烦躁易怒，腑行干滞，食纳著减，舌质红、尖尤甚，脉弦微数。

治法：调肝疏郁，育阴，清心火，促消化。

处方:调肝疏郁汤①加减:

柴胡 10g,制香附 10g,郁金 10g,青陈皮各 4g,生地 20g,麦冬 10g,柏子仁 10g,丹皮 12g,黄连 10g,神曲 10g,麻仁 20g,大枣 6 枚。20 剂,水煎服。

二诊时病减大半,基本按原方稍作加减,服药 2 月有余,基本痊愈。

再按:郁证的学术理论莫基于《黄帝内经》,元代朱丹溪的"六郁"(气、血、火、痰、湿、食)说,创越鞠丸,为后世医家广泛尊崇。张璐认为,在"六郁"当中,其中又以气郁最重要、最多见,他在《张氏医通》中说:"郁证多源于志虑不伸,而气先受病。"指导了后世医者主治本病的大法,当以调治肝气为主。

● 例2:方某,女,36 岁。2014 年 5 月 14 日初诊。

主诉:颈、舌、唇僵硬、紧束感 6 个月余。

现病史:6 个月以前患者无明显原因出现颈、舌、唇僵硬及紧束感,曾在北京某三甲医院做喉镜、头部 CT、核磁共振检查,均未发现异常。诊断为:肌张力增高,自主神经功能失调。伴有焦虑失眠,情绪急躁,口干,余无不适。舌苔中度腻,脉沉濡、微弦。

治法:调肝疏郁,化湿通络。

处方:柴胡 10g,香附 10g,郁金 12g,苍术 10g,川芎 15g,生苡仁 20g,僵蚕 6g,竹茹 10g,白附子 6g,山药 20g,鸡血藤 12g,桃仁 10g,杏仁 10g,丹参 15g。20 剂,水煎服。

2014 年 8 月 6 日二诊:尽剂后,颈部、唇部紧束感消除,舌根部仍有。白天易出汗,口干不苦,纳食可,眠一般。舌苔腻、少津,脉沉有弦意。治宜:调肝疏郁,生津通络。处方:柴胡 10g,香附 10g,青皮 5g,郁金 12g,石菖蒲 15g,远志 10g,丹参 15g,北沙参 12g,生地 15g,熟地 15g,石斛 20g,生栀子 10g,丹皮 12g,鸡血藤 12g,赤芍 12g,炒白芍 12g。20 剂,水煎服。

2014 年 8 月 27 日三诊:尽剂后,舌根僵硬、紧束感消除。上方去石斛,加炒枣仁 20g,继服 20 剂,以资巩固。

再按:《素问·至真要大论》言:"诸痉项强,皆属于湿""诸暴强直,皆属于风"。患者肌张力增高,伴有颈、舌、唇僵紧不舒。余老辨为肝脾不和、痰湿阻络。故予调肝疏郁,化湿通络法。方用余老治疗情志病的通治方——调肝疏

---

① 调肝疏郁汤:柴胡 10g,香附 10g,青皮 6g,陈皮 6g,郁金 10g,丹参 18g,柏子仁 10g,合欢皮 10g,苍术 10g,石菖蒲 15g,远志 10g。功能:调肝疏郁,清木宁神,化湿通窍。主治:郁证。症见心烦忧郁,失眠健忘,悲观厌世,舌暗苔薄或腻,脉弦细。

郁汤。方中柴胡、香附疏肝解郁、行气舒筋；川芎、郁金、丹参、桃仁活血行气，入肝经通络逐瘀；苍术、苡仁、山药健脾化湿；杏仁、僵蚕、竹茹、白附子化风痰，解风痉。二诊增强养阴柔肝和清肝泻火之力。方药切合病机，疗效显著。

● 例3：张某，男，44岁。2015年2月4日初诊。

主诉：心情抑郁10余年。

现病史：患者间歇性心情抑郁10余年，情绪低落，工作压力不大，但对周围事物不感兴趣。近些时注意力不集中，平素易乏力疲劳，入睡困难且易醒，每日睡眠4~5小时，精神和精力均欠佳。口苦，目干涩，晨起视物不清、眩晕，胃纳差、食后嗳气，偶有反酸。便干。舌暗、苔白，脉弦细。

治法：调肝疏郁，清木，清脘，降逆，养血宁神。

处方：柴胡10g，香附10g，郁金10g，青皮4g，陈皮4g，柏子仁10g，合欢皮10g，黄连10g，苏梗10g，木香6g，生黄芪30g，当归10g，炒枣仁20g，川芎15g。20剂，水煎服。

2015年2月25日二诊：患者服前方后，睡眠有所改善，每晚睡眠可达6小时，睡中易醒好转。晨起较前有精神，能有兴趣参加适当体育锻炼，饭量及食欲较好。现便干，时有眩晕，或烦躁易怒，口干苦，舌红、苔黄燥，脉弦细数。上方去黄芪、青皮、陈皮，加龙胆草8g、火麻仁20g、夏枯草10g。20剂，水煎服。

2015年3月18日三诊：患者烦躁减轻，睡眠改善，食欲及精神较好，能够主动参加体育锻炼，上方改做丸药继服，处方如下：

柴胡40g，香附40g，郁金50g，柏子仁40g，合欢皮40g，黄连20g，苏梗40g，木香20g，当归50g，炒枣仁40g，川芎40g，龙胆草20g，桃仁20g，炒白术20g，夏枯草20g。

上药为细末，水泛为丸如梧桐子大，每服6g，每日2次。

● 例4：王某某，女，48岁。2011年3月22日初诊。

主诉：咽部黏痰及阻塞感10余天。

现病史：患者十余天前因琐事与邻妇发生口角，致郁怒不止。近10天以来渐感咽部不适，黏痰颇多，咽痰滞结，咯之不出，咽之不下。曾去附近医院诊治，客观检查未发现明显异常，诊为咽神经官能症。伴有食纳减少，腑行数日未解，月经基本正常。脉滑而弦实，苔中心微腻。

治法：调肝解郁，化痰通腑。

处方：柴胡10g，香附6g，杏仁6g，陈皮6g，制半夏6g，射干10g，紫菀10g，炒枳壳实各5g，升麻8g，麻仁20g。

上方连服 6 剂,即获痊愈。

再按:此病属于郁证,辨证为肝气郁结、脾失健运,水湿痰饮不运,痰滞结于咽部,状如梅核哽噎,吞吐难下。治宜调和肝脾,行气化痰。

13. 胁痛

刘某,女,32 岁。2015 年 4 月 8 日初诊。

主诉:胁肋胀痛 1 年余。

现病史:患者素有胆囊结石,2013 年 9 月曾于北京某三甲医院行"取石保胆术",取石 50 余粒。2015 年 1 月 21 日腹部 B 超示:胆囊泥沙样结石(囊内见多数泥沙样强回声沉积,后伴声影)。刻诊:胃胀,久坐后加重,胁肋胀,偶有刺痛,程度轻微,胃纳尚可,晨起口气重,大便欠畅,每日 3~4 次,眠可,月经调,尿黄,水滑薄腻苔,左脉微伏,右脉沉细、微弦。

治法:调肝,化石,清脘,理气,和中。

处方:疏郁利胆汤① 加减:

柴胡 10g,赤芍 12g,白芍 12g,海金沙 15g(包煎),枳实 5g,香附 6g,金钱草 30g,厚朴 6g,木香 6g,黄连 10g,佩兰 15g,茯苓 15g,白茅根 30g,生黄芪 24g。14 剂,水煎服。

2015 年 4 月 22 日二诊:服药期间,每日排气增多,患者腹胀、胁肋胀痛明显好转。右胁偶有刺痛,小便转清。舌红、苔白,脉弦细。上方去茯苓、白茅根,加川楝子 10g、炒内金 10g,继服 20 剂。

2015 年 5 月 13 日三诊:尽剂后,胁胀脘胀明显改善,少进油腻食品,无不良反应。舌红、苔白,脉细。上方不变,继服 20 剂。

后随访告知,2015 年 5 月 29 日腹部 B 超示:胆囊壁增厚,边缘毛糙,未见结石。

再按:中医学认为,胆囊炎是由肝胆气机不利,胆腑疏泄失常所造成的,日久会蕴热、化痰、成瘀,所以治疗本病当重视疏肝活血、清热利胆。同时由于胆汁的排泄不畅,容易造成消化不良等症状,所以还需注意佐以健胃消食之品。疏郁利胆汤中柴胡、枳实、川楝子疏理肝胆气机,龙胆草、栀子、海金沙清泻肝

---

① 疏郁利胆汤:柴胡 10g,赤芍 12g,白芍 12g,枳实 8g,炙甘草 6g,半夏 10g,川楝子 10g,龙胆草 10g,栀子 10g,山楂肉 10g,炙鸡内金 12g,海金沙 15g(包煎)。功能:疏肝止痛,清热利胆。主治:慢性胆囊炎、胆结石,以肝胆气滞、肝胃郁火为主要病机。症见右上腹胀痛、钝痛,胃脘灼热,嗳气,反酸,消化不良,饮食明显减少,不能进油腻食物。超声波检查显示胆囊增大,收缩功能不良。

胆郁热,赤芍、白芍活血柔肝、利胆止痛,半夏降气化痰,鸡内金、山楂肉健胃消食以防木郁土壅。全方共奏疏肝活血、清热利胆、健胃止痛之效。

14. 胃脘痛

● 例1:韩某,女,68岁。2015年3月4日初诊。

主诉:嗳气、胁痛、反酸烧心反复发作9年余。

现病史:患者胃脘饱胀疼痛,嗳气、烧心、反酸反复发作,并伴有两胁窜痛,大便黏滞,眠差,每日仅睡2~3个小时,睡中易醒,醒后难以入睡。身软无力,手指麻,背部冷,后脑发晕,时有恶心呕吐。2015年2月26日,北京某三甲医院诊断为慢性非萎缩性胃炎、反流性食管炎、脑供血不足。苔薄腻,脉沉细。

治法:调肝和中,清脘,益气,通络。

处方:调肝和中汤①加减:

柴胡10g,香附10g,苏梗10g,陈皮6g,黄连10g,川楝子10g,天麻10g,钩藤15g(后下),香橼皮6g,清半夏6g,生黄芪36g,当归12g,丹参15g。20剂,水煎服。

2015年4月1日二诊:尽剂后,烧心、嗳气、两胁痛均有明显减轻,睡眠改善,能睡6个小时。腰部周围有冷感,劳累后则痛。夜间颈项部以上盗汗,排便无力,腿凉、腿痛,右侧偏头痛,时有咳嗽,咯白痰。在北京某医院检查:两肺多发肺大泡;冠状动脉钙化;腰椎11~12椎体楔形改变(陈旧性压缩骨折?)。脉沉小,苔薄。治宜调肝和中,清肺止嗽,固表止汗,兼治偏头痛。处方:柴胡10g,香附8g,苏梗10g,木香6g,熟地15g,生黄芪30g,生地15g,当归10g,黄芩10g,百部10g,川芎15g,白芷10g,丹参15g,赤芍12g,威灵仙12g。20剂,水煎服。

2015年4月22日三诊:尽剂后,胃部症状消除,夜间汗止,偶有咳嗽,无痰,偏头痛未发,腰痛、凉。脉沉细,苔薄。治宜调肝和中,强肾固腰。处方:柴胡10g,香附8g,苏梗10g,木香6g,熟地15g,生黄芪30g,生地15g,当归10g,补骨脂10g,骨碎补12g,川芎15g,白芷10g,炒杜仲12g,威灵仙12g。20剂,水煎服。

后随访,患者腰冷痛症状缓解,仅在劳累后偶有复发,休息后缓解,病情基本稳定。

---

① 调肝和中汤:柴胡10g,香附10g,苏梗12g,麦冬10g,黄连10g,木香6g,茯苓15g,熟地24g,陈皮6g。功能:调肝健脾,和中清脘。主治:慢性胃炎,胃溃疡,反流性食管炎。症见脘腹不适,疼痛或胀满,反酸嘈杂,少食即饱,纳谷不消,口臭,便黏难解或便不成形,舌红、苔腻,边有齿痕,脉弦细而数。

● 例 2:刘某,女,28 岁。2014 年 8 月 27 日初诊。

主诉:胃胀、反酸 7 年余。

现病史:患者胃胀、胃痛,伴有反酸烧心、嗳气,头晕,纳差,食辣后泄泻,便黏,每日 1 次,口干苦,晨起口中异味,眠浅,痛经。舌苔薄微腻,脉势沉濡。

治法:调肝和中,健脾清脘,兼治痛经。

处方:柴胡 36g,香附 36g,苏梗 40g,木香 24g,茯苓 36g,黄连 40g,煅瓦楞子 45g,浙贝 40g,炙甘草 24g,炒白术 50g,生白芍 45g,元胡 45g,草豆蔻 36g,炒枣仁 100g。上药为细末,水泛为丸如梧桐子大,每服 6g,每日 2 次。

尽剂后,胃脘胀痛消除,睡眠改善,口气消除,大便正常,痛经亦有缓解。嘱其勿食生冷及硬物,原方继服一料,以资巩固。

再按:调肝和中汤是在仿效柴胡疏肝散和香连丸基础上予以加减化裁而成的。慢性胃病往往导致脾胃功能失调,累及于肝,终致木土失调,即肝脾失调或肝胃失和。肝脾失调者,运化无力,日久变生虚寒气滞,宜疏肝健脾,温中行气;肝胃失和者,胃中易于积热生湿,宜调肝育阴,和中清脘。方中柴胡、香附疏肝行气止痛;苏梗、木香、陈皮理气和胃消胀;熟地、麦冬育阴柔肝养胃;黄连清热燥湿,苦降胃气。全方疏肝柔肝,和中清脘,理气消胀,共奏辛开苦降、阳生阴长之效。

15. 反胃

周某,男,41 岁。1977 年 9 月 16 日初诊。

主诉:呕吐食物 1 周余。

现病史:患者多年来嗜食生冷,1 周前餐后脘胀腹满,每有朝食暮吐、暮食朝吐现象,又以朝食暮吐为多。在某医院诊断为贲门痉挛及浅表性胃炎。大便前段成形、后偏溏。

治法:温脘和中,健脾理气,镇逆止吐。

处方:苏梗 10g,麦冬 10g,木香 6g,制香附 10g,良姜 6g,党参 10g,桂心 5g,姜半夏 6g,陈皮 6g,厚朴 6g,炒白术 12g,内金 15g。20 剂,水煎服。

二诊时,患者反胃症状已除,并已能稍食冷物,大便转实。后以此方稍作加减,即获痊可。

16. 噎膈

张某,女,67 岁。1961 年 9 月 10 日初诊。

主诉:进食不畅、吞咽困难进行性加重 2 个月余。

现病史:患者因饮食梗阻,难以进食,食后噎塞呕恶,两个月来不断加重,前往某职工医院就诊。除上述主症外,兼见胸闷、胸骨后隐痛,口苦,时吐痰涎,大便干结常多日不解,肢体羸瘦,精神疲惫、抑郁。面色㿠白无华,眼圈略显青灰色,舌体瘦缩,舌质暗红,舌面无津,脉象细弦、微涩。检查:放射科钡餐造影摄片,显示食管下端近贲门处约有拇指大小肿块,病理切片为鳞状细胞癌。后去北京某医院复查,诊断同前,并已有锁骨上、腹股沟等处淋巴结转移,外科认为已非手术适应证。

中医诊断:噎膈,属气郁瘀滞、肺胃津耗。

西医诊断:食管癌。

治法:开郁化瘀,润燥祛痰。

处方:加减启膈散①:

北沙参 18g,丹参 9g,当归 12g,川贝 6g,杏仁 9g,郁金 9g,瓜蒌皮 9g,砂仁 5g,桃仁 9g,红花 5g,荷叶蒂 9g,米皮糠 9g。

1961 年 10 月 2 日二诊:服上方 21 剂,食后梗阻明显减轻,能吃半流质饮食。近半月来未有呕吐,口已不苦,胸闷、胸骨后隐痛亦见轻缓。面色好转,眼圈黑色渐淡,惟痰涎仍较多。仍以前方加减:北沙参 15g,丹参 9g,当归 9g,川贝 9g,杏仁 9g,瓜蒌皮 9g,砂仁 5g,桃仁 9g,红花 5g,枳壳 5g,姜半夏 6g,川芎 9g。15 剂,水煎服。

1961 年 10 月 18 日三诊:服上方约半个月余,诸症悉缓,痰涎明显减少,能进软食,体重增加,患者心情舒畅。后经放射科检查,局部肿块缩小过半,原淋巴结肿大处亦相应消减。患者但觉咽干,胸微闷,大便干结,遂处以琼玉膏加味方:吉林参 60g、生地 150g、茯苓 60g、瓜蒌皮 75g、半夏曲 60g。上方浓煎取汁,兑入白蜜 150g,炼蜜收膏,每服 1 匙,1 日 2 次,温开水冲服。

在以后的 4 年中,曾两次接到其家属来信,告称患者饮食、睡眠如常,噎膈诸症未见复发。

再按:噎膈的病名见于宋代严用和《济生方》,关于其证候的描述则早见于《内经》,如谓“饮食不下,膈塞不通……”(《灵枢·四时气》)、“气为上膈者,食饮入而还出”(《灵枢·上膈》)等,即是对本病证候的描述。从古今所见大量医案可知,噎膈多见于老年人,其中有部分患者被确诊为食管癌或胃贲门部癌

---

① 加减启膈散:北沙参 18g,丹参 9g,当归 12g,川贝 6g,杏仁 9g,郁金 9g,瓜蒌皮 9g,砂仁壳 9g,桃仁 9g,红花 5g,荷叶蒂 9g,米皮糠 9g。功能:开郁化瘀,润燥化痰。主治:食管炎或贲门炎,或食管肿瘤,可归属于中医“噎膈”范畴。症见饮食噎塞,食下不畅,甚则食入即吐,食硬物梗阻不下,大便干燥,形体消瘦,舌红苔少,脉弦细涩。

肿。其发病因素除局部感受物理、化学刺激外,中医学更重视情志因素。由于噎膈易造成阴血匮乏,局部气结血瘀,故初期偏于气结者,治当以解郁润燥为大法。此方是在《医学心悟》启膈散基础上加减而成。原方由郁金、沙参、茯苓、川贝、杵头糠、丹参、荷叶蒂、砂仁壳组成。程钟龄认为,凡噎膈不出"胃脘干槁"四字。此病病变在食道而属于胃,与肝、脾、肾三脏失调所致痰、气、瘀互结有关。此方润燥降气、开郁化痰。余老师知其意而加减应用。方中北沙参养肺胃之阴;当归散瘀行滞而止痛,复能润肠通便;红花辛散温通,能破癥积,然其少则养血,多则行血,能补能泻,各有妙义。余老用5g,意在补泻兼顾,红花配当归,增强补血且无瘀滞之虑。丹参行血、去癥痕,逐瘀生新,行而不破,昔有"丹参一物,功同四物"之说。郁金清扬善窜,能行滞气、散肝郁、降逆气、泄壅滞;杏仁宣肺降气,开闭塞,消痰饮,还可润燥滑肠;瓜蒌皮利膈宽胸,利气导痰,散结消肿;川贝开郁行滞、消痰结、解热毒、消肿痛、润肺下气、宽胸;桃仁散瘀破癥,开结润便;砂仁利气快膈,散寒饮胀痞、噎膈,为开脾胃之要药;杵头糠,又称米皮糠,为稻的种皮。《名医别录》载其"治卒噎"。米皮糠通肠,开胃下气,治咽喉噎塞,饮食不下,善消磨胃之陈积;荷叶蒂去湿行气,能引诸药直至病所。综上所述,全方的用药特色是:攻补兼施,寒温配伍允当,血药与气药互相制约、互相促进,相得益彰。

　　本案患者已属食管癌后期,病机上属肺胃津耗,气郁血虚,痰滞瘀结,故治以启膈散加减。方中北沙参、当归、丹参养阴润燥、益血活络;郁金、瓜蒌皮、杏仁、川贝开郁化痰;桃仁、红花、砂仁、荷叶蒂、米皮糠化瘀启膈。经治后,食进症缓,肿瘤缩小。惟燥象仍著,气阴不足,故以琼玉膏加味方以养阴、益气、化燥,兼能化痰、宽中、调胃。药证契合,配伍精当,故使危证转安而获痊。

17. 便秘

蒋某,女,39岁。2015年6月24日初诊。

主诉:便秘10余年。

现病史:患者便秘10余年,大便每3日一行,干燥坚硬,状如羊粪。自觉口中唾液减少,口干渴,每日饮水1500ml。平素易头晕,月经正常,纳食可,腰酸。舌苔薄,舌体瘦小而干,脉有弦意。

治法:调补阴津,益肾润腑,兼治腰椎。

处方:北沙参15g,天冬12g,麦冬12g,生地30g,石斛20g,炒白芍15g,肉苁蓉15g,沙苑子12g,火麻仁20g,秦艽10g,威灵仙10g,天麻10g,钩藤15g(后下)。20剂,水煎服。

2015年7月15日二诊：尽剂后，患者便秘缓解，大便每日一行。口中有津液，口干缓解。舌红、苔薄，脉弦细。宗上方，改为润腑通幽丸[①]，以资巩固。处方：当归50g，熟地40g，川芎30g，桃仁45g，瓜蒌仁36g，火麻仁60g，郁李仁36g，厚朴24g，枳实24g，肉苁蓉40g，紫菀36g，羌活18g，玄参45g，麦冬45g。上药共研细末，炼蜜为丸，丸重6g，每服2丸，1日2次，温开水（或调蜜）送服。

再按：便秘多由大肠积热，或气滞，或寒凝，或气血亏虚，导致大肠的传导功能失常。中老年便秘，多与阴血、肠液不足，气虚乏力，糟粕积滞于内有关。方中以当归、熟地、川芎养血活血；桃仁、瓜蒌仁、火麻仁、郁李仁润腑、通肠、下气；川朴、枳实利气通滞；肉苁蓉补肾润燥；紫菀宣通肺气，开肠痹；羌活升清祛风以降浊，盖取欲降先升之意。总之，此方适用于阴血亏虚，肠间有燥热积滞的便秘。

18. 结肠炎

● 例1：夏某某，女，32岁。1962年3月初诊。

主诉：泄泻腹痛1个月余。

现病史：患者自春节后经常泄泻，腹中微痛。首在山东德州某医院住院治疗，确诊为：溃疡性结肠炎，已用过多种止泻药，乏效。现每日腹泻5~6次。脉沉濡微数，舌尖红、苔微腻齿痕。

治法：健脾，清肠，止泻。

处方：党参12g，苍白术各10g，茯苓15g，炒山药20g，薏苡仁20g，黄连10g，黄柏10g，地榆10g，秦皮10g，乌梅15g，肉桂5g，炙甘草6g。

患者用此方据证加减约2个月，症状消失。经结肠镜检查，肠黏膜亦基本恢复正常。

● 例2：郭某某，男，49岁。1976年8月中旬初诊。

主诉：腹痛、腹泻，间歇脓血便7年。

现病史：患者自1969年秋季开始，经常腹痛、腹泻，或泻偏红色脓状便，在陕西省西安市某医院检查确诊为溃疡性结肠炎。经治疗后，一度好转，泄泻由每日3~6次减为2次，脓状便消失。但自去岁春开始，腹泻次数增多，每日4~5次，或泻脓血状便，经常腹部隐痛，体力衰惫，面色㿠白，脉偏沉濡、微数。

[①] 润腑通幽丸：当归45g，熟地36g，川芎30g，桃仁45g，瓜蒌仁36g，火麻仁60g，郁李仁36g，厚朴24g，枳实24g，肉苁蓉40g，紫菀36g，羌活36g。功能：养血润燥，行滞通便。主治：中老年习惯性便秘。辨证属阴血虚，肠道燥热者。

舌苔浊腻。

治法:健脾益气,清肠泄浊,止痛。

处方:太子参 12g,苍白术各 10g,生杭芍 18g,薏苡仁 20g,元胡 10g,厚朴 6g,诃子 10g,黄连 10g,炒槐花 10g,地锦草 24g,炒山药 20g,赤石脂 15g(先煎),炙甘草 6g。

上药连服 5 周后,症情明显减轻,大便脓血除,且基本成形,便次减为每日 1~2 次。嗣后据证略作加减。后期以香砂六君子汤加黄连、赤石脂,连服约 4 星期,完全治愈。

● 例 3:王某,男,38 岁。2015 年 6 月 3 日初诊。

主诉:腹痛、腹泻、黏液血便 2 周。

现病史:患者于 2015 年 5 月 28 日在北京某三甲医院诊断为:溃疡性结肠炎,血常规检查(−),便常规:潜血(+)。现症见:便血色鲜红,夹有黏液及泡沫。平素饮食油腻后易腹泻,大便每日 1 次,前稀后干。苔中度腻,脉微沉、右关虚。

治法:调肝,健脾,止泻,清理肠道。

处方:柴胡 10g,香附 10g,茯苓 15g,炒山药 20g,炒白术 12g,黄连 10g,赤石脂 15g(先煎),石榴皮 10g,炙黄芪 30g,诃子 10g,炙甘草 8g,荷叶 10g,炒枣仁 20g。30 剂,水煎服。

2015 年 7 月 15 日二诊:尽剂后,便血痊愈,大便黏液明显减少,眠差。大便偏干,2~3 日一行,成形,排便不通畅。脉沉缓,苔薄、微腻。治宗前法加减。上方去诃子、荷叶、炙甘草,加枳实 6g、芡实 12g、麻仁 15g。28 剂,水煎服。

2016 年 4 月 27 日三诊:患者诉,上次服药后,便血、便黏液等现象完全好转。近 8 个月身体状况良好,大便正常。两周前因食用辛辣以及工作疲劳,出现淡红色血便,兼有黏液。晨起后觉腹部轻微不适,眠差易醒,饮食尚可。脉沉濡,苔薄白、微腻。治宜:调肝健脾、清理肠道、宁神。处方:柴胡 10g,香附 10g,龙胆草 8g,茯苓 15g,炒山药 20g,石榴皮 10g,赤石脂 15g(先煎),黄连 10g,诃子 10g,炒白术 12g,炙黄芪 30g,炒枣仁 20g。30 剂,水煎服。

嘱其戒辛辣饮食,避免劳累。尽剂后,疾病痊愈。随访 1 年未复发。

● 例 4:顾某,男,34 岁。2010 年 3 月 10 日初诊。

主诉:反复泄下黏液带血糊状便 1 年余。

现病史:1 年前因腹痛、泄泻、血性黏液便频作,经 X 线钡剂灌肠,于降结肠下部及直肠,分别发现肠壁呈现微细锯齿样阴影,肠腔壁内廓略有变形,乙状结肠镜检证实为结肠下段及乙状结肠、直肠交界处,有形状不整齐之浅层溃疡共4处,周围肠黏膜轻度水肿、糜烂,并有出血倾向。1年来多方求治,始终未能真正控制发作。目前泄下黏液带血糊状便,日3~7次,泄前觉脐腹左下部疼痛,轻度里急后重感,间有腹部痞胀不适,食谷不馨,肢体乏力,有时发烧(38℃左右),尿黄,舌质红绛、苔中心浊腻,脉数、微弦。

治法:清热利湿、散风敛疡为主,兼以行气宽肠。

处方:加减柏叶汤 ①:

槐花 10g,侧柏叶 15g,黄连 10g,酒炒黄柏 10g,荆芥穗 10g,地榆 10g,石榴皮 10g,赤石脂 15g(先煎),乌梅 12g,广木香 5g,炙甘草 10g。

服上方约有 40 剂(每连服 10 日,停药 1 天),并合锡类散灌肠(每 3 天 1 次),症状基本缓解,大便 1 日 2 次,除间有少量带血外,多属软便,腹痛腹胀均见明显减轻,食饮有所增加。

其后又以《集验方》中"黄连阿胶汤"(黄连、阿胶、栀子、乌梅、黄柏)加槐花、山药、赤石脂等药加减,经治 1 个半月,大便转为正常。乙状结肠镜检示:溃疡面基本愈合。已痊愈。

● 例5:钟某某,男,56 岁。

主诉:每晨 5 时腹泻 3 年余。

现病史:3 年前首在冬季腹中受寒冷痛,经常泄泻。其后基本上固定在每日晨 5 时左右泻下稀软便 2~3 次,内杂有不消化食物,腹部轻度胀痛。患者在许昌市某医院就诊,确诊为:慢性结肠炎。来诊时,症状如前所述,3 年来久治不愈。舌苔薄、微腻,脉沉濡、右尺弱。

治法:温补肾阳,健脾,止痛。

处方:四神丸加减:

党参 10g,炒白术 10g,吴茱萸 5g(盐炒),补骨脂 12g,五味子 10g,炒山药 20g,肉桂 4g,炒白芍 15g,炙甘草 6g。

患者先后共复诊 4 次,基本上以上方加减为主,疗效明显,共服药近 2 个月,病告痊愈。

再按:据患者发病时间,中医辨为"五更泻"。此病又名"肾泻"或"鸡鸣泻",病机为肾虚寒滞,治宜补火生土,温补脾肾。

---

① 加减柏叶汤:侧柏叶 15g,生地黄 15g,黄连 10g,广木香 5g,酒炒黄柏 10g,荆芥穗 10g,槐花 10g,地榆 10g,炙甘草 10g,乌梅 12g,石榴皮 10g,赤石脂 15g(先煎)。功能:清热利湿、散风敛疡为主,兼以行气宽肠。主治:溃疡性结肠炎。症见腹泻,或腹泻、便秘交替出现,泄血性黏糊状粪便,重者每泄血水样便,腹痛,或伴有肛门下坠。

● 例6:周某,男,59岁。2010年5月13日初诊。

主诉:慢性结肠炎反复发作5年。

现病史:患者患慢性结肠炎近5年,时发时愈。经中西医多方治疗,未见明显效果,检阅前医处方,多属理中汤、胃苓汤、四神丸等。发作时腹痛泄泻,1日3~5次,微有腹胀,肢体消瘦,倦懒无力,面少华色,脉濡弦、右关濡细,大便经常带黏液,或有少量不消化饮食残渣。

辨证:脾气虚损,肝脾失调。

治法:补脾升举为主,兼以调肝。

处方:痛泻要方加减:

炒白术30g,升麻9g,白芍12g,陈皮9g,防风9g,诃子肉5g。

以上方加减,前后共服30剂左右。病告痊愈。

按:此病例以痛泻要方加味而治愈。一般认为痛泻要方证的泄泻属脾虚肝旺,一般均有怒则易发的特点,但余老认为,这只能作为病理诊断的参考,不少急性肠炎具有典型的痛泻证候,并无怒则易发的先决条件。故临床当详予辨证。此患者为慢性肠炎,发作时腹痛泄泻,临床表现与急性肠炎不同,腹痛的程度较轻,腹泻的次数不太多,但经常发作,缠绵难愈,病机亦属肝旺脾虚,由于久泻不愈,脾虚转甚。清·刘一仁曾说:"泄泻之病,四时感受不同,或因风寒暑湿所干,或因饮食所伤,动伤脾胃之气,故作泄泻。治当分其新久,审其原因。新则以伐邪之药为主,而健脾之药为佐;久则以补脾之药为君,而升发之药为使"(《医学传心录》)。本例可参酌此治则,故以炒白术为主药,并加大用量,升麻以升举脾气,诃子肉以涩肠止泻。伏其所主、先其所因,经过一段时期的治疗,使5年宿疾得到治愈。

19. 咳喘

● 例1:余某,男,79岁。2015年2月11日初诊。

主诉:咳嗽、咳痰2周余。

现病史:患者1年前曾患胸腔积液,经抽取胸水化验,诊断为结核性胸膜炎。经西药抗结核治疗半年后胸水吸收,后遗咳喘。来诊时,患者症见咳嗽,咳黄脓痰,痰中偶有暗黑色米粒大不明物。2周前因感冒咳嗽、咳痰加重,夜间腋窝出汗,乏力,大便排出困难,每2~3日一行。舌苔中度腻,脉弦缓、节律不齐。

辨证:肺燥津亏,痰热内蕴。

治法:益肺,降气化痰,润腑,宁神。

处方:益肺降气汤^①加减:

北沙参 12g,杏仁 10g,百合 15g,炙百部 10g,桑白皮 10g,熟地 24g,陈皮 6g,桃仁 12g,炙紫菀 10g,葶苈子 10g,大枣 6g,茯苓 20g,火麻仁 20g。20 剂,水煎服。

2015 年 3 月 4 日二诊:服前方后,咳嗽、咳痰明显好转,现偶有胸痛,咳白色黏液,大便调,仍有乏力现象,舌红、苔白稍腻,脉弦缓无力,节律不齐。前方去葶苈子、大枣、火麻仁、熟地,加瓜蒌 20g、生黄芪 30g、太子参 15g、麦冬 10g、五味子 10g。20 剂,水煎服。

2015 年 3 月 25 日三诊:尽剂后,诸症均有所缓解,自述较前有力,精神状态较好。咳黏液痰明显减少,舌红、苔白,脉弦细。上方去桃仁、百部、紫菀,加西洋参 4g(另煎)、炙甘草 8g、丹参 15g,以调心气、育阴复脉为主,继服 20 剂。

● 例 2:刘某,男,67 岁。1990 年 3 月 10 日初诊。

主诉:慢性咳喘 10 余年,加重 1 周余。

现病史:慢性咳嗽 10 余年,医院诊为老年性慢性支气管炎,经治乏效。近 1 周以来,咳嗽夜间加重,兼有少量黏痰,咽干、胸闷,大便亦欠润畅。舌苔浮腻,舌面少津,脉沉、微数而滑。

治法:养肺阴,止咳、化痰、降气,兼调大便。

处方:北沙参 120g,麦冬 90g,杏仁 90g,百部 80g,桑白皮 60g,黄芩 80g,天冬 90g,紫菀 120g,款冬花 90g,川贝母 80g,海蛤壳 80g,姜半夏 60g,前胡 100g,紫苏子 100g,枳壳 50g,木香 50g,大黄 40g。

上药共煎浓汁,去滓,用大鸭梨汁 1kg,白蜜 200g,阿胶 120g,再煎,徐徐收膏。每服 1~2 匙(12~15ml),加开水适量调服。每日 2 次。

后随访患者,膏方尽剂后,诸症痊愈。

● 例 3:黄某,男,77 岁。2015 年 1 月 14 日初诊。

主诉:咳嗽、喘息、咳痰反复发作 4 年余,加重 1 周。

现病史:患者患有肺气肿 4 年余,咳嗽、喘息、咳痰反复发作。1 周前外出受风后加重,胸闷喘息,咳嗽,咳白黏痰,尚能平卧。头晕痛,小便痛,伴有尿频、尿急,口干苦,纳食与夜眠一般,大便每日 1 次,成形。水滑腻苔,脉沉,右寸弱。

---

① 益肺降气汤:北沙参 12g,麦冬 10g,百合 15g,白前 12g,杏仁 10g,炙百部 10g,桑白皮 10g,炙甘草 10g。功能:益肺降气,化痰止咳。主治:急慢性支气管炎,哮喘。症见:咳嗽气急,痰黏难咯,或久咳气短,便干咽燥,舌红少津,脉弦细或弦数。

治法:补肺肾,降气,化痰,宽胸,缩泉。

处方:北沙参 12g,麦冬 10g,杏仁 10g,清半夏 10g,熟地 30g,陈皮 6g,补骨脂 12g,苏子 10g,莱菔子 10g,炙百部 10g,秦艽 10g,白芷 10g,瓜蒌 10g,木香 6g,金樱子 10g,太子参 10g。20 剂,水煎服。

2015 年 2 月 4 日二诊:服前方胸闷、咳喘均较以前明显改善,小便疼痛缓解,但仍有尿频、尿急,夜尿 4~5 次,仍有咳白痰,较前减少。左脉沉滑,苔微腻。治法:调补肺肾,降气化痰,宽胸,缩泉。处方:北沙参 12g,百部 10g,白前 10g,杏仁 10g,炙桑白皮 10g,熟地 30g,陈皮 6g,补骨脂 12g,紫菀 10g,苏子 10g,川贝 6g,浙贝 6g,清半夏 6g,覆盆子 12g,金樱子 12g。20 剂,水煎服。

2015 年 4 月 1 日三诊:服前方后,咳嗽、咳痰,气喘胸闷已除。小便次数减少,夜尿 2~3 次,白天已不尿频,宗前法出入。前方去百部、紫菀、白前、半夏,加生黄芪 30g、炒白术 10g、防风 10g、仙灵脾 12g。继服 20 剂。

2015 年 4 月 29 日四诊:患者咳喘咳痰症状未再出现,病情平稳,嘱自购"玉屏风颗粒"和"河车大造丸"分早晚分服,巩固疗效。

按:患者年高气喘,肺肾两虚,外感后引触痰上溢,窒塞胸阳,反复咯黏痰、胸憋闷,因此治当肺、脾、肾三脏兼顾。初诊方中沙参、麦冬补肺之气阴;太子参健脾助运以杜生痰之源;熟地配陈皮滋肾而不遏脾,佐以补骨脂以裹补肾纳气之效;瓜蒌、木香宽胸行气化痰,苏子、莱菔子、杏仁三子降气化痰;秦艽、白芷祛风而止头痛;佐以金樱子,可助熟地、补骨脂补肾纳气,又可缩泉而止尿频,切合肺肾两虚,上虚不能制约膀胱、下虚不能固摄膀胱之病机。标本已得,邪气乃服。待痰浊渐祛,转以调补脾肾而渐次收功。

再按:肺主宣发、肃降,久患咳喘之病,耗气伤阴,肺阴伤则生燥,肺气伤则失于肃降,气阴两伤故咳嗽气急,痰黏难咳,或久咳气短,便干咽燥。益肺降气汤中沙参、百合、麦冬补肺养阴,润燥止咳;杏仁降气化痰,润肠通腑,通大肠而助降肺气;百部、黄芩、桑白皮清肺降气,祛痰止咳;白前、桔梗疏风宣肺,桑白皮泻肺降气,化痰平喘。全方共奏益肺降气、化痰止咳平喘之效,可作为急慢性支气管炎、哮喘等咳喘病的基础方加减使用。

20. 悬饮

王某,男,27 岁。1995 年 3 月 24 日初诊。

主诉:右胸侧腋下部疼痛反复发作 1 年余,伴发热 1 周。

现病史:患者旧有结核病史。1994 年春,曾有右胸侧腋下部剧痛发作,深呼吸时疼痛加剧,伴有低声咳嗽。经某市人民医院确诊为结核性干性胸膜炎。

给予异烟肼配合镇痛剂,治疗数月后诸症悉平。又继服异烟肼 3 个月后停药。目前患者又感胸侧部疼痛,右背部亦有引痛,发热、咳嗽又作。近 1 周来,发热明显,兼见恶寒,肢冷,汗出,体虚肢乏,精神委顿,食减,并略感呼吸急促。该院医师建议抽胸水并住院治疗,因限于条件,患者对频抽胸水又有顾虑,遂请余老疏方为治。检查:右胸侧位 X 线片,显示有中等量以上的胸腔积液,纵隔位置尚未见明显改变。叩诊、触诊均符合胸水体征。肝上界未能叩出。呼吸 34 次 / 分,脉搏 112 次 / 分,体温 38.9℃。西医诊断为:结核性渗出性胸膜炎。面色微现青黯,胸肋间隙饱满,其脉双手弦数,舌体胖嫩、苔薄黄稍腻。

中医辨证:肝郁气滞,血瘀水停。

治法:降气逐饮。

处方:破积导饮汤①加减:

木香 5g,槟榔 15g,青皮 6g,陈皮 6g,黑丑 9g,白丑 9g,枳实 9g,三棱 9g,莪术 9g,半夏 9g,川楝子 9g,防己 9g,干姜 9g,神曲 15g,茯苓 15g,泽泻 12g,甘草 9g。每日 1 剂,水煎服。先连服 10 剂,休息 1~2 天后,继服 11 剂。

1995 年 4 月 18 日二诊:服上方后,排尿量明显增多,或泻稀便,量亦较多,体温于服药半月左右即退至正常,胸、背部疼痛明显减轻,咳嗽亦见好转,自觉呼吸较前爽利畅快。胃纳较差,有时仍感胸闷不适。脉象微弦,苔薄白。遵照效不更方的原则,以上方去防己、川楝子,加谷芽 9g、麦芽 9g、山药 12g,再服 21 剂(服法同前)。

1995 年 5 月 10 日三诊:服上方后,诸症续见减轻,偶有右胸部微痛发作。前天去医院作 X 线检查,仅遗留少量积液。投下药以善后:木香 18g,槟榔 36g,青皮 20g,陈皮 20g,三棱 30g,莪术 30g,半夏 30g,神曲 30g,茯苓 30g,干姜 30g,泽泻 30g,黑丑 36g,白丑 36g,甘草 24g,枳壳 30g,麦芽 30g,巴豆(去油)15 粒。

共研细末,水泛为丸如梧桐子大,每服 6g,每日 2 次,温开水送服。

后接患者来信云:服上述丸药二料后,诸症悉痊,体力亦渐恢复。经医院胸透复查,除胸膜显稍厚外,胸水已全部吸收。后嘱患者续服异烟肼 1 年,未见复发。

---

① 破积导饮汤:木香 5g,槟榔 15g,青皮 6g,陈皮 6g,黑丑 9g,白丑 9g,枳实 9g,三棱 9g,莪术 9g,半夏 9g,川楝子 9g,防己 9g,干姜 9g,神曲 15g,茯苓 15g,泽泻 12g,甘草 9g。功能:降气逐饮。主治:悬饮,渗出性胸膜炎或各种原因造成的胸腔积液。症见气短,乏力,咳唾引胸胁作痛,发热或午后低热,口渴咽干,舌燥少津或苔腻,脉弦数。

再按：悬饮相当于渗出性胸膜炎，临床以结核性最为多见。汉代张仲景以十枣汤治之，这是我国医学史上治疗悬饮效方的最早记录。宋·陈无择《三因极一病证方论》以妙应丸（即控涎丹，由甘遂、大戟、白芥子组成）治疗，亦属十枣汤的加减方。十枣汤、控涎丹辈，药力峻猛有毒，用之不慎可能造成流弊。故后世对悬饮的治法似有所改变。清代沈金鳌《杂病源流犀烛》的破积导饮丸，主治"水积，多饮汤水成积，胸胁引痛，沥沥有声"，从证候分析，当属悬饮。此方汇聚众多行气、降气之品，配合利水逐水之剂，共成降气逐饮之方。枳实、槟榔、半夏降气化痰；木香、青皮、陈皮、川楝子行气导滞；二丑、茯苓、防己、泽泻利水道逐饮；三棱、莪术破气活血消积，防治血水互结；干姜、神曲护胃和中以防利水之剂过寒，凉遏胃气。

此案用该方只是略作加减，而未变其法。初以汤剂治疗时，未用巴豆，是因考虑患者胃气弱、食减，恐不胜药力。复诊调整处方时，加入健脾开胃之品，未以此方加减，水泛为丸治之。"丸者缓也"，症势轻缓，可改丸剂收功，方药组成大致与沈氏原方同，其中巴豆用量略减，在制法上强调"去油"，使其毒性大减。是故丸方虽有巴豆，而全方药性并不峻猛，对继续祛除胸腔积液、巩固疗效，实有裨益。

21. 咯血

● 例1：胡某，女，54岁。1957年9月17日初诊。

主诉：咯血3天余。

现病史：患者20余年前曾患支气管炎，2年前加重，痰嗽、胸闷，或有少量咯血。3天前有少量吐血、咯血，今晨吐血、咯血约有半小碗（近100ml），胸痛，微咳，心烦，面色青黄无泽。舌绛，尖红，舌苔薄白、根微黄，脉偏虚数，右寸尤虚。胸部X线平片：两肺下侧肺纹理增粗、紊乱，左肺下部可见小片透明区。诊断为支气管扩张。

辨证：上焦风热灼伤肺络，气阴两虚。

治法：益肺养阴，清络祛瘀为法。

处方：加味鸡苏散 [①]：

鸡苏15g，北沙参15g，阿胶15g（烊化），大蓟15g，生地15g，生黄芪9g，茜

[①] 加味鸡苏散：鸡苏15g，北沙参15g，阿胶15g（烊化），大蓟15g，生地15g，生黄芪9g，茜草9g，生甘草9g，麦冬9g，黄芩9g，当归6g，伏龙肝12g。功能：养阴清肺、和络止血。主治：咯血。支气管扩张、支气管炎或肺部肿瘤引起的咯血。

草 9g,生甘草 9g,麦冬 9g,黄芩 9g,当归 6g,伏龙肝 12g。4 剂。

1957 年 9 月 21 日二诊:进上方后,诸症渐缓。服药第 3 日,曾又有少量咯血,咯出紫褐色血块数块,嗣后未见咯血再作。按上方去茜草,加天冬 9g,黄芩改为 6g。又服 11 剂,咯血未作。

● 例 2:徐某,女,30 岁。1972 年 1 月初诊。

主诉:咯血反复发作半年余。

现病史:患者 1971 年 8 月因右肺结核,少量咯血多次,经医院注射止血针剂,咯血未能控制。来诊前一天晚上,亦曾咯血数口,遂求服中药。除咯血外,兼见轻度气逆。舌质红、舌体瘦薄无苔,脉象微数、偏细。

治法:养阴清肺,和络止血。

处方:鸡苏 9g,黄芩 9g,当归 9g,阿胶 15g(炖烊),北沙参 12g,麦冬 12g,赤芍 9g,冬虫夏草 6g,天冬 12g。

服上方加减近 20 剂,病情得到完全控制。次年函询,未再发生咯血、吐血。

再按:鸡苏散出自宋代陈自明《妇人大全良方》卷七所载:治妇人吐血,心烦昏闷,鸡苏散。方用"鸡苏叶一两,阿胶、刺蓟、生地黄各一两,黄芪、羚羊角屑、茜根、甘草各半两,麦门冬、黄芩、当归、伏龙肝各三分。上为粗末,每服四钱。水一盏,姜三片,竹茹半鸡子大,煎至六分,去滓温服。"方以鸡苏(按:鸡苏即《本经》之水苏,又有香苏、野紫苏、龙脑薄荷等名,功用略同紫苏,然较温于紫苏,其性主降,具有疏风理气、止血消炎的作用)为君,在古方治血证中不多见。《名医别录》用治吐血、衄血等证,陈氏治"吐血"亦用作首选药,其余诸药益气养阴、凉血止血、养血和络,配伍较精契,故药到病除。

22. 淋证

● 例 1:患者,女,46 岁。2014 年 2 月 19 日初诊。

主诉:小便淋沥涩痛 2 天余。

现病史:患者 2 天前因生气并食辛辣,排尿时感尿道口有少许灼热刺痛感,且小便频数、淋沥不畅、量少色黄,少腹胀痛,腰酸痛,午后体温 37.5℃,且乏力,口苦、口干、口臭,大便干燥,2 日一行。舌红、苔黄厚腻,脉滑数。既往有饮酒史。体检双侧肾区有轻度叩击痛、左侧较明显,双肾区有压痛无反跳痛。查尿常规:红细胞(+++),蛋白(+)。双肾、输尿管及膀胱 B 超和肾功能检查均未见明显异常。西医诊断:急性膀胱炎。

中医辨证:心肾火旺,膀胱湿热。

治法:清肾泻火,利尿通淋。

处方:生地连栀汤[①]加减:

生地 30g,黄连 9g,山栀 9g,赤芍 9g,丹皮 9g,瞿麦 12g,滑石 9g,木通 9g,地骨皮 9g,琥珀 3g(研末,分冲),火麻仁 15g,侧柏叶 12g,小蓟 15g,麦冬 15g。7 剂,每日 1 剂,水煎早晚分服。并嘱其忌食辛辣油腻,禁酒。

服 5 剂后小便灼热感明显减轻,余症亦缓,大便通畅,小便量明显改善。继服 7 剂后,余症皆消。

再按:生地连栀汤系在《小儿药证直诀》导赤散、《太平惠民和剂局方》八正散和《温病条辨》导赤承气汤三方基础上予以加减变通而成。方中黄连配栀子上清心火、下通火腑,以复小肠作为受盛之官,泌别清浊之职;瞿麦、木通、滑石通畅水道,清热止淋;生地、赤芍、地骨皮、丹皮清血分郁热,凉血活血止血,且生地甘凉多汁,辅佐诸苦寒清热、利水通淋之品,清利而不伤阴。

● 例 2:陈某,女,77 岁。2014 年 2 月 12 日初诊。

主诉:泌尿系感染反复发作 3 年余。

现病史:患者泌尿系感染,阴道炎、尿道炎反复发作,上火或受凉后易发。眠差,服用安定 30 余年,纳可。起夜 3~4 次,少腹怕凉,脘腹坠胀,眼干,口干,皮肤时有湿疹瘙痒。2000 年曾行乳腺癌手术。服用降压药,血压维持稳定,植入心脏起搏器。对粉尘、棉质物过敏。舌苔中度白腻,脉沉弦。

治法:益气阴,清利下焦湿热,宁神,兼以和中。

处方:益气养阴止淋方[②]加减:

生黄芪 30g,生地 15g,熟地 15g,茯苓 15g,盐知母 10g,盐黄柏 10g,石韦 12g,萆薢 12g,小蓟 24g,赤小豆 24g,玄参 15g,麦冬 10g,苏梗 10g,木香 6g,地肤子 12g,炒枣仁 20g。20 剂,水煎服。

2014 年 3 月 5 日二诊:药后尿道炎症状消失,皮肤瘙痒除,腹胀,右侧胁肋不舒,眼稍干。夜尿已减为 2 次,大便每日 2~3 次,食纳及睡眠可。治法:益气阴、清肾、健脾、理气疏肝。处方:生黄芪 30g,生地 15g,熟地 15g,萆薢 10g,赤小豆

[①] 生地连栀汤:生地 30g,黄连 9g,山栀 9g,赤芍 9g,丹皮 9g,瞿麦 12g,滑石 9g,木通 9g,地骨皮 9g。功能:清肾泻火,利尿通淋。主治:急性泌尿系感染、膀胱炎,或慢性肾盂肾炎急性发作。症见尿频,尿急,尿痛,淋沥不畅,或尿中带血,大便干燥,口干口苦,舌质红或瘀暗、苔黄腻,脉弦数或细数。

[②] 益气养阴止淋方:生黄芪 30g,生地 15g,熟地 15g,盐知母 10g,盐黄柏 10g,茯苓 15g,石韦 12g,萆薢 12g,小蓟 24g,赤小豆 24g。功能:益气养阴,通利湿热。主治:淋证,属慢性泌尿系感染,或前列腺疾患,小便淋沥不禁,或尿血涩痛。

24g,茯苓 15g,黄柏 10g,炒山药 20g,苍术 10g,炒白术 10g,柴胡 10g,青皮 4g,陈皮 4g,厚朴 6g,当归 10g,大腹皮 10g,地肤子 10g。20 剂,水煎服。

再按:余老师认为,淋证日久,耗气伤阴,易转虚淋,所以临床当以扶助正气为主,佐以渗利,最忌单用大苦大寒、攻破克削之猛剂。所以拟定益气养阴、通利湿热之法。益气养阴止淋方中黄芪、生地、熟地益气养阴,扶正气以复肾与膀胱气化之职;知母、黄柏泻相火而坚真阴,清化湿热;茯苓、石韦、草薢、小蓟、赤小豆利湿通淋,行水道。全方正邪兼顾,攻补兼施。

● 例3:朱某,男,52 岁。2014 年 9 月 11 日初诊。

主诉:尿血 2 周。

现病史:患者素有肾囊肿、前列腺增生肥大,10 年前曾有过尿血,经治疗后好转。2 周前因行步较久再次发生尿血,量较多,尿液呈暗红色,腰部觉凉、微胀,耳鸣。血常规示白细胞、中性粒细胞偏低,眠食均可。舌苔薄腻,脉沉、微滑。

治法:益肾,清肾,消瘕。

处方:生地 30g,生黄芪 30g,盐知母 10g,盐黄柏 10g,小蓟 24g,石韦 20g,丹皮 12g,山药 20g,赤芍 12g,白芍 12g,白茅根 30g,续断 15g,皂角刺 10g。14 剂,水煎服。

2014 年 10 月 30 日二诊:药后未再发生血尿,白细胞低下已恢复正常,血压不稳定,时有升高,心脏时有期前收缩。舌苔微腻,脉濡、微弦。治法:平肝清渗,消瘕,兼以育阴。处方:生石决明 30g(先煎),夏枯草 10g,车前草 10g,黄柏 10g,苍术 10g,生薏苡仁 20g,蒲公英 12g,赤芍 12g,白芍 12g,玄参 12g,生地 24g,女贞子 12g,川芎 15g,皂角刺 10g,山药 20g。14 剂,水煎服。

2014 年 11 月 26 日三诊:前述各症均已好转,唯有左侧耳鸣,眼觉不适(有轻度白内障)且易疲乏,脉势沉弦,左尺弱,苔中度腻。治宜调肝育阴,化湿通络,兼清头目。处方:柴胡 10g,香附 10g,玄参 15g,麦冬 10g,生地 15g,熟地 15g,女贞子 12g,旱莲草 10g,苍术 12g,生薏苡仁 20g,川芎 15g,丹参 15g,生黄芪 30g,夏枯草 10g。14 剂,水煎服。

2015 年 4 月 16 日四诊:前方断续服用近 3 个月,多年耳鸣较前明显改善。平素思绪烦乱难以控制,食纳及眠、便均可,手心多汗,口干。舌苔白腻,脉滑、微弦,左尺弱。治宜调肝育阴,敛汗化湿,平肝。处方:生牡蛎 24g(先煎),生石决明 15g(先煎),夏枯草 10g,车前草 10g,柴胡 10g,黄芩 10g,生地 24g,玄参 15g,女贞子 12g,旱莲草 10g,浮小麦 24g,生薏苡仁 20g,苍术 10g。14 剂,水煎服。

再按:患者有尿血宿疾,此次因劳累引发,经用益气养阴止淋方补益气阴、凉血活血、清利湿热而治愈,可见本方治疗"劳淋"标本兼顾的优势,补气不助火,凉血不寒遏。二诊以后据患者主病主症的转移而以育阴调肝为主,患者水亏火旺之耳鸣、血压升高、头目不清利,随之渐趋缓解。

23. 风水

● 例1:周某,男,28岁。1959年9月4日初诊。

主诉:颜面及下肢水肿2周余。

现病史:患者在2周前觉面浮、腿肿逐步明显,自上周起,胸腹、腰部亦有压痕,微热,体乏,厌食,腰酸;尿量减少,尿色偏于褐红。血压148/80mmHg。尿检:蛋白、潜血均为(+++),并有少量颗粒管型。在北京中央直属机关某医院已确诊为急性肾炎。舌苔白腻,脉浮濡、尺弱。

治法:祛风宣肺、益肾、利水渗湿。

处方:风水第一方[①]加减:

麻黄6g(先煎),苏叶10g(后下),防风10g,防己10g,炙桑白皮10g,大腹皮12g,丹皮12g,车前子12g(包煎),生地15g,熟地15g,泽泻10g,通草10g,茯苓15g,小蓟15g。

1959年9月28日二诊:以上方据证加减,治疗20余日后,患者肿势明显消减,体力增强。尿检:蛋白和潜血均减为(+)。此病后期当以益肾补气、健脾和中为主,改方如下:生黄芪24g,熟地24g,陈皮6g,山萸肉10g,山药15g,丹皮12g,茯苓15g,小蓟12g,制附片4g(先煎),桑寄生12g。

上方服3周后,肿势全消,腰酸除,尿检正常。嘱患者续服六味地黄丸1个月以巩固疗效。

再按:患者见症以水肿为主,肿的发病情况与特点,与古代中医临床医著的风水、皮水相近似。风水初见于张仲景《金匮要略》,多由脾肾气虚、肺气失宣、水湿壅滞所致。《医宗金鉴·肿胀总括》谓:"上肿曰风,下肿曰水。故风水之证,面与胫足同肿也。"又说:"从上肿者,多外感风邪,故宜乎汗;从下肿者,多内生湿邪,故宜乎利水。"该患者周身浮肿,故宣肺利水与淡渗利湿共用。麻黄、苏叶、防风、桑白皮宣肺利水,提壶揭盖,开通水之上源;茯苓、泽泻、通草、

[①] 风水第一方:麻黄6g(先煎),苏叶9g(后下),防风9g,防己9g,陈皮9g,炙桑白皮9g,大腹皮9g,猪苓9g,木通5g,丹皮12g,茯苓12g,车前子12g(包)。功能:祛风利水。主治急性肾炎,遍身水肿,头痛,小便短赤等。

车前子、大腹皮甘淡渗湿,通利水道,生地、熟地滋肾清热,合小蓟凉血利尿止血。二诊时表开肿消,转为调补脾肾以收功。

● 例2:祝某,男,22岁。1985年3月12日初诊。

主诉:周身浮肿半个月余。

现病史:半月前患者感冒后周身浮肿,颜面肢体为甚,头部两颞处痛重,溺少、色偏黄赤,胫肿按而不起,胸、腹、腰部亦有压痕。兼有口干唇燥,咳逆上气,腰腿酸痛,舌净无苔,脉浮而弦。检查:二氧化碳结合力14.56mmol/L,非蛋白氮41.8mg%,尿蛋白(+++),尿颗粒管型2~6/HP,红细胞11~15/HP,白细胞1~2/HP。体重64.5kg,血压180/100mmHg。

中医诊断:风水,辨证属水邪浸肺,溢于肢体。

西医诊断:急性肾炎。

治法:发表祛风利水,佐以宁嗽。

处方:风水第二方[①]加减:

麻黄6g(先煎),杏仁9g,苏叶9g(后下),防风9g,陈皮9g,茯苓9g,猪苓9g,丹皮9g,法半夏6g,车前子12g(包煎),生石膏30g(先煎)。

1985年4月10日二诊:经上方加减治疗4周,患者尿量显著增多,水肿全消,体重减为54kg,头痛除,血压恢复正常。余症均缓,脉象转濡。化验检查,血中非蛋白氮略高,尿蛋白(+),遂改为风水第三方:炙黄芪15g,熟地12g,茯苓9g,山药9g,山萸肉9g,丹皮6g,附片5g(先煎)。

1985年4月24日三诊:又服2周,化验指标恢复正常。嘱患者再服金匮肾气丸1个月。

后经随访病已痊愈,且未再复发。

按:该患者为典型风水证候。除周身浮肿外,伴有明显肺失宣降症状,故以风水第二方发表宣肺,佐以淡渗利水。待风祛水退后,再予调补脾肾之风水第三方以固本。此案治疗体现了中医据标本缓急辨证施治的基本原则。

● 例3:刘某,男,7岁。2014年7月6日初诊。

主诉:患急性肾小球肾炎3周。

现病史:患者2014年6月14日因周身浮肿、血尿、蛋白尿,入北京某三甲

[①] 风水第二方:麻黄6g(先煎),杏仁9g,苏叶9g(后下),防风9g,陈皮9g,茯苓9g,猪苓9g,丹皮9g,法半夏6g,车前子12g(包煎)。功能:疏风利水,兼以宁嗽。主治急性肾炎水肿,兼有咳逆上气等呼吸道感染症状。

医院治疗,诊断为急性肾小球肾炎。经治疗后(治疗方案不详),2014年6月23日:尿蛋白2.27g/24h;2014年6月27日:尿潜血(++++),红细胞1.12×10^9/L;尿蛋白0.94g/24h。目前每日中午仍有低热(37.3±1.0)℃,早晚则降至正常,恶风,汗出较多,纳少不欲食,大便尚可,小便色深,隐现红色。眼睑浮肿,胫前不肿,舌苔薄白、微腻,脉濡滑。

治法:补肾脾,促消化,通络,清肾。

处方:生地15g,山萸肉5g,山药10g,丹皮8g,茯苓8g,生黄芪15g,防风5g,防己5g,炒白术5g,鸡内金6g,白茅根15g,桑椹6g,黄柏5g。18剂,每日1剂,水煎服。

2014年7月23日二诊:尿检示:尿潜血(+++),红细胞0.20×10^9/L;24小时尿蛋白总量正常。服前方后,诸症明显好转,肉眼血尿消除,现偶有头晕、胃痛,食欲稍有改进。舌滑、满布白腻苔,脉微数、右微弦。治法:宣肺祛风,益肾脾,清肾和中,利水化湿。处方:风水二方加减。麻黄3g(先煎),杏仁4g,防风5g,丹皮5g,茯苓6g,防己5g,生地黄12g,白茅根8g,苏梗5g,木香3g,苍术6g,薏苡仁8g,小蓟10g,鸡内金10g。18剂,每日1剂,水煎服。

2014年8月20日三诊:2014年8月14日尿检:尿潜血(+++),红细胞0.17×10^9/L,余皆正常。目前晨起眼睑微有浮肿,食欲不佳,易出汗,小便颜色深,舌苔白腻,脉浮微数。治宗前法,重在清肾。处方:麻黄3g(先煎),杏仁4g,茯苓6g,丹皮5g,白茅根18g,赤小豆6g,小蓟10g,石韦8g,黄芪15g,防风6g,防己6g,鸡内金10g。18剂。

2014年9月24日四诊:2014年9月22日尿常规:尿潜血(++),红细胞0.08×10^9/L,余皆正常。眼睑浮肿好转,小便颜色正常,大便3~5日一行,舌苔薄微腻,脉细浮濡。治法:疏风宣肺,健脾润腑。处方:麻黄3g(先煎),防风5g,防己5g,茯苓6g,牡丹皮5g,泽泻8g,山药10g,炒白术5g,杏仁5g,白茅根15g,枳实3g,火麻仁10g。18剂。

2014年10月24日五诊:尿潜血(+),红细胞0.05×10^9/L。现无明显不适,进食较前明显改善,眼睑浮肿消,腑行通畅。脉细濡,苔薄腻。治法:宣肺,清肾,益肾为主。处方:麻黄3g(先煎),杏仁5g,牡丹皮8g,白茅根15g,盐知母6g,盐黄柏6g,小蓟12g,萆薢6g,赤小豆15g,石韦8g,生地15g,生甘草3g,山萸肉5g,山药10g。18剂,水煎服。此方患者坚持服用2个月余,尿常规转为正常,体力增强,未见眼睑水肿,疾病痊愈。

再按:此例患者初诊时呈现本虚标实之证,脾肾内虚,水道不行,外受风邪,风水相搏,故发水肿。因内虚为主要矛盾,故初诊时先予固表健脾、滋肾利水,若不顾本虚,只发表祛风逐邪,必将损其正而引邪深入。所以,余老待该患者根本得固后,二诊以后才开始佐以宣肺祛风利水法,体现了医者宜根据病证之缓急,而分治标本先后的思路。

24. 慢性肾炎

● 例1:董某,女,46岁。1973年初诊。

主诉:双下肢水肿伴腰痛8个月余。

现病史:患者1972年秋季因水肿(主要是胫踝部水肿,按之深陷不起)腰痛、腰际觉冷,疲乏,夜尿频数(起夜4~5次),兼有高血压(174/106mmHg)。尿检:蛋白(+++),潜血(±),颗粒管型仍为(++)。中度贫血,血红蛋白90g/L,已于今春绝经。舌边齿痕、苔薄、微腻,脉沉濡、尺弱。

辨证:脾肾两虚,肝血不足,水湿泛滥。

治法:益肾健脾,消肿扶阳,养血通络,平肝降压。

处方:益肾化浊汤[①]加减:

熟地30g,山萸肉10g,山药20g,茯苓20g,车前子12g,炙黄芪50g,陈皮6g,车前草12g,当归12g,芡实12g,桑椹12g,制附片8g(先煎),丹参15g,生石决明12g(先煎),夏枯草10g,杜仲12g。

二诊:上方连服1个半月,肿势消减殆尽,腰痛除,血压恢复正常,体力转佳。尿检验:蛋白(±),颗粒管型转(−)。血液检验:红细胞4.4×10^{12}/L,血红蛋白117g/L。改用补肾扶阳、健脾通络法以巩固疗效,用蜜丸制剂施治。疏方如下:生地40g,熟地40g,山萸肉36g,山药45g,芡实45g,丹皮40g,车前子30g,车前草30g,茯苓60g,制附片24g,补骨脂40g,肉桂18g,怀牛膝45g,丹参50g,益母草40g。上药共研细末,炼蜜为丸,丸重10g,每服1丸,1日2次,温开水送服。

患者先后服上述蜜丸2料,已一切恢复正常。

再按:慢性肾病临床主要症状为蛋白尿、血尿、尿中带有泡沫、腰酸、四肢浮肿等,余老认为此病"多因脾阳虚惫,肾火不温,肾阴不足,肺气不充"等,故

---

① 益肾化浊汤:生黄芪30g,生地15g,熟地15g,山萸肉10g,炒山药20g,丹皮12g,茯苓20g,车前子12g,白茅根30g,土茯苓15g。功能:益肾健脾,利水泄浊。主治:慢性肾炎、慢性肾功能不全、肾病综合征等多种慢性肾病,或作为终末期肾病的基础方加减应用。症见精神萎靡,面色晦暗,乏力腰酸,肢体酸胀或浮肿,小便量少或夜尿频多、清长,体虚容易外感,舌质淡、苔白腻,脉沉迟、微弱,或沉涩无力。

立"补益脾肾、清肾通络"为治疗大法。益肾化浊汤是在古方金匮肾气丸、异功散、防己黄芪汤等方基础上予以斟酌选定的。方中黄芪、山药、茯苓甘温益气，升阳健脾，固摄精微；生地、熟地、山萸肉滋肾养肝，以复本归元；丹皮、白茅根凉血散血，清热止血；车前子、土茯苓、白茅根利水泄浊以治其标。

需予以指出的是，肾气丸中泽泻是治疗肾病水肿的常用药，但余老临证却不常用此药。他认为，泽泻行水、利水效果固然很好，但其偏于寒凉，利水作用较峻。李梴《医学入门》曰："凡淋渴、水肿、肾虚所致者亦不可用。"所以他往往加大茯苓剂量代替峻猛的泽泻，茯苓味甘、淡，性平而不伤正气，同样达到理想效果。

● 例2：王某，男，46岁。2010年1月6日初诊。

主诉：慢性肾炎10余年。

现病史：近日易疲乏较甚，胃中不适，时胀时痛，气逆上冲，大便欠通畅。舌苔白腻，脉沉濡。生化：血尿素氮10.42mmol/L，血肌酐403μmol/L；尿蛋白（+++），潜血（+）。

辨证：脾肾不足，浊毒犯胃。

治法：补肝肾，健脾通络，和中调腑。

处方：益肾化浊汤加减：

生黄芪30g，生地15g，熟地15g，山萸肉10g，山药20g，茯苓20g，丹皮15g，白茅根30g，土茯苓10g，桑椹15g，丹参15g，红花8g，厚朴5g，枳实5g，火麻仁20g。24剂，水煎服。

2010年2月3日二诊：疲劳明显改善，胃脘不适已除，大便通畅，苔薄腻、少津，脉沉、右微弦。肌酐144μmol/L，尿素氮正常，潜血（-）、蛋白（+）。上方去火麻仁、枳实，加芡实30g、苍术10g，继服24剂。

以上方加减服用1年余，患者精神健旺，体力恢复，去医院检查化验，各项肾功能指标恢复正常，多年肾病已愈。

按：此例慢性肾病患者久治不愈、迁延反复的主要原因在于脾肾内伤、先后天皆已亏损，正气不能鼓舞生气以促进脏腑功能修复和抗御外邪。所以，余老认为，此类患者治疗重点在于扶正，方药则以调补脾肾为主。守法守方，坚持治疗，正气得以培固，方得痊愈。

● 例3：司某，男，59岁。2011年2月16日初诊。

主诉：慢性肾功能不全6年余。

现病史：患者患有慢性肾炎6年余，间断治疗。目前腰部酸楚，午餐及晚餐前后身体觉酸胀。于北京某三甲医院检查:尿酸459μmol/L,血糖8.67mmol/L,尿素15.09mmol/L,肌酐277.3μmol/L。诊断为:慢性肾功能不全。素有右肾囊肿,慢性咳嗽,咳痰色白。X线胸片:双肺改变符合支气管炎表现。舌边齿痕,苔微腻,脉沉小、尺弱。

治法:益肾健脾,通络,清肺。

处方:益肾化浊汤加减:

生黄芪30g,生地15g,熟地15g,山萸肉10g,丹皮12g,山药20g,陈皮6g,芡实12g,枸杞子12g,桑寄生15g,黄芩10g,北沙参12g,炙甘草6g。18剂,水煎服。

2011年3月9日二诊:患者身乏力,腰酸楚略有减轻,久行后明显。或有胫部微肿,大便偏稀,胃部不适,食后疼痛、恶心,时有虚汗出。舌边浅齿痕,白腻苔。脉势沉、微伏、尺弱。治宜益肾脾,消瘀,健脾和中。处方:生黄芪24g,生地15g,熟地15g,山萸肉10g,山药20g,茯苓20g,车前子10g,丹皮12g,皂角刺8g,鸡血藤15g,苏梗10g,陈皮6g,清半夏6g,续断15g,车前草10g,玄参15g。24剂,水煎服。

2011年4月13日三诊:患者诉尽剂后精神明显好转,胃痛及恶心基本好转。服3剂后化验肌酐199μmol/L,尿素12.29mmol/L,尿酸正常。全部服完肌酐172.9μmol/L,尿素10.4mmol/L。易在劳累后腰痛,脉濡缓,舌边齿痕,薄腻苔。治宜益肾通络,兼以和中健脾。处方:生黄芪24g,生地15g,熟地15g,山萸肉10g,丹皮12g,山药20g,茯苓24g,丹参15g,皂角刺8g,鸡血藤15g,苏梗10g,木香6g,清半夏6g,桑寄生15g,莲子肉12g。24剂,水煎服。

2011年5月18日四诊:患者一般症状良好,患有肾囊肿1年。5月11日肌酐137μmol/L,偶有腹泻,腰酸楚。脉沉尺弱,苔腻。宗前法续进。处方:生黄芪30g,生地15g,熟地15g,山萸肉10g,丹皮12g,山药20g,茯苓20g,丹参15g,桃仁10g,杏仁10g,皂角刺8g,路路通10g,续断15g,厚朴5g,炒枣仁20g。24剂,水煎服。

2011年6月22日五诊:药后,6月18日肌酐160μmol/L,尿素氮12.08mmol/L。患者目前腹泻较严重。血脂检查已正常。苔微腻,脉沉缓。治宜金匮肾气丸加减,兼治肾囊肿。处方:熟地30g,山萸肉10g,山药20g,茯苓15g,丹皮10g,芡实15g,桑椹15g,续断15g,肉桂5g,制附片6g(先煎),苍术10g,白术10g,炒薏仁20g,皂角刺10g,路路通10g。24剂,水煎服。

2011年11月16日六诊:上方尽剂后,患者转服4月13日方至今(7月肌酐 186μmol/L,8 月肌酐 176μmol/L)。11 月 6 日化验:肌酐 102μmol/L,尿素氮 6.2mmol/L。其余指标均正常。腰酸楚减轻,大便正常。脉沉缓,舌苔白腻。治宜益肾通络,健脾,益气。处方:生黄芪 30g,生地 15g,熟地 15g,山萸肉 10g,丹皮 12g,山药 20g,茯苓 15g,枸杞子 12g,桃仁 10g,杏仁 10g,丹参 15g,补骨脂 10g,苍术 10g,白术 10g,桑寄生 15g,炒薏苡仁 20g。24 剂,水煎服。

1 年后随访,患者间断服用中药,病情稳定,未有反复。

● 例 4:苏某,女,9 岁。2012 年 2 月 1 日初诊。

主诉:肾病综合征复发 1 个月。

现病史:患者自 3 岁开始患有肾病综合征,曾用激素治疗后好转,现又复发。目前,下肢水肿不明显,尿蛋白(+++),潜血(±)~(+),尿比重 1.004。容易外感,咳嗽,扁桃体发炎,食眠可,体重 50kg,较胖。舌苔微腻,脉沉、右微弦。

治法:益脾肾,通络,固卫,止咳,降气。

处方:益肾化浊汤加减:

生地 24g,丹皮 12g,山药 20g,山萸肉 10g,茯苓 15g,生黄芪 24g,防风 8g,炒白术 10g,黄芩 8g,前胡 10g,苏子 10g,杏仁 8g,玄参 12g。18 剂,水煎服。

2012 年 2 月 22 日二诊:尽剂后,尿比重化验已转为正常。其余诸症基本恢复正常,宗前法健脾肾,通络。处方:生地 40g,熟地 40g,山萸肉 30g,山药 45g,茯苓 45g,车前子 45g,生黄芪 60g,丹皮 45g,芡实 45g,桑椹 40g。上药为细末,炼蜜为丸,每丸 8g,每服 1 丸,每日 2 次。

2012 年 7 月 11 日三诊:近日尿检:蛋白(-),隐血(±),身无不适,无水肿,苔薄白腻,脉缓。治宜补脾肾,清肾通络,益气。处方:生地 100g,山萸肉 30g,茯苓 45g,丹皮 45g,生黄芪 80g,芡实 45g,山药 45g,丹参 60g,盐知母 36g,盐黄柏 36g,白茅根 80g,瞿麦 40g。上药为细末,水泛为丸如梧桐子大,每服 5g,每日 2 次。

2012 年 12 月 5 日四诊:自 2 月至 8 月,服用中药期间,患者未曾感冒,饭量亦减。8 月份中药服完后停服,至 11 月 14 日患者中药停用已近 4 个月,泼尼松减为 1 片半,但 11 月 14 日在医院尿检发现:隐血(±),尿蛋白(+++)。医生认为病情反复是因激素撤减较快造成,遂将激素换为甲泼尼龙片,每日 4 片。11 月 24 日尿检正常。目前已感冒,正服用感冒止咳药物。舌苔薄白微腻,脉濡滑。上方去芡实、瞿麦,加生黄芪 100g、防风 40g、黄芩 40g。制成水丸,服法同前。

2013 年 2 月 20 日五诊:尿检基本正常,时有面浮、胫肿,脉沉,苔薄、微腻,治重益肾消肿。处方:生黄芪 30g,山萸肉 10g,茯苓 15g,山药 20g,车前子

10g,丹皮 12g,熟地 24g,白茅根 24g,防风 10g,车前草 10g,陈皮 6g,丹参 15g。24 剂,水煎服。

2013 年 3 月 27 日六诊:2 月 22 日尿检:尿比重 1.004,余皆正常。自诉服用 2 月 20 日药后,体重减轻。脉沉滑,苔中度腻。治重补脾肾,利水,通络。处方:生地 15g,熟地 15g,山萸肉 10g,丹皮 12g,山药 20g,茯苓 20g,车前子 12g,白茅根 30g,车前草 12g,防风 10g,防己 10g,丹参 15g,鸡血藤 15g,桃仁 10g,赤小豆 20g。18 剂,水煎服。

2013 年 4 月 24 日七诊:尿比重 1.004,余皆正常。体重超标(65kg),库欣综合征较明显。右脉稍滑,苔腻减。宗前法,上方去桃仁、鸡血藤、赤小豆,加生黄芪 24g、桑椹 12g、土茯苓 8g、芡实 12g、瞿麦 12g。24 剂,水煎服。

2013 年 7 月 10 日八诊:上方服用 2 个月,在当地三甲医院检查,尿常规正常。甲泼尼龙片已减至 1 片。身体无不适。脉沉濡、右微滑,苔薄白、微腻。治宜调补脾肾,通络。处方:生地 15g,熟地 15g,山萸肉 10g,山药 20g,茯苓 20g,丹皮 12g,白茅根 24g,土茯苓 10g,泽泻 10g,生黄芪 30g,芡实 10g,当归 10g,丹参 15g。10 剂,水煎服。汤药服完后改服丸药,处方如下:生地 36g,熟地 36g,山萸肉 30g,山药 50g,茯苓 50g,丹皮 40g,泽泻 36g,白茅根 80g,生黄芪 80g,土茯苓 30g,芡实 45g,当归 40g,丹参 80g。上药为细末,水泛为丸,如梧桐子大,每服 6g,每日 2 次。

2013 年 12 月 18 日九诊:患者一般情况良好,面部及身体发胖。舌尖红、苔薄,脉沉尺弱。宗前法续进。处方:生地 40g,熟地 40g,山萸肉 40g,山药 50g,茯苓 50g,丹皮 45g,泽泻 40g,白茅根 80g,生黄芪 80g,土茯苓 30g,芡实 40g,桑椹 40g,车前子 40g,防己 40g。上药为细末,水泛为丸,如梧桐子大,每服 6g,每日 2 次。

2014 年 3 月 26 日十诊:患者停用激素已 1 个月,2 月 26 日尿检正常,目前无任何不良反应及症状。舌苔中后部腻,脉沉尺弱。治宗前法。处方:生地 40g,熟地 40g,山萸肉 40g,山药 60g,茯苓 50g,丹皮 40g,白茅根 80g,土茯苓 30g,芡实 50g,小蓟 50g,丹参 60g,补骨脂 50g。上药为细末,水泛为丸,如梧桐子大,每服 6g,每日 2 次。

2014 年 8 月 20 日十一诊:激素已停用近半年,无任何不良反应及症状。宗前补脾肾通络法。处方:生地 40g,熟地 40g,山萸肉 40g,山药 60g,茯苓 45g,丹皮 40g,白茅根 100g,土茯苓 30g,芡实 40g,生黄芪 80g,小蓟 60g,丹参 80g,鸡血藤 60g。上药为细末,水泛为丸,如梧桐子大,每服 6g,每日 2 次。

1 年后,随访患者,疾病已痊愈。

● 例 5:秦某某,女,22 岁。2014 年 7 月 2 日初诊。

主诉:膜性肾病。

现病史:患者于河北省某医院确诊为膜性肾病 1 期。现下肢浮肿,胫前压痕,尿少。血化验检查:总蛋白和白蛋白偏低,24 小时尿蛋白 5975。脉滑濡、尺弱。水滑薄腻苔。

治法:补脾肾,利水,降浊。

处方:益肾化浊汤加减:

生黄芪 30g,防风 10g,生熟地各 10g,山萸肉 10g,炒山药 20g,泽泻 10g,丹皮 10g,茯苓 20g,车前子草各 12g,白茅根 24g,土茯苓 8,芡实 15g。20 剂,水煎服。

2014 年 7 月 23 日二诊:2014 年 7 月 18 日尿检:尿蛋白浓度 2943,尿蛋白/肌酐 3755,24 小时尿蛋白 5297,均较前降低。尽剂后,后脚踝、目肿均除。现脱发较严重,口微苦,二便正常,余无所苦。脉濡、左尺弱,苔薄、微腻。治宜:益肾健脾,利水通络,兼治脱发。处方:生熟地各 15g,山萸肉 10g,炒山药 20g,丹皮 12g,茯苓 15g,车前子草各 12g,白茅根 24g,鸡血藤 15g,丹参 15g,芡实 15g,当归 10g,侧柏叶 10g,生黄芪 30g,土茯苓 10g。20 剂,水煎服。

2014 年 8 月 20 日三诊:2014 年 8 月 18 日尿检:尿蛋白浓度 1450,尿蛋白/肌酐 3096,24 小时尿蛋白 2146,均较前降低。大便偏干,1~2 天一行,月经正常。期间感冒后,水肿未再反复。仍脱发。宗前法。上方去鸡血藤、芡实、丹皮,加桑螵蛸 12g、白茅根 30g、泽泻 10g。20 剂,水煎服。

2014 年 9 月 17 日四诊:精神体力明显增强。尿检 24 小时尿蛋白 1062,便秘、脱发有好转。脉濡偏滑,苔薄腻。治宜益气,补肾脾,通络,调腑。处方:生黄芪 30g,生熟地各 15g,山萸肉 10g,丹皮 12g,茯苓 12g,芡实 15g,白茅根 30g,土茯苓 8g,丹参 15g,桑螵蛸 12g,当归 12g,麻仁 20g,泽泻 12g,侧柏叶 12g。20 剂,水煎服。

2014 年 10 月 22 日五诊:2014 年 10 月 20 日尿检:尿蛋白浓度 986,尿蛋白/肌酐 2290,24 小时尿蛋白 1824。便秘、脱发好转,食欲一般,时有腰部酸楚。脉沉弦、微数、尺弱,苔薄腻。治宜:补肾健脾,通络,调腑。处方:生熟地各 15g,山萸肉 10g,茯苓 20g,炒山药 20g,生黄芪 24g,土茯苓 10g,白茅根 30g,当归 10g,炒白术 12g,桑椹子 12g,泽泻 10g,枳实 5g,熟大黄 3g。20 剂,水煎服。

2014 年 11 月 19 日六诊:2014 年 11 月 17 日尿检:尿蛋白浓度 870,24

小时尿蛋白1760。便秘改善,腰部容易疲乏,近日睡眠较差。苔腻减,脉微数。宗前法出入。处方:生熟地各15g,山萸肉10g,茯苓15g,炒山药20g,丹皮12g,川断15g,芡实12g,桑椹子12g,白茅根30g,枳实5g,麻仁20g,熟大黄3g。20剂,水煎服。

2014年12月10日七诊:2014年12月5日尿检:尿蛋白浓度430,尿蛋白/肌酐800,24小时尿蛋白903。尽剂后,脱发、睡眠明显改善。此次行经七日尽,量少。脸上起红点痒疹。腰无所苦,腑行正常。治宗前法。上方去川断、枳实、桑椹子,加土茯苓10g、厚朴5g、当归12g。20剂,水煎服。

2015年1月7日八诊:2014年12月19日尿检:尿蛋白浓度275,24小时尿蛋白424。进食后易吐,牙龈出血,感冒后脚踝肿、眼睑肿已愈。小便黄、有泡沫。脉微弦,左尺弱。治宜益肾健脾,和中,育阴。处方:生地30g,山萸肉10g,丹皮15g,茯苓20g,炒山药20g,芡实15g,桑椹子12g,苏梗10g,陈皮6g,制半夏5g,生黄芪30g,玄参15g。20剂,水煎服。

25. 尿崩症

崔某,男,32岁。1960年6月24日初诊。

主诉:呕吐、口干多饮、尿频、尿量增多2个月余。

现病史:患者呕吐、口干多饮、多尿已有2个月余。平均每天尿量在8000ml以上,尿比重低,全身有轻度浮肿,拟诊为尿崩症,于6月14日起,注射垂体后叶素(剂量为10单位,肌注,一日2次),当时尿量为7400ml,尿比重1.005,10天后尿量为7800ml,未见减少,遂求治于余老。刻诊:面色㿠白,浮肿,神衰,口渴思饮,饮则溲频,竟日达20次左右,困倦欲睡,睡而不安,头额晕痛,肢体沉重,胃纳呆滞,食则腹胀,泛恶欲吐,大便日二行,稍有黏液,无下坠腹痛,口唇、眼胞浮而无华,舌苔淡白。脉濡弦、尺弱。

辨证:脾肾不足,气阴两亏。

治法:滋肾阴,和脾胃,益气生津。

处方:党参9g,南沙参18g,麦冬12g,玉竹9g,石斛9g,天花粉9g,白术9g,制首乌9g,生地9g,山萸肉9g,山药9g,泽泻6g,阿胶5g(烊化),陈皮5g。

二诊:经服上方加减4周,尿量减至5000ml左右,尿比重由1.005增至1.008,尿次减为每天12~14次,口渴亦减,头已不晕,精神较好,食欲转佳而无呕恶,大便日二行,但无黏液,改以扶脾益肾,生津固涩法。处方:党参12g,麦冬9g,玉竹9g,天花粉9g,石斛9g,山药9g,山萸肉9g,炙黄芪18g,枸杞子9g,金樱子9g,芡实9g,炙甘草6g。

服上方10剂后,尿量减为2800ml,症状明显减轻,8月2日化验尿比重已恢复正常(1.015)。

本例用中医药辨证施治虽仅1个多月(6月24日至8月2日),而小便即由7800ml减为2800ml,尿比重亦恢复如常,疗效显著。

再按:尿崩症是一种水液代谢障碍性疾患(神经、内分泌功能失调),主要症状为口渴、多饮、多尿。尿比重显著减低(但尿中无糖及蛋白质)。从中医理论分析其病理,大多属于燥热津伤,脾胃肺肾均有虚损。据余老治疗体会,其治法为:初期宜滋肾阴、益气生津法(太子参、沙参、麦冬、玉竹、石斛、花粉、山药、山萸肉、白术、何首乌、生地、阿胶、陈皮……),后期治以扶脾益肾、生津固涩法(太子参、黄芪、麦冬、玉竹、花粉、石斛、山药、山萸肉、枸杞子、金樱子、芡实、炙甘草……)。

26. 糖尿病

刘某,男,54岁。1997年冬初诊。

主诉:糖尿病10年,轻度浮肿2个月。

现病史:患者久患2型糖尿病,近两个月来,身有轻至中度浮肿,头觉眩晕,耳有轻度蝉鸣,视物模糊,食饮颇多。大便干结,腰痛殊甚,血压168/94mmHg。尿化验:蛋白(++),并有轻度氮质血症;空腹血糖11.8mmol/L,餐后血糖15.1mmol/L。诊断:2型糖尿病;糖尿病继发性肾损伤(糖尿病性肾小球硬化,肾乳头部分坏死)。

辨证:气阴耗损,脾肾两虚,肝阳上逆,湿毒内滞,络脉瘀阻;属本虚标实之证。

治法:益气阴,补脾肾,平肝,化湿,通络,润腑。

处方:生黄芪36g,玄参15g,苍术12g,茯苓20g,生地15g,熟地15g,丹参18g,沙苑子12g,太子参12g,麦冬12g,白术12g,生薏苡仁15g,夏枯草10g,车前子12g,车前草12g,桑寄生15g,火麻仁20g。

服上方据证加减约4个月,患者病情有明显缓解。体力转佳,头晕、耳鸣渐除,腰楚亦减,浮肿已消,血压降至140/82mmHg。尿蛋白(+),氮质血症亦已控制。根据患者病情的变化,遂以前法酌情加减予治。方药如下:生黄芪100g,玄参60g,苍术40g,丹参60g,沙苑子50g,熟地80g,麦冬60g,薏苡仁50g,陈皮24g,夏枯草45g,车前草50g,当归50g,麻仁80g。上药共研细末,水泛为丸,如梧桐子大,装瓶待用。每服6~8g,开水冲服,每日2次。

其后患者病情较稳定,已无明显症状。近查血糖,空腹6.5mmol/L,餐后8.9mmol/L;尿化验:蛋白多为(±)或(-)。

27. 痹证

● 例1:王某,女,36岁。2015年2月11日初诊。

主诉:产后发热,伴关节疼痛7年余。

现病史:患者7年前产后体虚多汗,受风后出现发热,全身关节游走性疼痛,发凉,伴有胀痛,冒冷气。后经住院治疗,发热暂时好转,但关节疼痛仍迁延不愈。目前,患者右腕、右膝关节痛,腰痛及脚后跟痛,畏风、畏寒尤甚,遇寒后疼痛加重,时有发热,盗汗,乏力,纳可,入睡困难且易醒。经期小腹痛甚,伴有坠胀,月经色量均可,经行后淋漓不尽。脉沉迟,苔薄腻。

治法:疏风通络,蠲痹止痛,补肾宁神。

处方:蠲痹通络汤①加减:

秦艽10g,羌活10g,当归10g,千年健10g,海风藤15g,桂枝10g,制草乌6g(先煎),熟地30g,陈皮6g,防风10g,丹参15g,老鹳草15g,骨碎补12g,伸筋草10g,炒枣仁20g。20剂,水煎服。

2015年3月4日二诊:患者服用前方后,关节疼痛、畏寒症状明显减轻,未再出现发热,睡眠、体力精神有所改善,但仍时有乏力,小腹下坠感,2月22日月经来潮,痛经明显缓解。上方去骨碎补、伸筋草,加炙黄芪30g、山萸肉12g,20剂,水煎服。

2015年3月25日三诊:患者体力增强,盗汗好转,关节疼痛基本控制,原方改做成丸药,继续服用以巩固治疗。

再按:蠲痹通络汤是在古方"大秦艽汤"基础上化裁而来,方中药物可分为四类:桂枝、草乌温经止痛;秦艽、独活、羌活、海风藤祛风胜湿,蠲痹止痛;当归、丹参活血通络止痛;熟地、千年健补肝肾、强筋骨疗痹痛,佐以陈皮补而不腻。共奏祛风除湿、温经养血、蠲痹通络之功。

● 例2:丁某,女,57岁。2014年11月24日初诊。

主诉:强直性脊柱炎10余年。

现病史:在北京某三甲医院确诊为"强直性脊柱炎"10余年。目前背部、腰部、肩部、颈部均疼痛。心悸、胸闷憋气,咳嗽无痰,头顶部疼痛、头晕,视物模糊,纳食可,腹微胀,眠一般,大便不成形,周身畏寒较甚。舌深、苔薄腻,脉

---

① 蠲痹通络汤:秦艽10g,羌活10g,独活10g,桂枝10g,制草乌6g(先煎),当归10g,丹参15g,熟地30g,陈皮6g,千年健10g,海风藤15g。功能:祛风除湿,温经养血,蠲痹通络。主治:风湿性、类风湿关节炎,关节游走性疼痛,或周身麻木、疼痛、僵硬、屈伸不利。

沉有弦意。

治法:疏风通络,益心气,平肝,健脾,理气止嗽。

处方:秦艽 10g,独活 10g,桂枝 10g,制草乌 6g(先煎),鸡血藤 15g,伸筋草 10g,太子参 10g,麦冬 10g,五味子 10g,杏仁 10g,苏子 10g,厚朴 6g,百部 10g,山药 20g,炒白术 12g,茯苓 15g,紫菀 10g。14 剂,水煎服。

2014 年 12 月 31 日二诊:尽剂后关节疼痛、晨起手肿好转。后背及颈项部疼痛减轻,周身畏寒好转。大便时干时稀,腹中胀气,心悸胸闷,咳嗽咳痰。仍有腰腿疼痛,热则汗出。舌苔中度腻,脉沉、有弦意。治宜补肾强脊,补心气,健脾,宽胸止嗽。处方:熟地 30g,陈皮 6g,补骨脂 12g,骨碎补 12g,赤芍 12g,白芍 12g,秦艽 10g,威灵仙 10g,葛根 10g,太子参 10g,麦冬 10g,五味子 10g,瓜蒌 10g,木香 6g,白前 12g,厚朴 6g。14 剂,水煎服。

2015 年 1 月 21 日三诊:上方连服 21 剂,患者心悸、胸闷、咳嗽咳痰好转。颈、肩、背、腰疼痛均已控制。时有口干腹泻、腹胀。治宜祛风除湿、蠲痹通络、补肾强脊。处方:秦艽 10g,羌活 10g,独活 10g,桂枝 10g,制草乌 6g(先煎),千年健 10g,海风藤 15g,当归 10g,老鹳草 15g,补骨脂 12g,骨碎补 12g,杜仲炭 15g,茯苓 15g,炒白术 15g,炒白芍 15g,炙甘草 6g。24 剂,水煎服。

2015 年 2 月 25 日四诊:患者前方共服 30 剂,自觉不适症状消失,畏寒症状自服药后明显好转。嘱其以上方 10 倍剂量,研细末,炼蜜为丸,丸重 6g,每服 1 丸,每日 2 次。

2015 年 8 月 5 日五诊:前丸药尽剂后,症情一直稳定,身痛未作。前方去草乌,加鸡血藤 15g、葛根 10g,再以 10 倍剂量,制蜜丸,巩固治疗。

28. 汗证

● 例 1:刘某,女,27 岁。2015 年 1 月 28 日初诊。

主诉:甲状腺癌术后 2 年,夜间汗多 1 周余。

现病史:患者 2013 年 10 月行甲状腺癌右侧甲状腺全切术,2014 年 1 月和 5 月做碘 -131 放射治疗。目前夜间汗多,时有盗汗。自觉鼻干、口干口苦,纳差,反酸,胃胀明显。右胁及全身关节疼痛,小关节尤甚,气短乏力,大便偏稀,小便次数偏多,夜尿 3~4 次。舌苔稍腻,脉沉弦。血压 150/80mmHg。

治法:扶正抗癌,平肝疏木,降气和胃,健脾止泻。

处方:生黄芪 30g,生地 15g,熟地 15g,浮小麦 20g,炒白术 12g,当归 10g,生牡蛎 30g,夏枯草 10g,车前草 10g,柴胡 10g,川楝子 10g,鸡内金 15g,苏子 10g,杏仁 10g,黄芩 10g,黄连 10g,山药 20g,老鹳草 15g,白花蛇舌草 24g。14 剂,水煎服。

2015年3月11日二诊:尽剂后,患者乏力及气短汗出症状明显改善。口干、鼻干减轻,胃胀、反酸偶尔发作,小关节疼痛,大便转为正常,夜尿仍多,舌红、苔白稍腻,脉弦数。血压时有不稳定。宗前法参入和中、缩泉法。处方:生黄芪30g,生地15g,熟地15g,当归10g,生石决明20g(先煎),夏枯草10g,车前草10g,柴胡10g,川楝子10g,鸡内金15g,苏梗15g,木香6g,秦艽10g,海风藤12g,老鹳草15g,白花蛇舌草24g,覆盆子12g。14剂,水煎服。

2015年4月1日三诊:患者精神、体力较好,盗汗好转,关节疼痛已基本控制。改为丸剂继续服用。治宜消瘿散结、扶正抗癌,兼以平肝。处方:生黄芪100g,生地40g,熟地40g,丹皮40g,炒栀子36g,柴胡36g,香附36g,川楝子36g,昆布40g,玄参50g,枸杞子50g,夏枯草45g,车前草45g,生石决明80g,白花蛇舌草80g,半枝莲36g。上药共为细末,水泛为丸,如梧桐子大,每服6g,每日2次。温开水送服。

2016年4月6日四诊:上丸药一直坚持服用,尽剂后,一般情况较好。因畏惧化疗反应,故一直未接受化疗治疗。目前仅服用左甲状腺素钠片。2015年11月20日甲状腺彩超示:未见明显异常。上方去石决明,加女贞子50g、旱莲草50g、生牡蛎60g,再制水丸,继续治疗。

● 例2:王兆华,男,72岁。2014年5月28日初诊。

主诉:自汗10余年。

现病史:患者青年时曾患周期性瘫痪、支气管扩张。患有自汗出较多10余年,且呈现加重趋势。容易感冒,咳嗽少痰,气短,胃脘不适,不伴反酸烧心嗳气等。畏冷较甚,纳食、睡眠、二便均可。脉沉濡微数,右有弦意。苔微腻。

治法:益气固卫,扶阳和中,降气止嗽。

处方:生黄芪36g,炒白术12g,防风10g,补骨脂15g,浮小麦24g,制附片8g(先煎),肉桂4g,苏梗10g,麦冬10g,木香6g,炙甘草6g,苏子10g,杏仁10g。20剂,水煎服。

2014年7月9日二诊:自汗明显好转,气短咳嗽减轻,胃脘部偶有不适,畏寒肢冷,腰腿僵痛,每夜小便2~3次。脉濡弦,苔稍腻。治宜益气固卫,和中降气,兼以扶阳。处方:生黄芪30g,苍白术各12g,防风10g,浮小麦20g,苏梗10g,麦冬10g,黄连8g,木香6g,草蔻8g,制附片8g(先煎),柏子仁10g,苏子10g,杏仁10g,秦艽10g,川断15g。20剂,水煎服。

2014年8月6日三诊:自汗痊愈,咳嗽好转,夜间起夜减少,腰腿痛缓解。

现胸闷憋气,胃脘偶有闷胀不适。治宜益气固卫,宽胸降气,和中通络。处方:生黄芪 30g,炒白术 12g,防风 10g,浮小麦 30g,柏子仁 10g,瓜蒌 10g,木香 6g,苏子 10g,杏仁 10g,麦冬 10g,丹参 15g,桑寄生 15g。20 剂,水煎服。

29. 遗尿

陈某某,男,47 岁。1987 年 4 月 18 日初诊。

主诉:梦中遗尿 2 个月余。

现病史:患者 2 个月前迄今,夜眠时只要做梦必有遗尿于床,身体其他无明显不适,稍有腰部酸楚。脉沉濡、右尺部尤虚。

治法:温肾缩泉。

处方:熟地 30g,陈皮 6g,补骨脂 12g,菟丝子 12g,金樱子 12g,覆盆子 15g,五味子 10g,乌药 6g,益智仁 10g,桑寄生 15g。10 剂,水煎服。

后以此方加减,约诊 3 次,完全治愈。

再按:张介宾曰:"睡中遗溺者,必下焦虚寒",此病发于睡梦当中,当属此类。

30. 虚劳

张某某,男,22 岁。2013 年 9 月 25 日初诊。

主诉:乏力 5 年余。

现病史:自 2008 年起感冒后出现易疲劳,嗜睡,肌肉酸痛,心悸,胸闷,烦躁,多汗,医院诊断为低钾血症。脉沉濡,苔薄。

治法:固卫清木,宽胸,清心,补气血,通窍。

处方:生黄芪 30g,炒白术 12g,防风 10g,浮小麦 20g,龙胆草 8g,瓜蒌 10g,薤白 10g,木香 6g,黄连 10g,生白芍 18g,当归 10g,远志 10g,石菖蒲 10g。24 剂,水煎服。

2013 年 10 月 30 日二诊:服药后症状平稳,仅因打球 1 小时后,次日肌无力轻微发作 1 次,疲劳在睡眠后可缓解,心悸烦躁胸闷症状消失,多汗,大便一日二行。查血尿酸较高,635.8μmol/L。脉沉濡、重取有弦意,苔中度腻。治重调肝益气、通窍、和中化湿。处方:柴胡 10g,青皮 6g,龙胆草 6g,生黄芪 30g,太子参 10g,石菖蒲 10g,远志 10g,苏梗 10g,佛手 8g,苍术 10g,炒白术 10g,生苡仁 20g,炒山药 20g,防风 10g。24 剂,水煎服。

2013 年 12 月 25 日三诊:12 月 17 日检查:脂肪肝,血尿酸 513.2μmol/L。疲劳嗜睡,便不成形,多汗。饥饿感较甚,脉沉濡,舌质红、苔微腻。治宗前法,上方去龙胆草、太子参、防风,加鸡内金 12g、炒白术 12g、炒谷芽 12g。24 剂,水煎服。

2014年1月22日四诊:药后检查血尿酸463μmol/L,嗜睡,3天前全身乏力,疲劳感,出汗症状缓解,便成形,每日1次。发病时左侧较右侧明显。近来未有外感。脉沉小弦,苔薄腻、边齿痕。治宜补气血,调肝,通窍。处方:生黄芪30g,当归10g,生地15g,熟地15g,炒白芍12g,太子参10g,炒山药20g,茯苓15g,川芎15g,远志10g,石菖蒲10g,黄连10g,生甘草6g。24剂,水煎服。

2014年2月12日五诊:血钾正常,血尿酸424.3μmol/L,乏力较前减轻,仅有一次因赶火车奔跑出汗而致半小时后乏力。纳眠便均可。近两天鼻出血、口微干。右脉沉小,苔微腻。治宜补脾肾,育阴,生津益气。处方:生地15g,熟地15g,炒山药20g,莲子肉12g,补骨脂12g,玄参15g,麦冬10g,石斛20g,黄芩10g,生黄芪24g,茯苓15g,炒白术12g,生甘草6g。24剂,水煎服。

2014年4月9日六诊:患者服前方后体力及精神较好,适当活动后未出现乏力症状。又自服上方10剂。舌红苔薄,脉沉濡。嘱其常服参苓白术散,乏力明显时可以改服补中益气丸,以巩固治疗。

(二)外科

1. 乳癖

● 例1:赵某,女,34岁。2014年6月11日初诊。

主诉:乳腺增生10余年,左侧乳房渗液10余天。

现病史:患者未婚,素有双乳乳腺小叶增生疾患,并可触及多个增生肿块。每于月经前或生气时乳房胀痛,月经后缓解。10余天前无明显诱因出现左侧乳房胀痛并渗出淡黄色液体,沾染衣服,故于2014年6月6日在当地市人民医院行彩超检查。彩超示:双侧乳腺组织增生;双乳低回声结节。颅脑核磁平扫+增强:垂体微腺瘤,直径0.5cm;左侧上颌窦炎症。甲状腺及妇科血检激素未见异常。目前患者除乳房胀痛外,伴有头痛、咽中有痰、胃中灼热,平素月经量少。水滑舌,脉沉小、微数。

辨证:肝郁脾虚,痰凝瘀阻。

治法:疏肝消癖,通络化痰,清脘,兼治头痛。

处方:疏肝消癖汤[①]加减:

[①] 疏肝消癖:柴胡10g,川楝子10g,青皮4g,陈皮4g,玄参15g,浙贝10g,夏枯草10g,竹茹10g,杏仁10g,丹参18g,炮山甲8g(打碎、先煎)。功能:疏肝消癖,通络化痰。主治:乳腺炎、乳腺增生。症见乳房胀痛,经前痛甚,或增生结节,或乳头溢液,心情忧郁或急躁易怒,月经失调,舌红、苔白或苔腻,脉弦涩或弦数。

柴胡 10g，川楝子 10g，青皮 4g，陈皮 4g，玄参 15g，浙贝 10g，竹茹 10g，杏仁 10g，丹参 18g，炮山甲 8g（打碎、先煎），黄连 10g，川芎 15g，白芷 10g，黄芩 10g，炙黄芪 36g，当归 10g。20 剂，水煎服。

2014 年 10 月 22 日二诊：2014 年 9 月 26 日复查颅脑核磁：垂体右侧高度约为 0.6cm，左侧约为 0.52cm，垂体柄略左移。增强扫描后垂体明显强化，近右侧颈内动脉处，见尖圆形轻度强化区约 0.3cm×0.28cm，海绵窦区未见异常信号。服前方后，头痛明显减轻，月经量少，本次月经推迟 10 天，色正常，目前乳房溢液消失但仍有乳房胀痛，胃胀不消化，咽中有痰难咳，睡眠中易出现呼吸困难，大便黏滞，每 2~3 天一行，畏寒。舌苔薄腻，脉濡弦。治法：调肝，消瘰，散结，利咽，补气血，和中，护阳。处方：柴胡 10g，川楝子 10g，青皮 5g，玄参 15g，炮山甲 8g（打碎、先煎），川芎 15g，香附 10g，莪术 10g，桔梗 10g，苏梗 10g，木香 6g，炙黄芪 30g，当归 10g，肉桂 5g，制附片 6g（先煎），生地 15g，白附子 6g。20 剂，水煎服。

2015 年 3 月 18 日三诊：尽剂后乳房胀痛明显缓解，咽部痰堵感及睡眠中呼吸困难消失。胃脘热、胀，头晕，乏力，双眼睑肿胀，后脑枕部偶有疼痛，大便时干时稀，每日 1 次。舌苔薄、微腻，脉弦意稍减。治宗前法出入。上方去玄参、桔梗、制附片，加胆南星 6g、炒白术 12g、僵蚕 10g。继服 30 剂。

2015 年 4 月 22 日四诊：5 天前月经来潮，量较以前增多。胃脘热胀缓解，后脑痛消除，时有眩晕。大便每日 1 次，成形。舌红苔白稍腻。2015 年 4 月 20 日增强磁共振：垂体形态如常，未见明显增厚，垂体上缘未见明显局限性隆起，垂体高度约 0.58cm；增强后垂体内未见明显异常强化，垂体柄居中。乳腺增生肿块亦全部消除。舌红、苔稍腻，脉弦细。治宜：调肝通络，散结化痰，益气养血。处方：柴胡 36g，川楝子 30g，青皮 20g，陈皮 20g，炮山甲 60g，玄参 30g，浙贝 30g，竹茹 30g，夏枯草 30g，香附 36g，莪术 40g，僵蚕 40g，生黄芪 80g，当归 36g，川芎 36g，胆南星 30g，山慈菇 30g，生地 30g，熟地 30g。上药为细末，水泛为丸，如梧桐子大，每服 6g，每日 2 次。巩固治疗。

再按：疏肝消癖汤是在柴胡舒肝散、金铃子散、消瘰丸等方基础上变化而成。方中柴胡、川楝子、青皮、陈皮疏畅肝胃二经气机，气散则结解；浙贝、夏枯草、竹茹、杏仁化痰散结，消痰癖；佐以玄参滋阴解毒、软坚散结，使得疏肝化痰行散而不燥；丹参活血通络，凉血解郁；穿山甲活血消癥，为治疗乳腺增生要药。全方共奏疏肝消癖、通络化痰之功。

● 例 2：王某，女，40 岁。2015 年 5 月 27 日初诊。

主诉:发现乳腺增生、右侧卵巢囊肿1个月。

现病史:患者1个月前因经前乳房胀痛,小腹胀痛,去医院检查发现双乳结节样增生,左乳外上象限可触及枣大圆形肿块3枚,活动度较好,且有触痛,右乳乳头正下方可触及2枚黄豆大结节,伴触痛。右侧卵巢囊肿。且患者每值经期均有唇部生疮。现乳房时有胀痛,眠易醒,颜面及手脚心热,偶有头痛,排便不爽,每日2次。舌苔薄腻,脉势沉小。

治法:疏肝,育阴,消癖,宁神。

处方:柴胡10g,川楝子10g,青皮6g,玄参15g,香附10g,生地15g,熟地15g,赤芍12g,皂角刺10g,炒枣仁20g,枳实5g,炒白术12g,秦艽10g。14剂,水煎服。

2015年6月10日二诊:尽剂后,乳房胀痛减轻,乳腺肿块结节略缩小。手脚心热好转,大便每日1次,前方去秦艽、枳实、炒白术,加桃仁10g、夏枯草12g、穿山甲粉5g(冲服),继服20剂。

2015年7月1日三诊:乳房胀痛好转,结节肿块几乎消散。睡眠好转,月经前腹胀痛消除,改成丸药巩固治疗。处方:柴胡40g,川楝子40g,青皮18g,玄参40g,夏枯草36g,穿山甲粉18g,香附40g,生地40g,熟地40g,赤芍36g,皂角刺40g,炒枣仁40g,桃仁18g。上药为细末,水泛为丸,每服6g,每日2次。

2. 蛇串疮

● 例1:邹某,女,54岁。2014年1月22日初诊。

主诉:左侧胸部、胁肋疱疹伴阵发针刺电灼样疼痛1周余。

现病史:患者2周前左胸胁部偶发针刺样疼痛,未予注意。近一周以来疼痛部位出现绿豆大小晶莹水疱,伴有皮肤潮红,阵发性电灼样疼痛加重,夜间难以入眠,口苦。伴有烦躁头痛,血压升高,145/95mmHg。舌苔黄腻,脉弦数。

治法:清肝止痛,活血解毒,渗湿平肝。

处方:清肝止痛方[①]加减:

柴胡10g,赤芍12g,炒白芍12g,龙胆草10g,丹皮12g,忍冬藤10g,瓜蒌10g,红花8g,生甘草6g,鸡血藤15g,僵蚕6g,地肤子12g,川楝子10g,元胡20g,车前子15g,车前草15g,生石决明20g(先煎)。14剂,水煎服。

[①] 清肝止痛方:柴胡10g,赤芍12g,炒白芍12g,龙胆草10g,丹皮12g,忍冬藤10g,鸡血藤15g,瓜蒌10g,红花8g,生甘草6g,僵蚕6g,地肤子12g。功能:清肝解毒,活血利湿,消疹止痛。主治:带状疱疹后遗神经痛。

2014年2月5日二诊:尽剂后,疱疹平复结痂,疼痛缓解,在触碰时偶有刺痛发作,血压正常,夜眠转安。时有口干、咽干,舌苔白、稍腻,脉弦细。上方去川楝子、元胡、车前子、车前草、生石决明,加郁金12g、南沙参15g、麦冬15g。继服14剂。

后随访,患者尽剂后,诸症完全好转,皮损处遗有浅褐色色素沉着。

再按:带状疱疹,中医病名为蛇串疮,乃肝经为湿热疫毒侵袭所致。病成之后,气滞血瘀,湿毒留阻,日久痰瘀互结,从而形成顽固性神经痛。治疗上应该尽早疏通肝经、行气活血、化痰利湿解毒。清肝止痛方是在《太平惠民和剂局方》龙胆泻肝汤和《赤水玄珠》瓜蒌散的基础上予以加减而成。龙胆泻肝汤清热利湿,清肝胆湿热火毒,导湿毒从二便而出;瓜蒌散行气散结,活血通络,为治疗胸胁瘀血作痛之要药;僵蚕、地肤子化痰渗湿,利尿解毒,为余老消疹常用经验药物。全方共奏清肝解毒、活血利湿、消疹止痛之功。

● 例2:王某某,男,51岁。1989年12月初诊。

主诉:左侧腰肋部疱疹疼痛。

现病史:患者2个月前左侧腰肋部先觉局部热痒刺痛,数日后局部皮肤潮红而外发疱疹,呈片状分布。又历数日后,水状疱疹变为脓状。患者在当地医院确诊为带状疱疹,经抗病毒和消炎治疗后乏效。就诊时,创面殷红、糜烂渗出,伴有热痛刺痒明显,大便偏干,脉洪数,舌红、苔腻。

治法:清解热毒,消疱疹,兼以扶正。

处方:生地24g,黄芩10g,赤芍12g,连翘12g,忍冬藤10g,紫草12g,丹皮12g,当归10g,苦参15g,龙胆草10g,元胡10g,生大黄3g,生黄芪30g。14剂,水煎服。

患者经上方据症加减治疗4次,皮肤糜烂好转,刺痛症状消失,疾病痊愈。

再按:本例患者疱疹糜烂经久不愈,可知正气亏虚、邪毒内蕴之病机,法应遵循中医外科清热解毒兼以托疮生肌之训。方中龙胆草、苦参清利湿热,兼以解毒;黄芩、连翘、忍冬藤清热解毒,疏散风热;赤芍、紫草、当归、元胡活血清热止痛;生地、大黄通腑泄热,导热下行;生黄芪益气扶正,托疮生肌。全方攻补得当,故收良效。

3. 瘿病

李某,男,44岁。2014年2月26日初诊。

主诉:发现甲状腺右叶囊状物1个月余。

现病史:1个月前患者体检发现甲状腺右叶囊状物,大小

2.1cm×1.5cm×1.2cm。目前患者恶心,呕吐,厌食,腹微胀痛,偶有嗳气,反酸烧心,口中异味。严重失眠,健忘,背部及腰骶部疼痛,全身乏力酸胀,大便偏稀。舌苔微腻、边有齿痕,脉势稍沉、滑数。

既往史:慢性浅表性胃炎,反流性食管炎,胆囊炎。

治法:和中清脘,健脾,消瘿,通络。

处方:苏梗10g,木香6g,麦冬10g,佛手10g,黄连10g,陈皮6g,清半夏6g,茯苓15g,炙甘草6g,炒山药20g,炒白术12g,玄参15g,丹参15g,赤芍10g,白芍10g,皂角刺10g,炒枣仁20g(打碎)。20剂,水煎服。

2014年5月21日二诊:腹胀、口中异味减轻,出汗,畏寒,易感冒,入睡困难,腰痛,记忆力减退,咳嗽,咳白痰,咽痒,气短。舌苔白腻、边有齿痕,脉濡弦。治宜和中清脘,消瘿结,止嗽痰,理气,宁神。处方:苏梗10g,清半夏6g,陈皮6g,木香6g,黄连10g,昆布10g,柴胡10g,川贝8g,浙贝8g,玄参15g,前胡10g,百合15g,竹茹10g,厚朴6g,炒枣仁20g(打碎)。20剂,水煎服。

2014年9月10日三诊:大便每日1~2次,先干后稀,较黏。咳痰减少,腹胀、反酸消除,食欲较差。舌苔白腻。前方去苏梗、木香、柴胡,加佩兰10g、苍术10g、白术10g,20剂,水煎服。

2014年11月5日四诊:大便每日1次,正常。咳嗽、腹胀均好转。咽痒、消化不良,眠差。苔稍厚腻,脉沉弦。治宜调肝和中、育阴宁神、利咽、促消化。处方:柴胡10g,昆布10g,黄药子6g,生地12g,熟地12g,玄参15g,青皮6g,皂角刺10g,麦冬10g,苏梗10g,黄连10g,木香6g,桔梗10g,生甘草6g,炒枣仁20g(打碎)。20剂,水煎服。

2015年3月11日五诊:尽剂后,大便正常,失眠改善。咽痒缓解,时有咳嗽咳痰,舌苔白腻,脉滑。多汗,容易感冒。宗前法,兼以潜镇。处方:柴胡10g,昆布10g,黄药子6g,玄参15g,浙贝6g,生牡蛎24g,青皮6g,皂角刺10g,生黄芪30g,桔梗10g,生甘草6g,百部10g,川贝6g,白前12g,炒枣仁20g(打碎)。20剂,水煎服。

以此方加减间断服用至6月中旬,诸症缓解。甲状腺B超显示:甲状腺未发现病理性回声,囊肿已消除。

再按:本例患者中医辨证为肝胃同病,而且就诊时以胃部症状较为明显,故在治疗上先予和中理气、健脾助运为主,兼以疏肝,随着肝胃不和症状缓解,加强疏肝消瘿的药物,以达到治疗目的。体现了病有标本、治有缓急的基本原则。

4. 痤疮

耿文娟,女,20岁。2014年3月5日初诊。

主诉:面部痤疮加重1周。

现病史:患者从18岁起,颜面部及前胸后背散发痤疮,数量不多。近1周以来,面部痤疮加重,伴有口干渴甚,饮水较多,口不苦,大便干结,心烦易怒。月经正常。脉濡弦,舌红、苔薄腻。

治法:清木消痤,育阴通腑。

处方:连翘10g,忍冬藤12g,丹皮12g,龙胆草8g,僵蚕6g,地肤子12g,玄参15g,生地30g,生山药20g,麦冬10g,枳实5g,生大黄3g(后下)。20剂,水煎服。

上方尽剂后,大便通畅,心烦除,面部痤疮消退。

5. 痰核

梁某某,男,33岁。2014年10月21日初诊。

主诉:神经纤维瘤。

现病史:患者自幼年即患有神经纤维瘤,已做3次手术治疗,但仍反复发作,皮下黄豆至红枣大小结节散布周身。身体无不适,较瘦。眠浅易醒,易出汗。脉沉缓,左有弦意,薄白微腻苔。

治法:调肝,消瘤,通络,固卫,宁神。

处方:柴胡10g,当归10g,赤白芍各12g,玄参15g,浙贝10g,鸡血藤15g,丹参15g,生黄芪24g,炒白术12g,炒山药20g,浮小麦20g,合欢皮10g,炒枣仁20g。7剂,水煎服。

2014年10月29日二诊:尽剂后,颈部及臀部结节较前变软缩小,汗出减少。左前臂遇冷后疼痛酸胀,眠差难以入睡。大便黏,每日2~3次。苔中度腻,脉弦细。治宜:调肝,通络,消瘤,健脾,宁神。处方:柴胡10g,当归10g,赤白芍各12g,丹参15g,浙贝10g,玄参15g,三棱10g,莪白术各10g,炒山药20g,茯苓15g,苍术10g,生苡仁20g,莲子肉12g,炒枣仁20g。7剂,水煎服。

患者按上方加大剂量制成蜜丸,坚持服用1年余,全身结节基本消除。

6. 臁疮

周某某,男,43岁。2002年4月初诊。

主诉:下肢伸侧面溃疡1年余。

现病史:患者两下肢胫侧有鸡蛋大小、边缘不规则的腐溃肿疡,并不断在局部渗流脓液,病已1年半。曾在多家诊疗所或医院诊治,均乏效验。就诊时病状如上所述,舌体胖大、苔薄腻,脉沉数。

治法:补气血,疏风通络,化瘀滞,清湿热。

处方:炙黄芪36g,当归12g,苦参36g,荆芥10g,羌活10g,防风10g,赤芍12g,栀子10g,黄连10g,川草乌各6g(先煎),丹参36g,山药20g。20剂,水煎服。

患者在服用上方后,又以原方续服20剂,嗣后复诊时,臁疮面稍缩小,主要是局部渗脓较前明显减少,脉舌亦较前均有改善。后以此方加三倍量,共研细末,制成梧桐子大的水丸,每服5g,温开水送服。并加用外治:五倍子40g,黄柏40g,川乌20g。此三药研成细末,局部外敷,外以纱布棉花盖包,隔日1次。经使用上述方法治疗约半年后,臁疮完全收口治愈。

再按:余老师认为,此病多因下肢脉络瘀滞不畅,湿热下注,气血凝滞所致。因属于顽固性、难治性疾病,故采用内外合治的方法。

7. 阴汗

徐某,女,29岁。1978年6月初诊。

主诉:阴部出汗1周余。

现病史:患者先有发热(38.3℃),头痛,身体重痛,腹满食减,小便短涩、黄赤,带下色微黄而量多。请中医施治,诊为湿热型外感,经治后热退,头痛减轻,惟溺短涩、带下黄未见著效。又服原方数剂,病势不退,反增局部阴汗,近一周阴汗甚多,患者穿两条内裤,半日即须更换,甚以为苦。舌苔薄黄腻,脉濡数、微弦。

辨证:下焦湿热,郁滞不行。

治法:清热渗湿利水,兼治带下。

处方:龙胆草15g,滑石15g(包煎),猪苓8g,茯苓12g,肉桂4g,灯心草6g,黄柏10g,山药12g,薏苡仁30g。10剂,水煎服。

外用药:煅蛤粉30g、煅牡蛎30g,研极细末,绢袋盛,外扑于阴部。治约2周,即告痊愈。

再按:阴汗大多由于肝肾湿热所诱发,治宜渗湿利尿,兼清肝肾。但阴汗亦有湿热症状不明显的情况,多见于老年人,往往除阴汗外,还有腰酸膝软等症,此多属肾虚,前贤有用青娥丸施治者,余老曾试用,确有良效,其外治法则与"湿热阴汗"相同。

8. 阴疮

肖某,女,31岁。1974年8月就诊。

主诉:阴部溃疡反复发作半年余。

现病史:患者于半年前,其外阴部偏左侧因受自行车座磕碰外伤破皮,因未及时处治,逐渐溃烂渗液,或痛或痒,曾用青霉素软膏外敷乏效,现溃疡面达4cm×5cm,局部微肿,疮边发红,兼见阴部坠痛、压痛,并有心烦、卧不安枕等症,带下黄赤色,量颇多,舌质红绛,舌苔浊腻、黄,脉小弦、微数。

治法:祛毒渗湿为主。

处方:萆薢12g,薏苡仁24g,黄连12g,黄柏10g,泽泻15g,茯苓20g,丹皮10g,车前子15g,山药15g。

外用药:苦参30g,珍珠15g,青黛25g,黄连40g,冰片15g。上药共研细末,另加凡士林100g,共和匀,装瓶待用,1日外敷2次(敷药前须清洗疮面),忌辛辣刺激品,禁房事。

用上方内服、外治约9周余,疮面完全愈合。

再按:此例所用内服方即萆薢渗湿汤去通草、滑石,加黄连、茯苓、车前子而成。所用外敷药具有消肿、解毒、收敛等效能,亦系余老斟酌前贤方治予以变通而成。

(三)妇科

1. 月经不调

● 例1:刘某,女,30岁。2015年3月11日初诊。

主诉:月经未至半年。

现病史:患者结婚3年,未避孕而未孕,半年前月经每2~3个月一行,量一般,色黑,有血块,行经6日尽。现患者月经半年未至,平素心情较为忧郁沉闷,工作不顺心。夜眠多梦,二便调。舌红、苔薄腻,脉弦濡。

治法:调肝通经,调补气血。

处方:调肝通经方①加减:

柴胡10g,香附10g,当归10g,赤芍12g,白芍12g,川芎15g,刘寄奴12g,茜草12g,路路通10g,海螵蛸15g,泽兰10g,生黄芪30g。20剂,水煎服。

2015年5月20日二诊:以此方服10天停1天,连续服用近两个月,月经于4月3日和4月30日分别来潮,色暗红无血块,行经5天。经净后,又服用

---

① 调肝通经方:柴胡10g,香附10g,当归10g,赤芍12g,白芍12g,川芎15g,刘寄奴12g,茜草12g,路路通10g,海螵蛸15g,益母草10g,泽兰10g。调肝行气,活血通经。主治:月经不调,或先期,或错后,或先后不定期,甚则闭经不潮,或淋漓不净。或兼有乏力腰酸,经行腹痛,色暗血块。

本方 1 周余。因患者思嗣,改予益肾通络,调补气血,促孕。上方去刘寄奴、川芎、泽兰、路路通,加生地 15g、熟地 15g、菟丝子 15g、鹿角胶 10g(烊化)、续断 12g。20 剂,水煎服。

后患者家属来门诊求治,随访患者,间断服用本方至 2015 年 6 月底,月经未来潮,去医院孕检阳性,已怀孕 3 周。

再按:妇人月经不调大致有两端:气血生化不足或肝郁血行不畅。因于气血亏虚者,当益肾健脾、调补气血,因脾胃为气血生化之源,肾主经水;因于肝郁血行不畅者,当调肝行气、活血通经,因肝主疏泄,气机条畅血行方能畅通。所以余老立此二方为辨证治疗之基础方。方一为柴胡疏肝散和四乌贼骨一蔍茹合方加减而成。方二为八珍汤参入补肾生精之品的加减方。二方可随具体情况加减施用。

本例患者心情忧郁,肝气被抑,气滞而血瘀。故予调肝行气,养血活血之法,方用调肝通经汤合四乌贼骨一蔍茹丸。待月信调,又转予滋肾填以促孕,调经种子,层次井然。

● 例 2:陶某,女,37 岁。2014 年 12 月 3 日初诊。

主诉:月经量少,结婚 4 年未孕。

现病史:患者平素神疲体倦,畏寒恶风,形体偏瘦。月经量少,行经 2 天,色淡无血块,北京某三甲医院 2014 年 7 月 7 日子宫输卵管造影:单角子宫。夜尿 2~3 次,大便每日 1 次,偏稀。舌尖微红、苔薄腻,脉沉、虚软无力。

治法:调补气血,健脾,缩泉,兼以通络。

处方:益气养血调经方① 加减:

炙黄芪 36g,当归 12g,熟地 15g,补骨脂 10g,生地 15g,丹参 12g,泽兰 12g,刘寄奴 8g,益母草 10g,炒白术 12g,茯苓 15g,炒山药 20g,金樱子 12g。14 剂,水煎服。

2015 年 1 月 28 日二诊:1 月 25 日月经来潮,经期 4 天,经量较前增加,色红,目前已净。基础体温在排卵期略有波动,大便转实。经期腰酸、小腹胀。畏寒减,夜尿减为 1 次每晚。舌苔腻减,脉沉弱。治宗前法,上方刘寄奴改为 12g,去茯苓、泽兰、金樱子,加枳壳 6g、木香 6g、续断 15g。20 剂,水煎服。

---

① 益气养血调经方:炙黄芪 36g,当归 12g,赤芍 12g,白芍 12g,川芎 15g,阿胶 10g(烊化),熟地 24g,陈皮 6g,山萸肉 10g,续断 15g,菟丝子 15g,补骨脂 10g。功能:益肾健脾,调补气血。

2015年4月15日三诊:此方加减服用两个月余,2月份、3月份月经已基本正常。治宜调补气血,滋肾益精,促孕。处方:炙黄芪36g,当归15g,熟地15g,炒白芍12g,补骨脂12g,菟丝子12g,续断15g,生地15g,炒白术15g,肉桂3g,鹿角胶10g(烊化),木香6g,枳壳6g,桑寄生15g。30剂,水煎服。

后随访患者,上方服用近60剂,7月份、8月份月经未至,至医院检查已怀孕。

再按:有余泻之,不足补之。形不足者,温之以气;精不足者,补之以味。该患者素有不足之征,故予益气养血调经方,同时佐以滋肾固摄缩泉之品。二诊时夜尿减说明肾气得固,加入枳壳、木香行气之品促进排卵受孕。

● **例3:**丁某,女,19岁。1989年11月初诊。

主诉:月经稀少2年。

现病史:患者15岁初潮,约经半年许,经期、经量、经色趋于正常。近2年以来,经期稍有错后现象(原大约一月一行,前后错期不超过3天,现约后延4~5日),经量益趋减少,最近两次月经量均不足10毫升,色淡而质稀,且经行涩滞难下,少腹冷痛,以热水袋置其上则感舒适。患者面色白而少华,血液检查显示轻度贫血,自觉身疲乏力,体力不济,且素禀阳虚,冬日畏寒甚于他人。其舌色淡红,舌质无明显异常,脉沉小、微涩。

辨证:阳虚生内寒,中气不足,阴血虚滞。

治法:益气养血,温经通络。

处方:炙黄芪60g,当归12g,熟地15g,川芎12g,续断10g,艾叶6g,吴茱萸6g,川牛膝10g,肉桂5g,制附片6g(先煎)。10剂,水煎服。

服法:每一月经周期服10剂(在经净后第10天起服)。

根据上方,约经历7个月经周期的调治,患者经量、经色基本恢复正常,经行涩滞现象已除,贫血完全纠正,但月经周期仍为30余天。

再按:月经量少,以血寒、瘀滞、气血亏虚等诸因较为多见。此例患者以气血不足、阴寒阳虚为主要病机。疏方以当归补血汤合艾附暖宫丸损益与治,证方契合。然此病证,治疗时通常在短期内不易见效,须"久久为功"。余老主张每个月经周期服10~12剂,大致安排在月经周期之中期为宜。

2. 痛经

吕某,女,39岁。2014年10月9日初诊。

主诉:经行腹痛3年。

现病史:患者自月经初潮即有痛经,近3年来加重,月经前小腹疼痛且凉,畏寒。每次月经提前 5~7 天,色暗,有血块,伴有腰部酸楚困坠感,手脚凉,眠欠宁。B 超显示:双侧附件肿物,子宫结节。苔薄、微腻,脉沉取微弦。

治法:调肝消癥,温经通络,宁神。

处方:温经止痛汤[①]加减:

柴胡 10g,香附 10g,赤芍 12g,白芍 12g,红花 8g,元胡 10g,乌药 6g,小茴香 6g(后下),肉桂 5g,炙甘草 8g,玄参 15g,皂刺 10g,当归 10g,丹参 15g,黄连 10g,炒枣仁 20g(打碎)。20 剂,水煎服。

2014 年 11 月 26 日二诊:尽剂后月经提前 3 天来潮,痛经明显改善。血块已无,睡眠好转,腰痛。舌暗紫、苔薄,脉沉濡。治宜:调肝通络、益肾、消癥。处方:柴胡 10g,香附 10g,赤芍 12g,白芍 12g,鸡血藤 15g,丹参 15g,生地 15g,熟地 15g,红花 8g,元胡 10g,乌药 6g,肉桂 5g,续断 15g,皂角刺 10g,夜交藤 15g。20 剂,水煎服。

尽剂后,月经来潮,连续 3 个月行经未再出现痛经。

再按:温经止痛汤是在柴胡疏肝散和少腹逐瘀汤基础上加减演化而成。治疗重在疏肝行气,温经活血。方中柴胡、香附疏肝理气止痛;赤芍、白芍、丹参、鸡血藤、红花、元胡活血通经止痛;肉桂、小茴香温经止痛;乌药入肝经,理气散寒止痛。全方共奏调肝益肾、温经通络、活血止痛之效。

3. 崩漏

● 例 1:何某某,女,43 岁。2014 年 2 月 15 日初诊。

主诉:阴道不规则大量出血 1 周余。

现病史:3 个月前先有闭经,过期 1 个月后,突发阴道出血,渐次增多(倍于月经期之经血),色暗红,少腹不适,腰部酸楚,烦热口渴,心微悸,晕眩,夜眠欠实,唇舌干燥,苔黄,脉滑数。两周前在某医院妇科求治,诊为出血性子宫病(病理检查:子宫内膜厚,呈息肉样;右侧卵巢含有囊肿之滤泡),给予注射针剂及服药均无效。西医诊断:功能性子宫出血。

辨证:阴虚血热、冲任不固。

治法:清血热为主,兼以养阴调经止血。

[①] 温经止痛汤:柴胡 10g,香附 10g,赤芍 12g,白芍 12g,丹参 15g,鸡血藤 15g,生地 15g,熟地 15g,红花 8g,元胡 10g,乌药 6g,肉桂 5g,小茴香 6g(后下),白芷 10g,炙甘草 8g。功能:调肝益肾,温经通络,活血止痛。主治:痛经。症见行经腰腹坠痛,畏寒肢冷,经水色暗瘀血,或血块不畅,舌暗唇紫,脉细涩。

处方:茅地治崩汤^①加减:

白茅根 30g,生地 30g,杭芍 9g(酒炒),黄芩 15g,蒲黄炭 6g,小蓟根 12g,生石斛 18g,益母草 12g,椿根白皮 9g,阿胶 12g(烊化)。另加十灰散 12g,水煎服。

服上方 4 剂后,血量大减,诸症悉缓;又服 1 周,崩血渐止。后以调理脾胃、补气益血法以竟其功。

再按:余老师诊治崩中,尤着意辨析寒热、虚实及有无兼夹之证,此为确立治法的辨证依据。余老师指出西医亦有"血崩"病名,多指月经周期不改变,节律正常,失血量正常;但于每一周期之间有阴道流血。所不同者,中医所论"崩中"涵义较广,它还包括西医之出血性子宫病、子宫或卵巢的多种肿瘤等。以临床所见,似以"血热"和"中气虚陷"两种证型较为常见,中医对此二型颇有效方。但新病、正气犹未大伤者较易奏效;久病虚羸、元气亏损者,则一时难以获痊,须在"澄源"与"复旧"方面精心调治。

余老师重视本病的中西医结合诊断,常嘱咐患者须注意及早到医院作妇科检查。临床所见患者中,有一些是属于子宫、卵巢肿瘤患者。其认为某些子宫肌瘤、卵巢囊肿所致之崩中,用中医辨证治疗颇有效验;子宫颈癌(特别是菜花型)所致崩中,一般只能以"塞流"(止血)治法暂时取效,故仍当争取中西医结合施治,以免延误病情。

茅地治崩汤体现了益气升陷止血和凉血止血的基本治法。方中白茅根、生地甘凉养阴,凉血止血,二药用量宜大,否则不足以挽崩中之急;佐以杭芍、阿胶、石斛增强养阴止血之效;黄芪用量亦宜多于其他诸味,以益气升陷,固经止血;益母草、蒲黄炭活血止血,止血而不留瘀;黄芩、小蓟、椿根皮清热凉血止血。全方共奏清热养血、益气升陷、活血止血之效。

● 例 2:刘晶,女,36 岁。2014 年 8 月 6 日初诊。

主诉:阴道不规则出血 2 个月余。

现病史:患者 2 个月前阴道不规则出血,出血量较多。色暗黑,时有血块。尿 HCG 检查(−),B 超示:子宫肌瘤,前壁低回声结节 1.1cm;内膜不均匀。脉沉濡,苔中心薄腻。

治法:调肝补气血,止崩漏。

---

① 茅地治崩汤:白茅根 30g,生地 30g,杭芍 9g(酒炒),黄芩 15g,蒲黄炭 6g,小蓟 12g,生石斛 18g,益母草 12g,椿根皮 9g,阿胶 12g(烊化),生黄芪 30g,炙黄芪 30g。功能:清热养血,益气升陷,活血止血。主治:崩漏。症见经血逾期不止,淋漓不断,或暂停而复潮,或伴气短乏力,小腹空坠、腰膝酸软,舌暗或舌淡,脉弦细或沉涩。

处方:柴胡 10g,香附 6g,生黄芪 30g,当归 10g,生白芍 15g,生地 15g,熟地 15g,生艾叶 10g,阿胶 15g(烊化),三七粉 3g(冲服),棕榈炭 10g,补骨脂 15g,山药 20g。7 剂,水煎服。

二诊:尽剂后出血量减少,颜色粉红。前方去棕榈炭、补骨脂,加茜草 15g、乌贼骨 20g,继服 14 剂。

4. 血分

刘某某,女,37 岁,农民。1965 年 5 月初诊。

主诉:闭经伴浮肿 2 个月。

现病史:于 2 个月前因参与挖沟渠,劳作数日,月事稍见红即闭止,其后曾去城关医院检查,未见明确诊断,妊娠试验(−)。上月初开始先有下肢浮肿,两周前面目微浮,肢肿加重,胫前按之有轻度压痕,面色淡白,食少肢乏。尿化验未见蛋白尿,红细胞(−),有少量白细胞。经人介绍来余氏处就诊。其脉沉濡,舌质胖嫩、色黯,中心有薄腻苔。此属妇人血分,良由感受水湿所致。治宜温化寒湿、活血调经,兼以健脾利水。

处方:当归 12g,川芎 10g,茯苓 15g,赤芍 11g,茺蔚子 10g,川牛膝 10g,炒白术 15g,陈皮 6g,肉桂 4g,制附片 6g,琥珀 12g(研末分冲)。

服药 10 余剂,月经恢复来潮,肢肿消减。原方去茺蔚子、琥珀,加车前子、泽泻各 10g,续服月余,肿势全消,身体和月经均恢复如常。

再按:妇人血分,属妇科杂病范畴,简称血分。《圣济总录》载述:"血分者,经水流通之际,寒湿伤其冲任,为之中止(指月经),气壅不行,播在皮肤,邪气相搏,经血分而为水,发为胕肿,故曰血分。"其主证及证候演变特点是,先出现闭经(多有受寒湿之诱因),继发肢体浮肿,常兼有脾虚见症。多由寒湿凝于胞脉,以致经血不利;加之脾虚,经血分而为水,泛溢肢体而肿。此例患者以调经、温寒、健脾、利水为大法。方中巧用琥珀以活血、调经、利水。余老师早年前还曾治疗另一例血分患者,初未用琥珀,效验不著,后加用此药而奏功。

5. 带下

● 例 1:刘某某,女,37 岁。2002 年 8 月初诊。

主诉:带下色黄伴少腹胀痛下坠感 4 年余。

现病史:患者 4 年前即觉少腹痞痛、微胀,并伴有下坠感。腰骶部亦觉酸楚,艰于久立,带下色黄量多,并有痛经。曾在某军医医院妇科经检查确诊为:慢性盆腔炎(结缔组织),伴有子宫肌瘤及少量盆腔积液,诊治多次而乏效。舌苔腻微黄,脉沉微弦。

治法:调补气血,清化湿热,通络祛瘀止痛。

处方:生黄芪 36g,当归 10g,元胡 10g,鸡血藤 15g,生蒲黄 15g,五灵脂 6g(包煎),苍术 10g,厚朴 6g,薏苡仁 20g,败酱草 15g,赤白芍各 12g,茯苓 15g,桂枝 6g。

服用上方加减治疗约 1 个半月,诸症悉减,舌苔腻黄已除,带下已接近正常,少腹凉感减但仍有微痛,遂以上方去败酱草、苍术、薏苡仁,加肉桂 5g、小茴香 6g、益母草 10g。又以此方服用 1 个半月,妇科检查盆腔炎症已痊愈,子宫肌瘤亦已消除。

● 例 2:李某,女,43 岁。2015 年 2 月 4 日初诊。

主诉:宫颈糜烂、阴道炎反复发作 3 年。

现病史:患者小腹胀痛不适反复发作 3 年余,白带多黏、色黄,伴有异味臭秽。月经提前 4~5 天,色黑,有血块。大便干燥结硬如羊屎,眠差多梦,舌尖红、苔薄腻,脉左沉小,右沉濡。

治法:益气阴,清肾止带,润腑,宁神。

处方:生地 15g,丹皮 15g,苍术 12g,黄柏 10g,生薏苡仁 20g,败酱草 12g,生黄芪 15g,熟地 15g,当归 12g,柴胡 10g,生白芍 15g,元胡 10g,丹参 15g,鸡血藤 15g,枳实 6g,熟大黄 3g,炒枣仁 20g(打碎)。14 剂,水煎服。

2015 年 3 月 18 日二诊:小腹胀痛好转,白带减少,色白已无异味,大便通畅,每日一行,睡眠改善,每晚能睡 6 小时左右。舌红、苔白,脉弦细。前方去丹参、鸡血藤,加芡实 15g、白果 10g,继服 20 剂。

后随访,患者称服完药后,带证治愈,多年小腹胀痛亦告痊愈。

再按:患者宫颈糜烂、阴道炎反复发作必有正气不足的一面,故治疗应着眼扶正与祛邪兼顾。方用益气阴以扶正,清化湿浊、通腑逐瘀以祛邪。

6. 不孕

● 例 1:张某,女,37 岁。2015 年 1 月 7 日初诊。

主诉:习惯性流产。

现病史:患者已婚 13 年,曾于 2007、2011、2013 年怀孕,但均流产。第一胎因腹泻流产,后两次均因无胎心而自然流产。2014 年因"宫腔粘连Ⅱ度"于北京某三甲医院行宫腔粘连松解术、子宫内膜息肉切除术、刮宫术。现月经周期 30 天,行经 3~4 天,色暗红,有血块,经前乳房胀痛,行经时腹坠,腰酸冷痛,纳食、睡眠、二便均正常。输卵管通畅,但较迂曲。舌苔薄、微腻,脉沉弦数。

治法:补气血,调冲任,补肾通络。

处方:暖宫促孕方^①加减:

炙黄芪 36g,炒白术 12g,当归 10g,生地 15g,熟地 15g,炒白芍 12g,肉桂 5g,补骨脂 12g,鹿角胶 10g(烊化),续断 15g,升麻 10g,柴胡 10g,制香附 12g,路路通 10g,炒山药 20g,益母草 12g。20 剂,水煎服。

2015 年 3 月 4 日二诊:患者连服 40 剂,尽剂后,月经量增多,行经 4~5 天,经色转红,近两次月经未出现痛经现象,月经周期变为 28 天,少腹凉。舌红、苔白、脉沉微弦。治宗前法,兼以温宫。处方:炙黄芪 50g,当归 10g,生地 15g,熟地 15g,炒白芍 12g,鹿角胶 10g(烊化),补骨脂 12g,桑寄生 15g,柴胡 10g,制香附 12g,升麻 10g,丹参 18g,炒山药 20g,肉桂 6g,小茴香 5g。20 剂,水煎服。

2015 年 3 月 25 日三诊:精力较好,小腹凉改善,舌红苔白,脉沉。前方去升麻、柴胡、丹参,加紫河车 8g、续断 15g、菟丝子 12g,继服 20 剂。

2015 年 4 月 15 日四诊:患者月经延迟 20 天未至,检查发现已经怀孕,宗前法,增强补肾固胎。处方:炙黄芪 30g,当归 10g,生地 15g,熟地 15g,炒白术 12g,炒白芍 12g,补骨脂 12g,桑寄生 15g,黄芩 10g,紫河车 8g,续断 15g,菟丝子 12g,炒山药 20g。20 剂,水煎服。嘱患者隔 1 天服 1 剂。

后随访,患者以上方隔日 1 剂,连续服用 45 剂,后妊娠足月而顺产一男婴。

再按:余老认为,无器质性病变而难以受孕成胎者,多是由于冲任气血亏虚、胞宫寒冷,故余老临床治疗不孕或习惯性流产患者多从补气血、调冲任、益肾通络角度出发,选用补脾益气的黄芪和白术升阳促孕,当归、生地、熟地、白芍滋阴养血充养血海根基,佐以肉桂、补骨脂、鹿角胶暖宫摄精、益肾固胎。

对于已孕而难保、频频堕胎者,亦责之于冲任气血亏虚、胞宫寒凝。而对于此证余老往往又合入《景岳全书》举元煎(人参、黄芪、白术、炙甘草、升麻)以升阳气,固胎元。胎动不安,易于流产者,加黄芩 10g、苎麻根 15g;宫腔粘连或输卵管不通畅者,加制香附 15g、皂角刺 10g、路路通 10g、刘寄奴 12g、茜草 12g;肾气不足,孕卵发育不成熟,难以成孕,或反复流产者,加紫河车 8g、续断 15g、菟丝子 12g、桑寄生 15g;痛经、小腹冷坠者,加小茴香 5g、元胡 12g、白芷 10g;月经量少,颜色稀淡者,加阿胶 10g(烊化)、艾叶 10g;情绪不宁,精神紧张,月经稀少,甚则不排卵者,加柴胡 10g、枳壳 6g、木香 6g、制香附 10g、

---

① 暖宫促孕方:炙黄芪 30g,炒白术 12g,当归 10g,生地 15g,熟地 15g,炒白芍 12g,肉桂 5g,补骨脂 12g,鹿角胶 10g(烊化)。功能:补气血,调冲任,益肾安胎。主治:不孕症或习惯性流产。

紫石英 20g(先煎)。

● 例2:刘某,女,32岁。2014年2月26日初诊。

主诉:习惯性流产。

现病史:患者已婚6年余,患宫外孕2次,并于2014年2月4日怀孕不足40天而自然流产。目前腹痛,腹泻,既往月经正常。舌红、苔薄,脉沉小,重取无力。

治法:调补气血冲任,益肾健脾。

处方:炙黄芪30g,炒白术12g,当归10g,熟地30g,炒白芍12g,肉桂5g,补骨脂12g,陈皮6g,紫河车6g,茯苓15g,炒山药20g,赤石脂12g,升麻6g,炙甘草6g,西洋参3g,续断15g。30剂,水煎服。

2014年3月26日二诊:尽剂后,腹泻症状减轻,腰酸好转,本月22日行经,月经前仍怕冷,行经时腹微痛。舌红、苔薄,脉沉濡。治宜调补气血,固冲任。处方:炙黄芪30g,炒白术12g,当归10g,熟地15g,炒白芍15g,肉桂5g,补骨脂12g,升麻6g,茯苓15g,黄芩10g,太子参10g,阿胶10g(烊化),艾叶10g。30剂,水煎服。

2014年4月23日三诊:尽剂后,诸症好转。劳累后易疲劳、腰痛,左脉沉濡,右脉微弦,苔薄、微腻。治宜调补气血冲任,兼以益肾。处方:炙黄芪20g,生地15g,熟地15g,当归10g,炒白芍15g,补骨脂12g,肉桂5g,生黄芪20g,黄芩10g,升麻6g,太子参10g,炒山药20g,紫河车8g,续断15g,山萸肉10g。30剂,水煎服。

2014年6月25日四诊:尽剂后,主观症状完全消除,停药已有3周余,腰痛复现。舌苔腻减,脉势小弦、尺弱。治宗前法,上方去紫河车、山萸肉、黄芩,加制附片6g(先煎)、沙苑子15g、桑寄生15g。30剂,水煎服。

2014年8月6日五诊:腰痛于睡眠时加重,胸部易生痤疮。苔薄微腻,脉沉濡。治宜养血,益肾,兼以消痤。处方:当归10g,炒白芍15g,炒白术12g,熟地24g,柴胡10g,黄芩10g,陈皮5g,续断15g,炒山药20g,龙胆草6g,僵蚕6g,地肤子12g。30剂,水煎服。

2014年9月10日六诊:腰痛明显好转,痤疮渐愈,自觉体力、精力稍差,但较初诊时已明显增强。舌苔薄微腻,脉沉小,重取偏虚。治宜调补气血,益肾通络。处方:生地15g,熟地15g,当归10g,炒白芍15g,炒白术12g,补骨脂12g,生黄芪30g,黄芩10g,太子参10g,茯苓15g,紫河车8g,陈皮6g,沙苑子12g,丹参15g。30剂,水煎服。

2014年12月17日七诊:已停药两个月,月经正常。偶觉口干,余皆正常。脉沉濡,苔白微腻。患者计划于下月行人工辅助生殖术,现希望增强体质,确保成功。治宜调补气血、脾肾。处方:炒白术12g,生地15g,熟地15g,白芍12g,生黄芪30g,太子参10g,茯苓15g,黄芩10g,当归10g,赤芍12g,川芎12g,山萸肉10g,生石斛20g,炒山药20g。30剂,水煎服。

2015年12月随访:患者于2015年1月12日在北京某三甲医院行辅助生殖人工授精术,嗣后监测孕卵情况较为良好,怀孕至足月顺产一男婴。

7. 产后风

俞某,女,32岁。2015年1月28日初诊。

主诉:产后风湿3年余。

现病史:患者3年前分娩后因体虚多汗而受风,后四肢及关节酸软、乏力,时有手足及小腿拘挛抽搐疼痛,劳动后加重。除上述症状外,现则症见胃胀,易恶心,月经色黑有块,眠差易醒,纳食一般。舌苔薄,脉沉小。

治法:疏风养血,益气固表,调经通络,和中。

处方:防风10g,当归10g,炙黄芪30g,秦艽10g,独活10g,海风藤15g,苏梗10g,陈皮6g,清半夏6g,生地30g,黄连8g,肉桂5g,鸡血藤15g。14剂,水煎服。

2015年3月18日二诊:此方先后服用30余剂,患者自觉关节酸痛明显缓解,抽筋疼痛现象未再发作。自汗症状减轻,体力较前增强,胃胀恶心发作次数减少,睡眠较好。舌红、苔薄,脉沉小。宗前法,上方去黄连、肉桂,加生龟板12g(先煎)、生牡蛎24g(先煎),以滋肾潜镇。继服20剂。

患者尽剂后复诊,全身无明显不适症状,病得痊愈。嘱其自购"人参养荣丸"2盒以资巩固。

(四)儿科

1. 小儿喘嗽

● 例1:朱某某,男,1岁3个月。2003年11月15日初诊。

主诉:咳喘迁延不愈4个月余。

现病史:患儿其母代诉,患儿4个月前忽患咳逆,上气不足,经常烦哭。近些时,咳喘加重,入夜不能安眠。曾在妇幼保健院诊治,确诊为"外感后毛细支气管炎"。主症:面色㿠白,干咳、气憋,鼻翼煽动,不能平卧,烦躁,稍有低烧(38.1℃),呼吸76次/分。

治法:疏表宣肺,清金止嗽。

处方:疏风止嗽饮[①]:

麻黄1.5g(先煎),荆芥2g,黄芩2g,苏子2g,杏仁2g,葶苈子3g(包煎),炙桑皮2g,生甘草2g。

上方连服8剂,低烧退,诸症悉除。

再按:本案所用疏风止嗽饮是在三拗汤和定喘汤二方基础上化裁而来。三拗汤出自《太平惠民和剂局方》,治疗外感风寒,留恋于肺,肺失宣降。表寒不解故发热恶寒或恶风,肺气不宁故咳喘。定喘汤出自《摄生众妙方》,功能宣肺降气、清热化痰。主治风热外束,痰热内蕴之哮喘。二方合方加减增强了外散风寒、内化痰热、宣肺降气的功效。方中麻黄、荆芥疏风散寒,开表宣肺;黄芩清金肃肺,佐以苏子、杏仁降气化痰;桑白皮、葶苈子泻肺祛痰,止嗽定喘。甘草利咽止嗽,调和诸药。

● 例2:郭某某,女,5岁。2014年8月6日初诊。

主诉:肺炎支原体感染1年余。

现病史:患者肺炎支原体感染1年余,依赖阿奇霉素治疗,停药后即出现咳嗽、痰少而黏,发热(39.8℃)。纳差,口不干,小便黄。脉势沉濡,小滑,苔薄腻。

治法:清肺止嗽,降气,促消化。

处方:炙麻黄2g,杏仁4g,黄芩5g,桑白皮4g,炙百部4g,苏子4g,生石膏24g,生甘草3g,竹茹4g,陈皮2g,炒内金5g,焦神曲4g。7剂,水煎服。

上方尽剂后,停用阿奇霉素3天,未出现咳喘及发热症状,前方继服7剂而愈。

2. 遗尿

周某某,男,5岁。1961年7月8日初诊。

主诉:夜间遗尿两年余。

现病史:其母代诉,两年来患儿几乎每夜都有遗溺,外无别征。在诸多诊疗机构诊治,曾用过金匮肾气丸、固脬丸加减而乏效。

[①] 疏风止嗽饮:麻黄1~3g,杏仁1~3g,生甘草1~3g,荆芥1~3g,黄芩1~3g,苏子1~3g,葶苈子1~3g(包煎),炙桑皮1~3g。功能:疏表宣肺,清金止嗽。主治:3岁以下小儿发热咳喘,或伤风感冒后,咳嗽不愈,或哮喘。症见恶风,发热,咳嗽,气急,鼻翼煽动,或伴咽哑声嘶,痰多气急,痰稠色黄,大便不通,舌红苔白,或苔黄腻,脉浮数,或浮细,或滑数。

治法:补肺益气,缩泉止遗。

处方:益气缩泉饮^①:

炙黄芪 10g,北沙参 5g,炒白术 4g,陈皮 2g,菟丝子 5g,益智仁 5g,桑螵蛸 4g,覆盆子 5g。6 剂,水煎服。

以上方据症加减,服药月余,遗尿基本好转。

再按:余老师指出,肾主膀胱,司二便,小儿遗尿多责之于肾气未全,世人多用金匮肾气丸、固脬饮、缩泉丸。然而亦有缘于脾气不固者,明·张介宾认为,"盖小水虽利于肾,而肾上连肺,若肺气无权,则肾水终不能援,故治水者必须治气"(《景岳全书·杂证谟》),林珮琴《类证治裁》曰:"大抵遗溺、失精,由肺肾膀胱气虚。"故方用补中益气汤和缩泉丸加减,培补脾肾以固堤。方中黄芪、北沙参、炒白术、陈皮健脾益肺,升清阳以制水之上源;菟丝子、益智仁、桑螵蛸、覆盆子温肾暖脬,以固水之下源。诸药共奏缩泉止遗之效。

3. 小儿麻痹症

于某某,男,3 岁。1961 年 4 月 11 日初诊。

主诉:双下肢痿弱无力、影响行动 1 个月余。

现病史:家长告称,患儿于 2 个月前曾有高烧,连续 4 日。其后 1 周即感患儿肢体痿弱。原能快步跳跃、登高,先感肢体痿软不良于行。来诊时,患儿腿部肌肉痿软、松弛殊甚,大便稀溏。在某医院儿科诊治,确诊为小儿麻痹症。脉细数,苔微腻。

治法:益气养营健脾,温经活络渗湿。

处方:养荣健步汤^②:

党参 4g,生熟地各 8g,麦冬 5g,红花 4g,苍白术各 5g,山药 8g,桂枝 3g,乌梢蛇 3g,木瓜 3g,生苡仁 6g,川牛膝 4g,土鳖虫 2g。7 剂,水煎服。

后以此方据症加减,连续服用 80 余剂,症情明显好转,下肢肌肉痿软无力较前增强,行步明显改善。

再按:小儿麻痹症又名"软脚瘟",中医认为,该病系由于外感湿热疫毒之

---

① 益气缩泉饮:炙黄芪 6～10g,北沙参 3～6g,炒白术 3～6g,陈皮 1～3g,菟丝子 3～6g,益智仁 2～5g,桑螵蛸 3～6g,覆盆子 3～6g。功能:补肺益气,缩泉止遗。

② 养荣健步汤:党参 4g,苍白术各 5g,山药 8g,麦冬 5g,木瓜 3g,生熟地各 8g,乌梢蛇 3g,红花 4g,土鳖虫 2g,桂枝 3g,生苡仁 6g,川牛膝 4g。功能:益气养营健脾,温经活络渗湿。主治:小儿麻痹症,进行性肌营养不良,或运动神经元疾患,属于中医痿证。症见肌肉无力,或下肢肌肉萎缩,不能行走,体乏肢倦,脉沉无力。

邪,耗气伤血,留恋脾肾,日久损伤精血,湿热下注,导致筋脉弛纵而成痿。其他神经肌肉疾患导致身痿或下痿,皆是由于正气不足,精血亏虚,外受湿热所致,证属本虚标实,可归属于中医痿证。治宜益气养营健脾,温经活络渗湿。《素问·太阴阳明论》曰:"四肢皆禀气于胃,而不得至经,必因于脾乃得禀也,今脾病不能为胃行其津液,四肢不得禀水谷气,气日以衰,脉道不利,筋骨肌肉皆无气以生,故不用焉。"方中党参、山药、苍术、白术益气健脾,佐以木瓜、麦冬滋养胃阴,两组药物相配伍,阳生阴长,输布精微,强壮肌肉;生熟地滋阴养血,佐以乌梢蛇、红花、土鳖虫活血通络,桂枝温经活血、助阳化气;生苡仁化湿浊、疗痿躄;川牛膝引药下行,调补肝肾,活血利湿。诸药合用共奏补虚泻实、养荣健步之效。

4. 小儿多动症

顾某某,男,11岁。2003年7月10日初诊。

主诉:四肢异常运动不受控制1个月余。

现病史:患儿家长告称,患儿1个多月前开始,手足乱动,自己不能控制,并伴有较前明显多言、烦躁。来诊时面色微红,手足心热,夜眠则易惊醒,其多动多言举动近些时加重,已难以在学校上课。脉势微数、左尺虚,舌色微红、苔薄腻。

治法:潜镇育阴,清心开窍。

处方:生龙牡各20g(先煎),珍珠母15g(先煎),生杭芍8g,玄参10g,生地15g,黄连8g,柏子仁6g,远志6g,石菖蒲6g。

以上方加减,连服2个月左右,患儿手足多动及伴发症状完全治愈。

再按:余老师认为,儿童多动症多源于稚阴未充、稚阳易动,肾亏肝旺,水不涵木,导致虚风内动。治疗宜滋肾水、潜肝阳,佐以清心开窍。方中生龙牡、珍珠母重镇潜阳,平息内风;白芍、玄参、生地滋肾水以涵养肝木,使其不亢;黄连清心火,止烦躁,君火以明,相火以位;石菖蒲、远志开窍化痰、醒神。以此方为基础,坚持治疗,辅以精神安慰和指导,终获痊愈。

5. 流行性腮腺炎

吴某某,女,5岁。1982年2月15日初诊。

主诉:右下颌肿痛1周余。

现病史:患儿1周前突发右下颌肿胀、疼痛,肿势较盛,影响张口及进食,体温38.2℃,大便燥结,已有3日未行。医院诊为急性流行性腮腺炎。查其舌质红、苔微腻,脉数实。

治法:疏风清热,解毒消肿。

处方:柴胡葛根汤加减:

柴胡 4g,防风 4g,黄芩 4g,牛蒡子 4g,连翘 4g,葛根 6g,板蓝根 5g,忍冬藤 5g,升麻 4g,桔梗 4g,生甘草 3g,生大黄 3g。

服药十余日,据证略作加减,腮肿全消,体温恢复正常。

再按:此病属中医"颔肿""时行腮肿""蛤蟆瘟"等范畴。因其具有一定传染性,故冠以"时行""瘟"等名。从其所犯部位来看,应为少阳胆经循行之处。治宜疏散少阳风热,兼以解毒散结。

6. 丹毒

钟某某,女,1.5 岁。1983 年 4 月 3 日初诊。

主诉:胸背出现云片状斑块,伴发热 4 天。

现病史:患儿 4 天前胸背部分别出现一块颜色殷红、拳状大小、呈云片状的斑块,局部伴有微肿疼痛。以手按之,肤热颇著。4 天未解大便,体温 39℃。舌质红、苔腻,脉洪数。

治法:清热解毒,疏风通腑。

处方:消风散加减:

升麻 2g,荆芥 2g,防风 3g,连翘 3g,生石膏 15g(先煎),牛蒡子 2g,蝉蜕 2g,生大黄 2g,生甘草 2g。

服药第 3 日,身热退,腑通畅,胸腹部丹毒之红肿热痛减退。后以此方加减,1 周后已基本恢复正常。

再按:此病属于中医"赤游丹"范畴,乃因于风热外袭,蕴于肌肤所致。患儿发热便秘,为表里不通之征,故需发表攻里兼行。方选消风散去知母、胡麻、苦参、木通、苍术、当归、生地,加大黄、升麻、连翘,增强了疏风清热,通腑泄热的力量。

(五) 男科

1. 遗精

周某某,男,27 岁。1998 年 8 月初诊。

主诉:梦中频繁遗精近半年。

现病史:患者未婚,经常睡梦中遗精已将近半年,每次遗精约有 10ml,腰部酸楚,饮食、腑行均较正常,舌苔微腻,脉沉濡、尺弱。

治法:益肾止遗,兼以宁心。

处方:熟地 30g,陈皮 6g,沙苑子 12g,菟丝子 12g,枸杞子 12g,金樱子 12g,五味子 10g,莲肉 12g,芡实 15g,生牡蛎 24g(先煎),柏子仁 10g,续断 15g。

以上方加减约 1 个半月,患者梦遗获得痊愈。

2. 阳痿

● 例1:吴某某,男,43 岁。2002 年 10 月初诊。

主诉:夫妻性生活不协调半年余。

现病史:患者近半年来感夫妻性生活不协调,势勃困难,腰际酸楚,体力衰惫,食纳二便均可,血压 144/90mmHg,舌苔薄,脉势濡弦,右尺沉虚。

治法:益肾扶阳,补气健脾。

处方:生黄芪 24g,生熟地各 15g,沙苑子 12g,韭子 10g,巴戟天 10g,阳起石 10g(先煎),肉苁蓉 12g,丹皮 12g,山药 20g,鹿角胶 10g(烊化),仙茅 6g,仙灵脾 12g,桑寄生 15g。

患者连服 4 周,体力增强,阳痿明显改善,血压转为正常(130/78mmHg),嗣后又据此方,加重剂量制成蜜丸,以巩固疗效。

● 例2:王某,男,35 岁。2014 年 5 月 28 日初诊。

主诉:阳痿。

现病史:患者 18 岁时频繁手淫导致阴茎内缩,睾丸亦内缩,病延至今。婚后因阳痿、早泄严重,现已离异。偶有遗精,腰酸,头晕,恶风,口干不苦,头发早白,膝关节及双足凉。现易疲乏,精神情绪低落。舌苔薄腻,脉沉濡、尺弱。

治法:益肾,调肝,扶阳。

处方:熟地 15g,沙苑子 15g,补骨脂 12g,肉苁蓉 15g,锁阳 10g,仙灵脾 15g,生地 15g,肉桂 6g,蛇床子 10g,柴胡 10g,川楝子 10g,五味子 12g,金樱子 12g,制附片 8g(先煎),续断 15g。24 剂,水煎服。

2014 年 6 月 25 日二诊:尽剂后阴茎睾丸内缩觉冷症状好转,膝关节及腰冷缓解,阳痿、早泄稍有改善。现仍畏风,疲乏,时有咳嗽,便干。舌苔薄白微腻,脉沉尺弱。治宜补肾温阳,益气,利咽,润腑。上方去蛇床子、五味子、续断,加鹿角胶 10g(烊化)、厚朴 6g、火麻仁 20g。24 剂,水煎服。

2014 年 7 月 23 日三诊:尽剂后,症状平稳,阳痿、早泄、阴部内缩继有改善。治宜温肾育阴通络,健脾。处方:熟地 30g,陈皮 8g,肉苁蓉 15g,鹿角胶 10g(烊化),菟丝子 12g,锁阳 10g,仙茅 10g,仙灵脾 12g,炒山药 20g,茯苓 15g,川牛膝 10g,怀牛膝 10g,生黄芪 24g,炒白术 12g。20 剂,水煎服。

后随访患者得知,阳痿已痊愈,并于次年重新组建家庭,夫妻生活满意。

● 例3:杨某,男,27岁。2014年12月3日初诊。

主诉:勃起功能障碍7年余。

现病史:患者已婚3年,婚前即勃起功能障碍,硬度较差。婚后同房时间短,1~2分钟即泄。平素怕冷,身体困乏明显,阴囊潮湿。劳累后,头晕头胀。情绪易急躁,双目干涩,手脚凉且麻,食少腹胀,夜寐多梦,小便灼热,大便偏稀。舌苔白腻。脉微滑,右尺脉沉细。

治法:温阳补肾,调肝,通络,渗利。

处方:熟地15g,肉苁蓉15g,沙苑子12g,补骨脂12g,仙茅10g,仙灵脾12g,茯苓15g,生地15g,锁阳10g,菟丝子12g,柴胡10g,生薏苡仁20g,龙胆草6g,丹参15g,赤小豆30g。24剂,水煎服。

2014年12月24日二诊:尽剂后,勃起功能增强,同房较满意。阴囊潮湿、小便热好转。腰酸楚发凉,腿麻,胃中觉热,头或有晕胀,咳嗽痰多,大便每3~4天一行。腻苔已除,脉沉、微滑、尺弱。治宜补肾益精,清脘,通络,化痰,健脾,通便。处方:熟地15g,肉苁蓉15g,锁阳10g,沙苑子12g,菟丝子12g,仙茅12g,仙灵脾15g,鹿角胶10g(烊化),生地15g,韭子12g,黄连10g,肉桂6g,丹参15g,杏仁10g,炒白术12g,熟大黄3g。24剂,水煎服。

2015年1月21日三诊:尽剂后,性功能好转,咳痰及便秘好转。眼干涩,偶有头晕,胃胀或热,后背紧,胸口闷痛,劳累后睾丸酸胀,易疲劳紧张。左脉沉细,右沉弱。治宗前法,上方去韭子、杏仁、熟大黄,加枳实6g、玄参15g、丹皮12g。24剂,水煎服。

尽剂后,腰腿及胃部症状亦好转,二便调,性功能已正常。

3. 早泄

方某,男,40岁。1995年10月16日初诊。

主述:早泄数年。

现病史:患者多年来体质衰惫,形体怯冷,易感风寒,卧则多汗,每年外感多次,患者自诉有肾虚、腰楚,阴茎勃起为时甚暂,入房每易早泄,右侧足后跟痛,阴囊、睾丸部颇有凉感,脐行亦欠润畅。舌苔白、微腻,其脉沉濡、右尺虚伏。

治法:补肾益精、温阳固卫,兼以润腑。

处方:熟地120g,陈皮40g,山药80g,枸杞子80g,菟丝子80g,鹿角胶80g,沙苑子80g,补骨脂80g,仙灵脾80g,山萸肉60g,牡丹皮50g,肉桂30g,制附子60g,当归80g,蛇床子60g,金樱子80g,阳起石80g,火麻仁120g,生黄芪100g,防风60g,炒白术80g,桑寄生80g。

上药浓煎两次,滤汁去渣,再加阿胶150g、蜂蜜120g、冰糖250g,文火收膏。每服12~15ml,开水冲化温服(或淡盐汤送服)。

按:此膏滋方,实际上是金匮肾气丸、右归丸和玉屏风散的加减方,患者在长期服用后体力增强,病情亦见明显减轻。

4. 不育

刘某,男,34岁。2015年3月11日初诊。

主诉:不育5年。

现病史:患者结婚5年,未避孕而未育。行精液检查(2014年7月13日):精液量:3.3ml;液化时间:30分钟;活动精子数量:143×10^6/ml,其中a:8%,b:15%,a+b:23%;精子活率(a+b+c):42.32%。患者平素畏寒,饮凉水或食冷物即易泄泻,大便每日2~3次,或不成形。阴囊潮湿,眠差易醒,性生活基本正常,平素无吸烟及其他不良嗜好。颈痛,腰部无酸痛。舌体微胖、苔滑腻,脉沉、尺弱。

治法:补肾益精,健脾固肠。

处方:生精促育方[①]加减:

熟地30g,陈皮8g,肉苁蓉15g,沙苑子15g,菟丝子12g,锁阳10g,仙茅10g,仙灵脾12g,炒山药20g,茯苓15g,怀牛膝12g,生黄芪24g,炒白术12g。20剂,水煎服。

2015年4月1日二诊:服前方腹泻已愈,大便每日一次且成形,睡眠好转。余无所苦。水滑腻舌苔,脉沉小、右尺弱。治法:益肾扶阳,健脾,调肝。方药:熟地30g,陈皮6g,肉苁蓉15g,锁阳12g,仙茅10g,仙灵脾12g,沙苑子15g,补骨脂12g,炒山药20g,玄参15g,制附片6g,炒白术12g,柴胡6g,肉桂4g。20剂,水煎服。

2015年8月5日三诊:患者一般情况均已明显好转,苔腻已除。检查精液(2015年7月23日)示,精液量:3.1ml;液化时间:15分钟;活动精子数量:255×10^6/ml,其中a:12%,b:45%,a+b:47%;a+b+c:88.54%。前方再加鹿角胶10g(烊化),嘱其继服30剂,以资巩固。

2015年11月18日,因其他病就诊,告知其爱人已怀孕12周。

---

① 生精促育方:熟地30g,陈皮6g,补骨脂12g,肉苁蓉15g,沙苑子15g,菟丝子12g,锁阳10g,茯苓15g,鹿角胶10g(烊化),炒山药20g,枸杞子12g,仙茅10g,仙灵脾12g。功能:益肾健脾,扶阳生精。主治:男子不育,阳痿少精,早泄或遗精、滑精。症见精神衰惫,腰酸膝冷,小便清长,夜尿频多,脉沉、尺弱。

再按：生精促育方集合了众多补肾益精、强肾温阳的药物而成一方，具有益肾健脾、扶阳生精之效。脾为后天之本，健脾在于健运培育；肾为先天之本，益肾在于固摄温养。方中熟地、沙苑子、菟丝子、枸杞子补肾益精，得陈皮，补而不腻；补骨脂、仙茅、仙灵脾温养强肾，得肉苁蓉、鹿角胶、锁阳多汁稠厚之味，温而不燥，阳生阴长，嗣育无穷；佐以山药、茯苓、陈皮健运后天脾胃，使得补益之品得以运化吸收。

5. 偏坠

王某，男，42岁。2014年7月16日初诊。

主诉：右侧睾丸疼痛8年。

现病史：患者右侧睾丸疼痛，触碰后疼痛较甚，并向右侧腹股沟放射，几年来自觉睾丸变小，伴有阳痿、早泄、无性欲、腰痛。3月16日生殖器B超示：前列腺稍增大伴钙化点。精液检查示：无成活精子。眠易醒，眼干，疲倦乏力，记忆力减退。舌苔中度腻，脉沉滑、重取有弦意。

治法：清睾止痛，益肾填精，补气。

处方：柴胡10g，川楝子10g，黄柏8g，蒲公英12g，苍术10g，生薏苡仁20g，小茴香4g，元胡15g，生地15g，熟地15g，沙苑子15g，五味子10g，锁阳12g，肉苁蓉15g，仙灵脾12g，补骨脂12g，枸杞子15g，生黄芪30g。30剂，水煎服。

2014年8月27日二诊：服前方，睾丸疼痛缓解，触碰后疼痛已能忍受，放射痛消失。性功能未见起色，眠差，易醒。舌苔薄腻、少津，脉沉、尺弱。治宜调肝补肾，益气清利，宁神。处方：生黄芪30g，柴胡10g，制香附10g，熟地30g，陈皮6g，仙茅10g，仙灵脾15g，肉苁蓉15g，锁阳12g，鹿角胶10g（烊化），川楝子12g，狗脊15g，炒枣仁20g。30剂，水煎服。

2014年10月29日三诊：尽剂后睾丸疼痛好转，性功能有一定起色，患者思嗣，宗前法，上方改为丸药继续服用。处方：柴胡30g，生地60g，熟地60g，沙苑子60g，川楝子30g，香附40g，陈皮20g，山萸肉60g，山药40g，韭子30g，锁阳60g，黄柏30g，枸杞子80g，菟丝子80g，当归40g，鹿角胶80g，金樱子60g，补骨脂60g，阳起石60g，仙灵脾80g，生黄芪80g，桑寄生60g，炒枣仁40g。上药为细末，水泛为丸，如梧桐子大，每服6g，每日2次。

2015年1月28日，患者因介绍其他患友就诊时告知，性功能恢复正常，精液检查改善，爱人备孕中。

6. 癃闭

王某，男，45岁。2014年7月16日初诊。

主诉:尿频、尿急1年余,加重3天。

现病史:患者尿频、尿急,偶伴有排尿困难1年余。今日饮酒久坐后,出现排尿困难加重,且尿频、尿急感紧迫,如厕后小便点滴而出,每日小便十数次。平素有腰酸,久坐加重,小腿轻度水肿,下腹及腹股沟排尿时胀痛,小便淋沥不尽,大便不成形,每日2~3次。食纳、睡眠一般,舌苔微腻,脉势濡弦。

治法:调肝补肾健脾,清利缩泉。

处方:清补通癃汤①加减:

柴胡10g,香附10g,鸡血藤15g,鸡骨草30g,川楝子10g,生地15g,熟地15g,茯苓15g,蒲公英12g,车前子12g(包煎),苍术12g,白术12g,炒山药20g,莲子肉12g,覆盆子10g,金樱子10g。20剂,水煎服。

2014年8月6日二诊:尽剂后排尿转为通畅,且较为有力,未再出现尿频及小腹胀痛现象。大便每日2次,且成形。宗前法,上方去莲子肉、苍术,加黄柏6g,泽兰12g,继服20剂。

再按:前列腺疾患在青年男子多属肝郁湿热证,在老年多属肾虚湿浊证,其病理产物可致血瘀湿阻,并兼有气滞。所以临床治疗重点在于调肝益肾,活血通络,兼以清肾利水道。清补通癃汤中柴胡、香附、川楝子疏肝解郁,行气消胀;生地、熟地滋肾润腑,生津凉血,佐以赤芍、白芍、鸡血藤养血活血,通络止痛;黄柏、蒲公英清肾解毒,降火消肿,鸡骨草清热利湿,解毒化浊;车前子、茯苓利水渗湿,降浊,通畅水道。全方清补结合,标本兼顾,可作为前列腺疾患的基础方加减使用。

(六) 五官科

1. 鼻炎

董某,女,34岁。2015年4月8日初诊。

主诉:鼻炎反复发作8年余。

现病史:患者近两年鼻炎不定时发作,且时有鼻衄,喷嚏,呼吸时鼻部不适感明显加重,每次感冒后容易发作且加重。颈椎病,右膝关节活动后疼痛不适,眠差,入睡困难,醒后难以再睡,白天乏力,精神差,便秘,每2~3天一行,干结。

---

① 清补通癃汤:柴胡10g,香附10g,川楝子10g,生地15g,熟地15g,赤芍12g,白芍12g,鸡血藤15g,鸡骨草30g,黄柏8g,蒲公英12g,车前子12g(包煎),茯苓15g。功能:调肝益肾,活血通络,清肾利水。主治:前列腺炎,前列腺肥大。小便淋沥,或伴有尿频、尿急,小腹胀痛,或小便浑浊,或有尿液乳白。舌红、苔白,脉弦数。

月经后期 2~4 天,量少。舌苔薄腻,脉濡沉。

治法:清肺,通鼻窍,调腑,宁神,兼治颈椎病。

处方:北沙参 12g,黄芩 10g,辛夷 6g(后下),苍耳子 6g,枳实 6g,火麻仁 20g,生地 30g,夜交藤 15g,炒枣仁 20g,赤芍 12g,秦艽 12g,威灵仙 10g。14 剂,水煎服。

2015 年 4 月 22 日二诊:尽剂后,鼻干痒症状缓解,偶有遇冷空气则喷嚏,睡眠改善,大便通畅,每日 1 次。治宗前法,前方去枳实、火麻仁、夜交藤,加桂枝 10g、炒白芍 10g、葛根 15g,继服 14 剂。

2015 年 5 月 6 日三诊:服前方,颈部不适症状减轻,鼻部通畅、无不适,余症皆改善。嘱其上方继服 20 剂,以资巩固。

2. 口疮

王某,女,39 岁。2014 年 9 月 10 日初诊。

主诉:口腔溃疡反复发作 1 年余。

现病史:患者近 1 年来口腔溃疡反复发作,曾服用清热泻火类中成药及维生素类药物,未能控制。现近舌根处又发溃疡,疼痛较甚。手心及面部时觉发热、泛红,精神倦怠,畏寒,眠差易醒,排便不爽,便不成形,舌淡、苔中度腻,脉沉濡。

辨证:脾寒胃热,气阴两虚。

治法:育阴健脾,清脘通络,补气血,宁神。

处方:生地 15g,熟地 15g,天冬 12g,麦冬 12g,玄参 15g,丹皮 12g,黄连 10g,炒白术 12g,茯苓 15g,生山药 20g,鸡血藤 15g,红花 8g,生黄芪 30g,当归 10g,女贞子 12g,炒枣仁 20g。14 剂,水煎服。

2014 年 9 月 24 日二诊:患者服前方后,睡眠改善,精神较好,较以前体力和耐力增强。畏寒症状好转,手心及面部发热症状消除,口腔溃疡基本愈合,大便成形,每日 1 次,舌淡苔白,脉沉细。服药期间月经来潮,痛经及腰酸症状较以前缓解。原方继服 14 剂,以资巩固。

3. 耳鸣

● 例 1:邓某,男,51 岁。2014 年 12 月 10 日初诊。

主诉:耳鸣间歇性发作 10 余年。

现病史:患者耳鸣间歇性发作 10 余年,曾在北京三家三甲医院就诊,发现高频听力减弱。今年耳鸣发作频繁,且持续时间延长。平素工作压力较大,眠差,多梦易醒。患颈椎病 5~6 年,头痛。夜间时有腿抽筋,口臭,咽中有痰,时有咳嗽,食纳、二便均可。胸闷气短,平均每1~2个月胸痛发作一次,大约持续30秒左右,能够自行缓解,查心电图及心肌酶均(-)。舌薄腻苔、水滑,脉沉、右尺尤弱。

治法:补肾,育阴,通窍,调肝,宽胸,降气化痰,兼治颈椎及头痛。

处方:通窍止鸣汤①加减:

柴胡10g,香附10g,生地15g,熟地15g,玄参15g,麦冬10g,陈皮6g,女贞子12g,旱莲草10g,川芎15g,石菖蒲15g,远志12g,瓜蒌10g,木香6g,苏子10g,杏仁10g,秦艽12g。20剂,水煎服。

2015年1月14日二诊:服前方耳鸣发作次数明显减少,声音减弱。胸闷未作,咳痰消失,头痛减轻。宗前法,上方去瓜蒌、木香、杏仁、苏子,加制龟甲10g(先煎)、磁石30g(先煎)、炒枣仁20g(打碎),继服20剂。

2015年2月11日三诊:患者睡眠改善,耳鸣音较前又有减弱,自述蝉鸣音遥远。心情舒畅,胸闷痛未作。舌红、苔白稍腻,脉沉细。治宜清肝滋肾,通络开窍,解郁安神。处方:柴胡10g,生地15g,熟地15g,石菖蒲10g,远志10g,川芎15g,丹皮12g,炒栀子10g,当归12g,赤芍12g,炒白芍12g,茯苓12g,郁金15g,山萸肉12g,五味子10g,葛根20g。30剂,水煎服。

再按: 中老年或脑力劳动者患耳鸣多属于肝肾阴虚,精血亏虚不能上荣耳窍,故觉耳鸣。其治法重在调补肝肾精血,兼以开窍通络。余老师经验方通窍止鸣汤是在增液汤、二至丸、孔圣枕中丹基础上化裁而来。方中生地、熟地、玄参、麦冬增液养肝滋肾,育真阴,女贞子、旱莲草平补肝肾之阴,佐以陈皮行气;合入柴胡、香附调肝通气,石菖蒲、远志化痰开窍;川芎上达颠顶而疏风通络开窍。全方既填下焦之阴液,又通中焦之气郁,兼开上焦之清窍,相得益彰。

● 例2:李某,女,59岁。2015年2月11日初诊。

主诉:脑鸣、耳鸣1年余。

现病史:脑鸣、耳鸣1年余,咽干,盗汗,入睡难,腿凉抽筋,大便不成形。甲状腺结节5年,脂肪肝。薄腻苔,脉沉、右有弦意。血压145/80mmHg。

治法:调肝育阴,消瘿,健脾,宁神。

---

① 通窍止鸣汤:柴胡10g,香附10g,生地15g,熟地15g,玄参15g,麦冬10g,陈皮6g,女贞子12g,旱莲草10g,川芎15g,石菖蒲15g,远志12g。功能:调肝,补肾,育阴,通窍。主治:神经性耳鸣,或耳聋。或伴心悸失眠,脱发,心悸怔忡,五心烦热,盗汗遗精,记忆力减退,听力下降,腰酸。或心烦易怒,口苦目赤,小便赤涩,大便秘结。舌红苔白或黄腻,脉弦细数。

处方:柴胡 10g,陈皮 4g,生地 15g,熟地 15g,玄参 15g,女贞子 12g,麦冬 10g,石菖蒲 15g,远志 12g,青皮 4g,龙胆草 6g,昆布 10g,浙贝 10g,茯苓 15g,山药 20g,炒白术 12g,炒枣仁 20g,山慈菇 4g。20 剂,水煎服。

2015 年 3 月 18 日二诊:尽剂后咽干改善,脑鸣、耳鸣由电锯声转为蝉鸣声,太阳穴部位时有胀痛,健忘,急躁易怒、心悸、盗汗。时或入睡难,大便黏滞,每日 1 次。血压降至 120/70mmHg。舌苔薄,脉沉、微弦。治宜:调肝消瘿,育阴平肝、宁神。处方:柴胡 10g,当归 10g,玄参 12g,昆布 10g,黄药子 6g,浙贝 10g,龙胆草 10g,生地 24g,制龟甲 6g(先煎),黄柏 6g,砂仁 3g,车前草 10g,夏枯草 10g,桔梗 10g,生甘草 6g。20 剂,水煎服。

2015 年 6 月 24 日三诊:患者以此方加减服用 3 个月,烦躁易怒及脑鸣、耳鸣症状消失。复查 B 超示,甲状腺结节较前明显缩小。上方去龙胆草、黄药子,加生牡蛎 30g、赤芍 12g、白芍 12g,继服 20 剂。

2015 年底随访患者,已无不适症状,血压平稳,B 超检查未见结节。

● 例 3:杨某,男,60 岁。2015 年 8 月 19 日初诊。

主诉:突发右耳耳聋 5 个月余。

现病史:患者左耳听力差 10 年余,突发右耳耳聋 5 个月余。曾在北京两家三甲医院就诊,诊断为内耳血管神经痉挛。伴有右耳耳鸣如蝉。左脉濡弦、尺弱,右脉微涩,舌苔浮腻。

治法:调肝,补肾阴,通络。

处方:柴胡 10g,当归 10g,石菖蒲 10g,川芎 15g,熟地 30g,陈皮 6g,玄参 15g,麦冬 10g,女贞子 12g,生杭芍 15g,丹参 15g。28 剂,水煎服。

2015 年 9 月 23 日二诊:尽剂后,耳聋减轻,耳鸣明显好转,间断性耳鸣。睡眠差,不易入睡。脉沉虚,水滑薄腻苔。治宜:调肝,育阴,通络,宁神。处方:柴胡 10g,香附 10g,石菖蒲 10g,远志 10g,生熟地各 12g,玄参 15g,旱莲草 10g,女贞子 12g,赤芍 12g,丹参 15g,合欢皮 10g,炒枣仁 20g。28 剂,水煎服。

2015 年 11 月 4 日三诊:尽剂后,耳部整体觉松快,耳内时有蝉鸣音。左脉尺虚,右脉沉小,苔薄白腻。治宜:调肝、育阴、通窍、活络。处方:柴胡 10g,当归 10g,生熟地各 12g,枸杞子 12g,玄参 15g,麦冬 10g,石菖蒲 15g,远志 10g,鸡血藤 15g,川芎 15g,生牡蛎 24g(先煎)。28 剂,水煎服。

2015 年 12 月 16 日四诊:尽剂后,右耳耳鸣音明显减轻,听力明显改善。艰寐,梦多。水滑薄腻苔,脉沉,左尺弱。治宜:调肝育阴,通络,醒窍,宁神。处方:柴胡 10g,香附 10g,路路通 10g,生熟地各 12g,玄参 15g,麦冬 10g,丹参

15g,石菖蒲 12g,远志 10g,茯苓 20g,枸杞子 12g,生牡蛎 24g(先煎),炒枣仁 20g。28 剂,水煎服。

2016 年 1 月 27 日五诊:耳鸣减轻,听力部分恢复。多梦好转,时有入睡困难。脉沉,右脉有弦意,苔薄微腻。治宜:调肝,育阴,通络,宁神。处方:柴胡 10g,香附 10g,路路通 10g,石菖蒲 15g,远志 10g,川芎 15g,生熟地各 12g,玄参 15g,旱莲草 10g,女贞子 12g,柏子仁 10g,合欢皮 10g,炒枣仁 20g。28 剂,水煎服。

2016 年 3 月 30 日六诊:耳鸣好转,听力明显改善。睡眠入睡改善,时有睡中易醒。咽干有白痰。脉微滑,苔薄腻。治宜调肝,育阴,利咽。处方:柴胡 10g,香附 10g,当归 10g,生熟地各 12g,玄参 15g,麦冬 10g,莱菔子 10g,桔梗 10g,生甘草 6g,川芎 15g,合欢皮 10g。28 剂,水煎服。

参考文献

[1] 张贵才.弘扬新安医学,创新造福当代.第十二届全国中医药文化学术研讨会.福州:2009,10,184-186.

[2] 纪晓岚,等.四库全书:第1261册[M].影印本.台北:台湾商务印书馆,1986:685.

[3] 周玉纯,郝诚之.实用人才学[M].呼和浩特:内蒙古人民出版社,1985:300.

[4] 余奉仙,余无言.余氏父子经验集(医方经验汇编·翼经经验录)[M].1955:109.

[5] 吕瑞,俞欣玮.抢救世医,时不我待[C]//中华医学会医史学分会第12届2次学术年会论文集.北京:2009:198-202.

[6] 毕士佐.余奉仙学术经验探析[J].江苏中医杂志,1983,(4):1-3.

[7] 余瀛鳌.余奉仙、余无言传略及其医著[J].南京中医药大学学报,1983,(2):58-59.

[8] 余瀛鳌.余奉仙治疫经验[J].中国社区医师,2003,18(11):18-19.

[9] 余瀛鳌.疫病名家,博济黎民[J].中华医史杂志,2010,40(5):311-312.

[10] 余瀛鳌.未病斋医述[M].北京:中医古籍出版社,2012:421.

[11] 余瀛鳌.中国百年百名中医临床家丛书——余无言[M].北京:中国中医药出版社,2001:8.

[12] 石国璧.医门真传[M].北京:人民卫生出版社,1990:186.

[13] 盐城市地方志办公室.盐城人物志[M].南京:江苏教育出版社,1991:207.

[14] 桂玉萍,李志武,陈尔明,等.中国专科名医百家[M].北京:中医古籍出版社,2004:113.

[15] 周凤梧,张奇文,丛林.名老中医之路[M].济南:山东科学技术出版社,2011:1078-1110.

[16] 许文博,赵成杰.中国当代医学家荟萃[M].长春:吉林科学技术出版社,1990:407.

[17] 周易,傅延龄.余无言临床经验之特色[J].安徽中医药大学学报,2014,33(1):11-12.

[18] 李鸿涛.余瀛鳌通治方验案按[M].北京:北京科学技术出版社,2017.